Stb

Surya Namaskar, der Sonnengruß, ein Übungszyklus von zwölf ineinander übergehenden Bewegungen, gehört mit Sicherheit zu den ältesten Übungsriten im Yoga. Wesentlich am Sonnengruß ist die starke Verbindung zwischen körperlicher und geistiger Übung. Surya Namaskar kann dem Übenden die Wechselwirkung zwischen seinem Körper und den Vorgängen in seinem Geist bewusst machen. Führt man dieses Sonnenritual mit Bewusstheit und Konzentration aus, wird es dem Übenden möglich, die Verbindung zur Sonne, zur Schöpfung und zu sich selbst als Teil dieser Leben spendenden Kraft zu erleben, weil er sich im Dialog mit seinem Körper befindet.

Ingrid Ramm-Bonwitt studierte in Frankfurt am Main Germanistik und Anglistik und lebt seit 1978 in Paris, wo sie mehrere Jahre in der Erwachsenenbildung tätig war. Aus dieser Zeit stammt ihre Begeisterung für asiatische Kulturen. Sie befasst sich seit vielen Jahren intensiv mit Psychologie und Yoga und wurde von Sri Mahesh, der als Pionier des Hatha-Yoga in Frankreich gilt, zur Yoga-Lehrerin ausgebildet. Sie unterrichtet seit über 25 Jahren Yoga und ist Autorin mehrerer erfolgreicher Bücher, die in verschiedenen Ländern veröffentlicht wurden.

Ingrid Ramm-Bonwitt

Der Sonnengruß

Den Körper straffen durch Yoga

Stb

Hinweis: Die Rechtschreibung in diesem Buch wurde nach den amtlichen Regeln Stand 2004 erstellt.

ISBN 3-89767-506-4
Ab 2007: ISBN 978-3-89767-506-3
Originalausgabe

Umschlaggestaltung: Murat Karaçay
Satz: Eleni Efthimiou
Herstellung: FINIDR, s.r.o., Tschechische Republik
www.schirner.com

Inhaltsverzeichnis

Praxis des Sonnengrußes

Die Yoga-Ernährung

Zum Reflektieren und Meditieren

Dieses Licht, das jenseits des Himmels leuchtet, dies ist wahrlich dasselbe Licht, das im Innern des Menschen leuchtet.

Chandogya-Upanishad

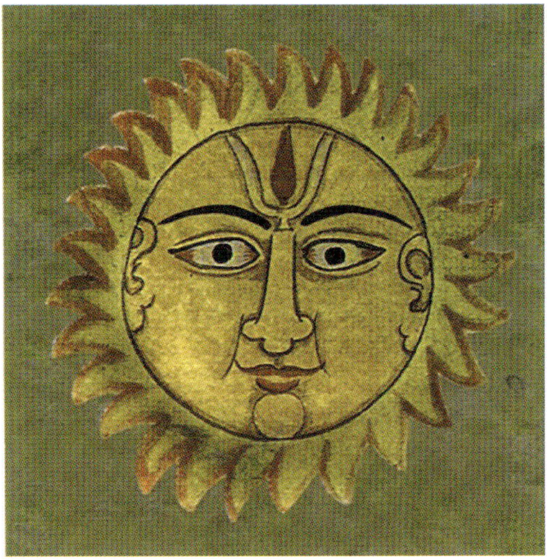

Einführung

Surya Namaskar, der Sonnengruß, ist ein Juwel des Yoga, das über Jahrtausende in Indien bewahrt und gepflegt wurde. Dieser Gruß, ein Übungszyklus von zwölf ineinander übergehenden Bewegungen, ist eine Huldigung an die Sonne, die Hauptlebensquelle. Der Sonnengruß geht auf Tausende von Jahren zurück. Die Weisen des alten Indiens brachten ihre Ehrfurcht vor der Sonne – dem Symbol des kosmischen Bewusstseins – dadurch zum Ausdruck, dass sie sich bei deren erstem morgendlichen Erscheinen vor ihr verneigten. Noch heute stellt die Verehrung der Sonne in vielen Teilen Indiens ein tägliches Ritual dar, um dem Ursprung von Schöpfung und Leben Achtung entgegen zu bringen.

Wesentlich am Sonnengruß ist die starke Verbindung zwischen körperlicher und geistiger Übung. Dieses den ganzen Körper mit einbeziehende Ritual sollte feierlich mit Konzentration, Bewusstheit und Andacht geübt werden.

In der Regel verstehen wir unter einem Ritual eine feierliche, religiöse oder auch weltliche Zeremonie, die nach einem genau festgelegten Schema vollzogen wird. Religiöse oder spirituelle Rituale, die im Leben immer etwas Besonderes darstellen, erheben den Menschen von einer profanen Tätigkeit in einen sakralen Bereich. In allen Kulturen handelt es sich bei Ritualen um eine menschenspezifische Verhaltensweise. Nach C. G. Jung (1875–1963) ist ein Ritual tiefenpsychologisch gesehen ein archetypisches Verhalten, das bei allen Menschen anzutreffen ist. In unserer modernen, technisch durchorganisierten, nüchternen, konsumorientierten und rationalen Welt, in der alles reibungslos und zeitsparend funktionieren muss, werden Rituale oft als sinnlos angesehen. Der integralen Erholung von Körper und Geist wird wenig Wert zugesprochen, da sie erst nach längerer Anwendung zum Erfolg führt.

Rituale werden in Kulturen geschätzt, in denen dem Affektiven, dem Spielen und Meditieren mehr Bedeutung beigemessen wird als der Produktion und dem Konsumieren. Dennoch ist im westlichen Kulturkreis tief im Innern des Menschen die Sehnsucht nach sinnvollen Ritualen erhalten geblieben.

Das Ritual kann als Brücke zu tieferen seelischen Schichten betrachtet werden, die wir mit dem Bewusstsein nicht mehr steuern können. Da es unserem westlichen Kulturkreis an einer Hinwendung nach innen und einer Schulung mit der eigenen inneren Welt mangelt, kann der Übende durch das Praktizieren von *Surya Namaskar* zu seiner eigenen spirituellen Praxis finden, die an keine Religion oder Kultur gebunden ist, sondern im Gegenteil die Vertiefung der eigenen kulturellen Wurzeln zulässt. Es handelt sich beim Sonnengruß um eine universelle Körpersprache, jene Ursprache, die über die Begriffssprache hinausgeht und alle Menschen anspricht.

Surya Namaskar dient der Stimulierung und Harmonisierung der Lebensenergie, die sich im menschlichen Körper im Solarplexus (Bauchbereich) befindet. Von hier aus strömt die Sonnenenergie in alle Körperteile und belebt jedes einzelne Organ. *Surya Namaskar* wirkt nicht nur positiv auf den ganzen Körper, sondern auch auf den Geist und das gesamte Nervensystem. Wird *Surya Namaskar* bewusst und konzentriert ausgeführt, besitzt er eine hervorragende psychosomatische Wirkung. Die entsprechende geistige Haltung führt zu einer vertieften Körpererfahrung und zu einer dynamischen Meditation, zu einer Wendung nach innen, die es uns erlaubt, ganz loszulassen und uns aus der lauten Außenwelt in die stille Innenwelt unseres eigenen Wesens zurückzuziehen. Mit dieser geistigen Einstellung wird es dem Übenden möglich, die Verbindung zur Sonne, zur Schöpfung und zu sich selbst als Teil dieser energetisierenden Kraft zu erleben, weil er sich mit seinem Körper wieder im Dialog befindet.

Bei der im letzten Kapitel beschriebenen Lichtmeditation handelt es sich um eine tantrische Visualisationsübung, die dem Übenden helfen soll, sich dem inneren Licht zu öffnen und Zugang zu den vier positiven Grundgefühlen *(Bhavanas)* des Yoga zu finden. Diese *Bhavanas* sind in jedem Menschen als Schatten lebendig und drängen danach, in unser Leben integriert zu werden.

Einführung

An allen Orten und zu allen Zeiten
haben die Vorfahren
Yoga-Praktiken nach ihren Bedürfnissen gestaltet.
Nur die Einstellungen und Lebensumstände
der Menschen ändern sich.
Zeit und Raum bleiben gleich.
Es scheint immer dieselbe Sonne.

T. K. V. Desikachar

Die Sonne, Essenz unseres Lebens

Die Verehrung der Sonne in den verschiedenen Kulturen

Om, ich versenke mich andächtig in das ehrwürdige Licht der göttlichen Sonne, die die Erde, den Himmel sowie mein Innerstes durchdringt. Möge sie mein Bewusstsein mit Licht erfüllen.

Rigveda

Seit Jahrtausenden kreisen Sagen und Mythen um unseren Lebensspender, die Sonne. Sie strahlt Licht und Wärme ab, so dass sie häufig als die die Mutter Erde befruchtende Gottheit bezeichnet wird. Sie steht für Vitalität und Dynamik, Lebensfreude, Selbstverwirklichung und Ausstrahlung. Die Sonnenbestrahlung ist maßgebend für den Wärmehaushalt der Erde und damit für das Klima und das Wetter. Als Energiequelle ist sie die Grundlage allen Lebens auf unserer Erde. Ohne ihren ständigen Energiefluss wäre unser

Die Verehrung der Sonne

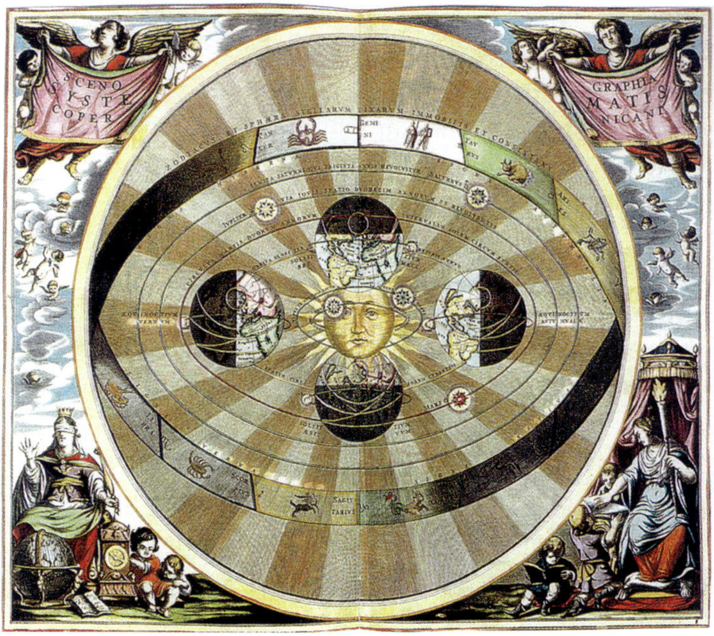

Andreas Cellarius, Harmonia Macrocosmica, Amsterdam, 1660
Im Zentrum aller Dinge residiert die Sonne. Könnten wir einen besseren Platz in diesem schönsten aller Tempel finden, wovon aus dieses Leuchten mit einem Mal alles erhellen kann? Man nennt sie zu Recht die Lampe, den Geist, den Herrscher des Universums.
N. Copernicus, De revolutionibus orbium caelestium, 1543

Erdenleben nicht möglich. So gäbe es auf unserem Planeten keine Photosynthese und damit auch keine Energie liefernden Kohlenstoffverbindungen und auch keinen Sauerstoff. Ohne die Sonne gäbe es aber auch nicht diese zerstörerische Kraft, die brennt und verwüstet.

Aufgrund ihrer großen Bedeutung für den Menschen als Leben spendende Kraft wird die Sonne als Symbol für das kosmische Zentrum angesehen und als kosmologischer Ursprung, was sich im Bild der Sonnengottheit manifestiert.

In fast allen Kulturen der Erde wurde die Sonne als Gottheit verehrt, der Kosmos und Menschen ihr Dasein verdanken. Zugleich fürchteten die Menschen jedoch auch ihre Strahlen, die alles Leben zu vernichten vermögen. Der Sonnengott war immer der oberste der Götter, und die Kraft, mit der er sich offenbarte, hatte ihr Gegenbild in der Verehrung und in den Opfern, die ihm dargebracht wurden. Stets stand er im Mittelpunkt des religiösen Lebens. Für ihn wurden die täglichen Tempelrituale gefeiert, und ihm galten die meisten Festtagskulte. In den meisten Kulturen wurde die Sonne dem männlichen Prinzip zugeordnet.

Auch das Leben nach dem Tod ist nicht ohne die sonnengöttliche Leitung zu denken. Es wurden die größten Anstrengungen unternommen, um die Gräber in den Jahreslauf der Sonne einzubinden. Manche Ganggräber waren so ausgerichtet, dass die Strahlen der aufgehenden Sonne bei der Wintersonnenwende die innerste Kammer erleuchteten, um so zu symbolisieren, dass der Sonnengott die Toten in seinen Lauf aufnimmt. Natur und Mensch verdanken nicht nur im Leben auf der Erde diesem Sonnenwesen ihr Dasein, sondern auch nach dem Tod, wenn sie – unsichtbar für das sinnliche Auge – ihr Leben im Innern des Kosmos fortführen.

Die Verehrung der Sonne und des Lichts, die wohl bedeutendste Religion der Frühzeit, war in den meisten Kulturen in irgendeiner Form bekannt. In der Geschichte des Altertums finden wir unzählige Hinweise auf Sonnenverehrungen in verschiedenen Kulturen. Sonnenpyramiden, Inschriften und Skulpturen weisen darauf hin, dass diese alten Kulturen eine genaue Kenntnis von den Bewegungen der Sonne, des Mondes und der Planeten besaßen, die die wesentliche Grundlage des sozialen und religiösen Lebens bildete.

Die großen Kräfte der Natur waren bei den Naturvölkern Gegenstand religiös-magischer Feiern. Sonnenaufgang und Regen wurden durch symbolische Aufführungen angebetet. Die Menschen glaubten, dass eine Vernachlässigung der Huldigung von Sonne und Regen schwere Folgen haben würde. So dachten sie, der Regen würde ausbleiben und die Sonne würde nie wieder scheinen.

Zu den bedeutungsvollsten dieser Zeremonien gehörten diejenigen, bei denen das Feuer als Anrufung der Sonne in Erscheinung trat. So wurde zum Beispiel bei den Navajo-Indianern Nordamerikas bei Nachtbeginn ein riesiger Scheiterhaufen angezündet und bis zur Morgendämmerung erhalten. Dabei erschienen die Feiernden – »wandernde Sonnen« genannt – in festlicher weißer Bemalung. Sie tanzten zu Ehren der Sonne in geschlossener Prozession um die Flammen herum und sprangen so nahe wie möglich an das Feuer heran. Sie ahmten den Gang der Sonne nach und bewegten sich vom Osten zum Westen. In ihren Händen hielten sie federgeschmückte Tanzstäbe, mit denen sie sich dem Scheiterhaufen näherten, um die Federbälle, die die Spitzen ihrer Stäbe zierten, daran zu entzünden. Wenn dies gelungen war, wurde sofort ein neuer Federball aufgesteckt, der als Symbol der neugeborenen Sonne mit jubelnden Zurufen begrüßt wurde. Höhepunkt dieser Zeremonie bildete die symbolische Nachahmung des Sonnenaufgangs, der durch das Erscheinen von sechzehn Männern eingeleitet wurde, die in einem Korb ein Abbild der Sonne trugen.

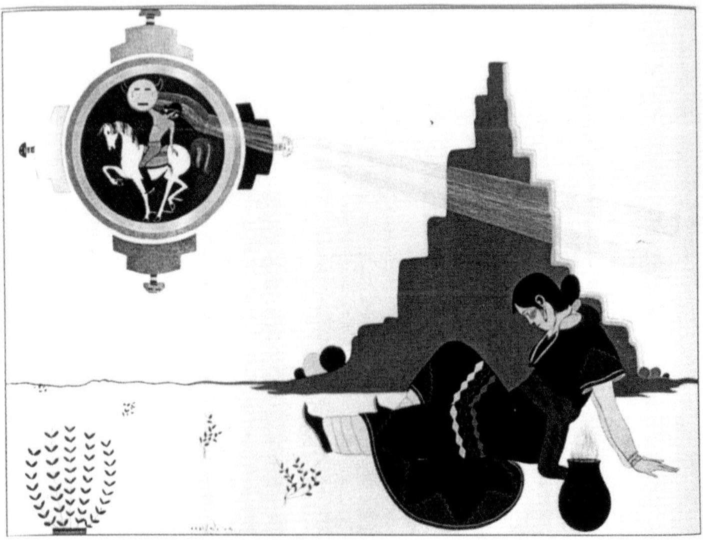

Der Sonnengott der Navajo-Indianer stattet seiner Frau einen Besuch ab. (Gerald Nailor, 1938)

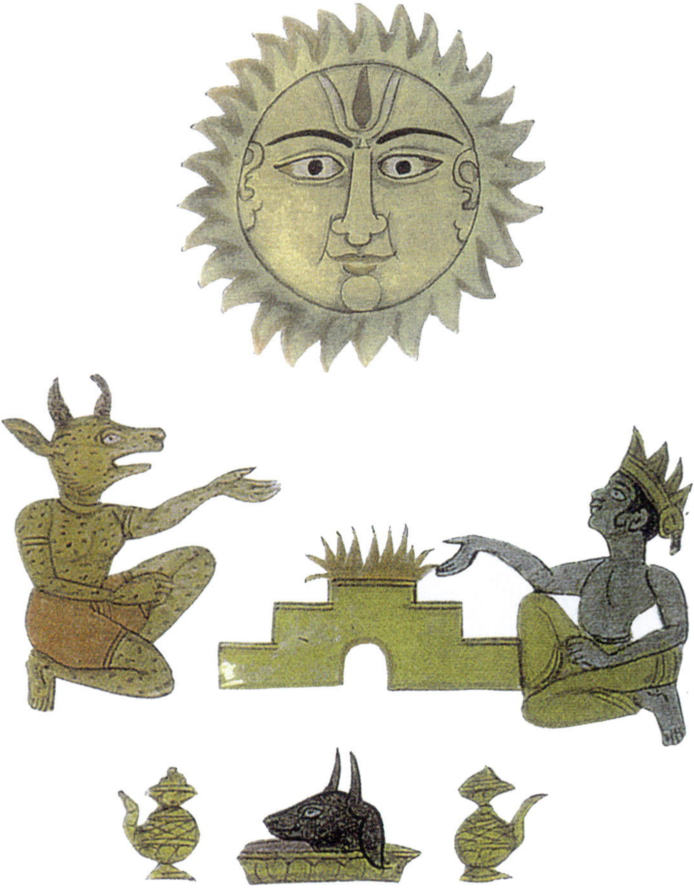

Anrufung der Sonne (Rajasthan, 18. Jahrhundert)

Ähnliche symbolische Arten der Sonnenverehrung wie bei den Navajos sind auch bei vielen anderen Naturvölkern üblich. So laden etwa noch heute die südafrikanischen Betschuanen an einem trüben Morgen die Sonne feierlich ein, die Wolken zu durchbrechen. Der Häuptling der »Sonnensippe« zündet hierbei ein neues Feuer in seiner Hütte an, und jeder einzelne Stammesangehörige trägt einen an diesem Feuer angezündeten Span in seine eigene Behausung.

In vielen Teilen Indiens spielt die Verehrung der Sonne noch heute eine wichtige Rolle. So huldigen zum Beispiel Tausende von Hindus im Staat Bihar zum jährlichen Volksfest Chhath Puja der Sonne.

Die verschiedenen Lichtreligionen haben viele Gemeinsamkeiten. Fast immer tritt ein starker Kontrast zwischen Licht und Finsternis, Gut und Böse auf. Außerdem hängen die Lichtreligionen stets mit dem Gedanken der Auferstehung zusammen. Der Sonnengott gilt sehr oft als Schöpfer der Welt, zudem sieht und weiß er alles. In vielen Kulturen wurde die Sonne aus diesem Grunde auch als allsehendes Auge betrachtet oder durch ein Auge symbolisiert, wie etwa der Sonnengott Ägyptens, der als Falken-Gott (Horus) oder falkenköpfiger Mensch (Re) dargestellt wurde.

Die Verehrung der Sonne

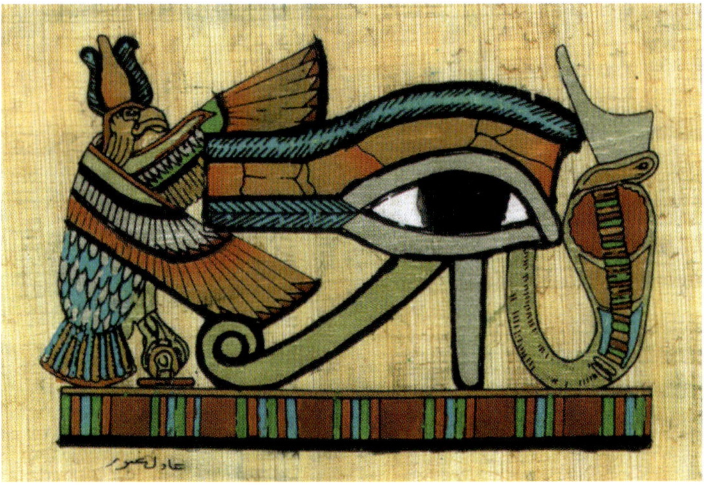

Das Auge des Horus, das mächtigste magische Amulett der Ägypter, symbolisiert die Sonne.

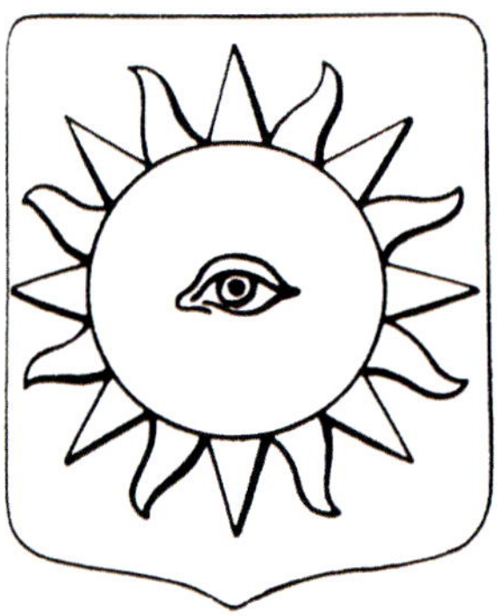

Das Auge in der Sonne symbolisiert Gottvater. Emblem von Thomas von Aquin. Der Kirchenvater glaubte, dass er die Inspiration zu seinem philosophischen Werk direkt von Gottvater erhalten habe.

Der erste große Sonnenkult entstand bei den Sumerern in Südbabylon. Seit Anbeginn war dort eine Verehrung der Sonne üblich. Der sumerische Sonnengott ist unter dem Namen Uta bekannt. Jeden Morgen trat er im Osten aus einem Gebirge hervor, erklomm den Himmel und leuchtete den Lebenden, um dann im Westen wieder herabzusteigen. Von dort aus trat er in die Erde ein, um den Toten in der Unterwelt Licht und Labung zu bringen. Da er die ganze Welt beleuchtete und alles sah, galt er auch als Wahrer des Rechts. Kultorte des Uta waren Larsa und Sippar. Seine Tempel wurden »leuchtende Häuser« genannt.

Bei den Babyloniern verehrte man Uta unter dem Namen *Schamasch* (semitisch, »Sonne«), Sohn des Mondgottes Suen. Täglich bestieg er den Himmel; durch sein Licht wurde alles erstrahlt und er vermochte so jedes Geheimnis und jeden Missetäter zu erkennen, weshalb er auch als der Gott des Wahrsagens und der Gerechtigkeit angesehen wurde. Am Abend kehrte Schamasch in die Erde zurück, durchquerte diese, um am Morgen am Berg Maschu wieder hinauszutreten. Das Symbol von Schamasch war das Sonnenrad, seine heilige Zahl war die Zwanzig.

Im Gilgamesch-Epos steht der Sonnengott Schamasch dem Helden Gilgamesch bei. Gilgamesch hatte gelobt, sein Land von Churumba, der Personifikation des Bösen, zu befreien. Der babylonische König und Reichsgründer Hammurabi (1728–1686 v. Chr.) soll von Schamasch sein berühmtes Gesetzbuch (Codex Hammurabi), das als das älteste schriftlich fixierte Gesetzbuch gilt, erhalten haben.

Der altiranische Sonnengott ist Hvar, der zu den Schutzgottheiten, den Yazata, gezählt wird. Immer wenn Hvar am Himmel erschien, versammelten sich die Schutzgottheiten und reinigten die Erde durch Wasser. Durch sein Erscheinen hinderte Hvar die Gegengötter, die Daevas, daran, die Weltherrschaft zu übernehmen. Diese Daevas, die alten indoarischen Gottheiten, die als Mischwesen aus Mensch und Tier dargestellt wurden, galten als Feinde der Religion und des Menschen.

Der aus dem Felsen geborene Mithra gilt ebenso als iranischer Lichtgott. Mithra, dessen Symbol die geflü-

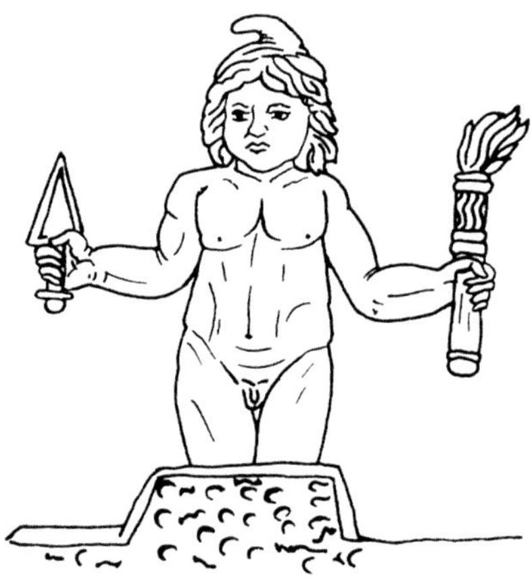

Der aus dem Felsen geborene Mithra

gelte Sonnenscheibe ist, wurde von seinen Anhängern oft auch mit dem Prinzip des Guten gleichgestellt. Ihm gegenüber stand Ariman, der in der Unterwelt herrschende Gott der Finsternis. Mithra stellte auch den Vermittler zwischen Gut (Helligkeit) und Böse (Finsternis) dar, weil der Zug der Sonne den Wechsel von Licht und Dunkelheit bringt. Mithra wurde von seinen Anhängern oft mit Ahura Mazda (altpersisch, »Herr der Weisheit«) gleichgesetzt. In dem um 1200 v. Chr. von Zoroaster (Zarathustra) begründeten Zoroastrismus ist Ahura Mazda die Macht des Lichts, Schöpfer und Erhalter der Welt und des Menschen. Sein Widersacher ist ebenfalls Ariman, Schöpfer und Gebieter eines verneinenden Gegenentwurfs zur lichten Schöpfung. Ahura Mazda bewirkte, dass das Licht sichtbar wurde und ermöglichte so die Unterscheidung zwischen Gut und Böse. Diese duale Weltsicht erklärte die Existenz des Bösen als Werk des Widersachers, ähnlich wie dem allmächtigen und guten Gott Kyrios der böse Versucher Satan beigestellt wurde. Von Persien verbreitete sich der Mithra-Kult über Kleinasien, Griechenland und Rom bis ins germanische Reich und nach Britannien.

Sowohl das Judentum als auch das Christentum haben viele Ideen vom Zoroastrismus übernommen. Antike Autoren verglichen daher Zoroaster häufig mit Moses.

Ahura Mazda wird oft als geflügelte Sonnenscheibe (Farawahar) dargestellt. Die beiden Flügel mit den drei Hauptfedern sind ein Symbol für die Grundsätze »gut denken«, »gut reden« und »gut handeln«. Der untere Teil mit den drei Hauptfedern ist ein Zeichen von »schlecht denken«, »schlecht reden« und »schlecht handeln«. Die zwei unteren Schleifen symbolisieren die gute Kraft und die böse Kraft. Die erste Schleife (gute Kraft) zeigt auf das Gesicht des Faravahar und die zweite (böse Kraft) auf den Rücken. Dies bedeutet, dass man sich mit dem Gesicht dem Guten zuwenden und dem Bösen den Rücken kehren soll. Der Kreis, der den Rumpf von Faravahar umgibt, ist ein Symbol für die Unvergänglichkeit des Geistes. Die nach oben zeigende Hand von Faravahar zeigt dem Menschen den Weg zum Fortschritt, und der Ring in der anderen Hand symbolisiert die Treue, die in der Lehre des Zoroastrismus eine wichtige Rolle spielt.

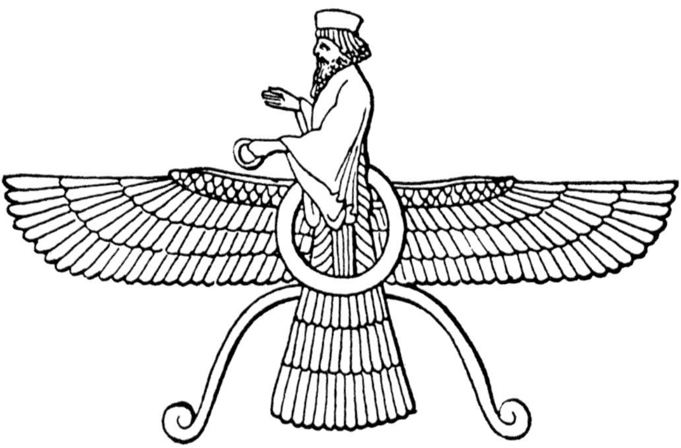

Faravahar, geflügelte Sonnenscheibe als Symbol für Ahura Mazda (Relief an einem persischen Felsengrab um 520 v. Chr.)

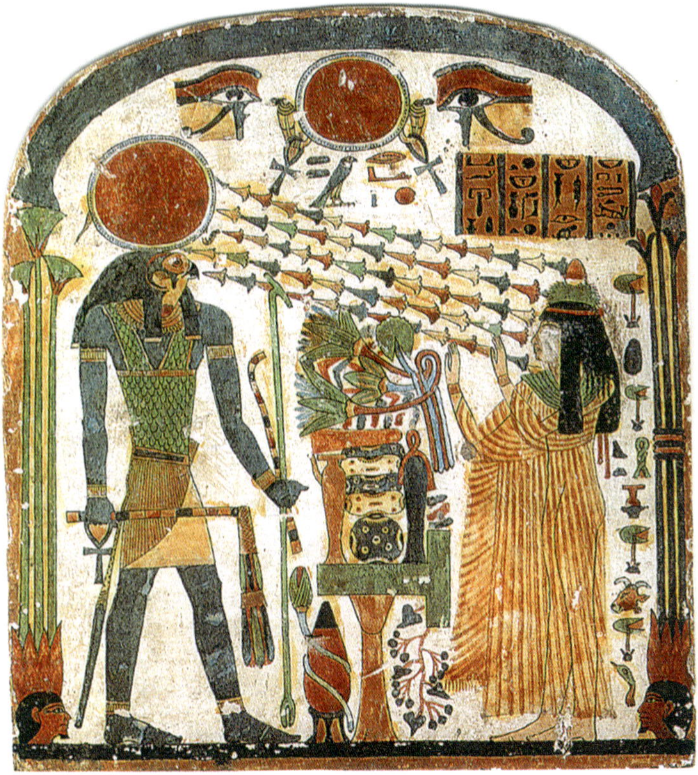

Der Sonnengott Re und eine Sonnenanbeterin (1000 v.Chr.)
Die Strahlen, die von seiner Scheibe auf seine Verehrerin treffen, symbolisieren die Leben spendende Kraft der Sonne. Das Auge oben rechts repräsentiert die Sonne, das linke Auge den Mond. Einer Legende nach soll das Auge des Re im Verlauf einer Sonnenfinsternis einmal durch die Mächte des Bösen geblendet worden sein. Der Gott Thot, der Herr des Mondes, setzte es jedoch wieder ein.

In den Hymnen der alten Ägypter gilt der Sonnengott Re als kosmischer Urgott. »Der Gott, der aus sich selbst entstanden ist, ging auf.« Durch ihn war die zeitlos geistige Ordnung des Kosmos sicher. Re wird in Menschengestalt mit Falkenkopf dargestellt. Der Sonnengott Re fuhr jeden Tag zusammen mit anderen Göttern in einer Barke zwölf Stunden lang über den Himmel. In der Nacht durchquerte er zwölf Stunden lang das Totenreich. Viele Gefahren warteten auf ihn. Durch List, Magie und Stärke gelang es ihm jedoch stets, das Böse zu besiegen und jeden Morgen wieder am östlichen Horizont zu erscheinen.

Amun von Theben, ein Lokalgott, stieg zu einer mächtigen Gottheit auf und drohte Re zu verdrängen. Aber viele Menschen verehrten den Sonnengott auch weiterhin, und so verschmolzen die beiden Götter Amun und Re in Heliopolis (»Stadt der Sonne«).

Von Heliopolis ausgehend entstand um 1450 v. Chr. die Aton-Verehrung, die unter Amenophis IV (Echnaton) zur allgültigen Aton-Religion in Gesamtägypten wurde. In ihr erscheint die Sonne als sichtbare Natur – der Aton – als einziger Gott. Nur das Gestirn allein ohne jedes mythologische Beiwerk wird zum einzigen Gott – im Gegensatz zum bisherigen Sonnengott Re mit seinen vielen menschlich dargestellten Erscheinungsformen. Echnaton erklärte die vielfältige ägyptische Götterwelt als nicht existent und ordnete einen neuen Glauben an. Dieser religiöse Umschwung gilt als die erste Religionsstiftung in der Geschichte und ist monotheistisch.

Schon im alten Reich wurde die Sonnenscheibe, wenn sie ohne personifizierte Gestalt gemeint war, mit dem Wort Aton bezeichnet. Dargestellt wird Aton als Sonnenscheibe, deren Strahlen in Hände übergehen.

Atons Hauptheiligtum stand in Amarna. Der berühmte Sonnengesang des Königs Echnaton ist eine Dichtung, die in poetischen Bildern die allumfassende Macht der Sonne schildert:

»Du erscheinst schön im Horizont des Himmels,
du lebende Sonne, die das Leben bestimmt.
Du gehst auf im östlichen Horizonte und füllst jedes Leben mit deiner Schönheit.
Du bist schön und groß und erstrahlst hoch über jedem Land, deine Strahlen umarmen die Länder und alles, was du geschaffen hast.
Gehst du unter im westlichen Horizont,
dann liegt die Erde im Dunkel, als wäre sie tot.
Wenn es tagt und du aufgehst im Horizont
und leuchtest als Sonne am Tage, dann vertreibst du das Dunkel und schenkst dein Licht.«

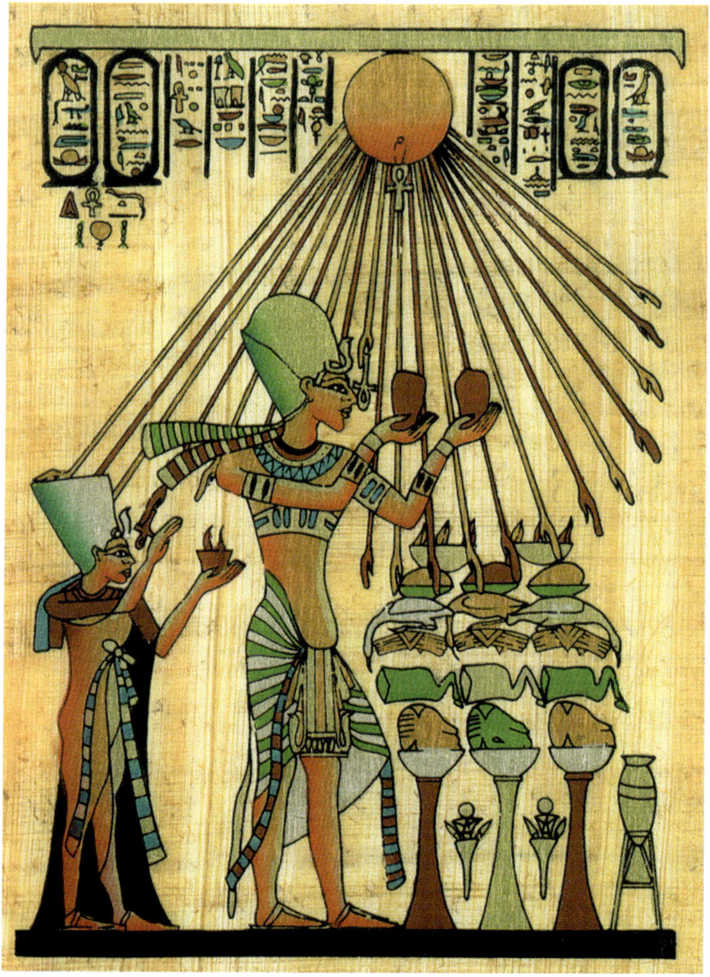

König Amenophis IV. (Echnaton) und seine Familie bringen dem Sonnengott Aton ein Opfer dar. (Relief aus dem Grab einer Prinzessin in Amarna, 1363–1346 v. Chr.)

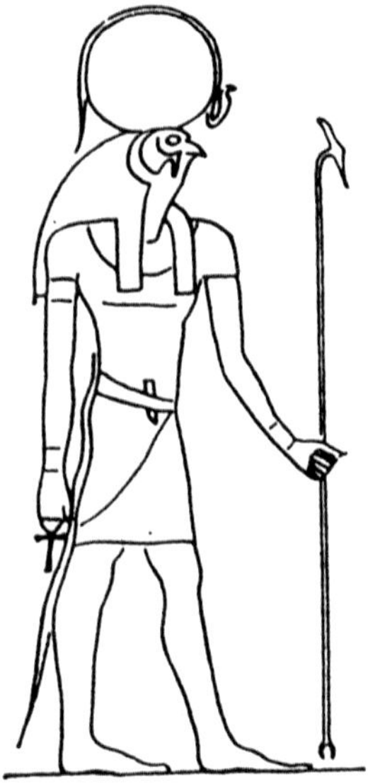

Der Sonnengott Re
Re, der Sonnen- und Schöpfergott, wird als Mensch mit Falkenkopf, oft mit einer Sonnenscheibe, dargestellt.

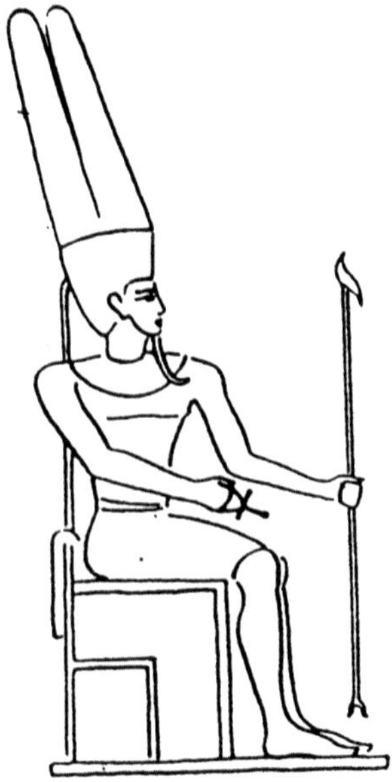

Der Sonnengott Amun-Re
In der 12. Dynastie verband sich Re mit dem Schöpfergott Amun zu Amun-Re.

Der Sonnenkult beeinflusste auch den Bau der Pyramiden, der vom Pharao Cheop ca. 2500 v. Chr. veranlasst wurde. Der Pharao plante sein Grab in dem Glauben, Re könnte ihn nach seinem Tod auf den Stufen der Pyramiden hinauf in den Himmel zur Sonne begleiten. Sein Grab kennen wir heute als eines der sieben Weltwunder – die Cheops-Pyramide. Die Pyramiden, in denen die Körper der Pharaonen bestattet wurden, wurden als Symbole der Sonne betrachtet und waren so angelegt, dass sie das Sonnenlicht, maximal bestrahlt, auffingen.

In der griechischen Mythologie wurde die Sonne als Herr des Gerichts und des Orakels verehrt. In vielen Tempeln unterhielten die alten Griechen ein »Heiliges Feuer«, dessen Erlöschen und Wiederanzünden das Ende und den Neubeginn bestimmter Lebenszyklen symbolisierte. Zu bestimmten Anlässen wurde aus Delphi, dem Sitz des Apollo-Orakels, neues Feuer eingeholt.

In Griechenland blühte der Kult um den Sonnengott Helios. Viele Sagen und Mythen entstanden, wie zum Beispiel die von seinen vielen Geliebten und Kindern. Als Lichtgott heilte Helios Blinde, strafte aber auch Frevler mit Blindheit. Mit einem vierspännigen Wagen fuhr er während des Tages von Osten nach Westen über den Himmel. Ihm voraus eilte die Morgenröte, Eos, gefolgt von der Mond- und Schutzgöttin Selene. Bei Nacht kehrte Helios in einer goldenen Schale von Westen nach Osten durch den Okeanos, den Ozean, zurück, ehe er am kommenden Morgen seine Reise wiederholte. Der »Koloss von Rhodos«, ein riesiges Standbild des Helios, gehörte zu den sieben Weltwundern der Antike und stürzte im Jahre 227 v. Chr. bei einem Erdbeben ein.

Dem Mythos nach soll Helios' Sohn Phaeton bei einer waghalsigen Fahrt auf dem Wagen seines Vaters ums Leben gekommen sein. Epaphos, der Sohn des Zeus und der Io, hatte Phaeton mit der Behauptung geschmäht, niemand wisse, wer sein Vater sei. Der gekränkte Phaeton wandte sich an Klymene, seine Mutter, die ihm den Weg zu seinem Vater, der Sonne, wies. Phaeton begab sich zu seinem Vater und überredete diesen, einmal den Sonnenwagen lenken zu dürfen, um dem Epaphos einen Beweis zu liefern. Bereits bei der Abfahrt missachtete Phaeton die Mahnung des Morgenlichts Luzifer, das Gespann besonnen zu führen. Durch seine forsche und waghalsige Fahrt wurde ihm schwindlig, und der bedrohliche Anblick des Sternenbildes Skorpion ließ ihn vor Schreck die Zügel aus den Händen schießen. Ihres schwachen Führers ledig trabten die Pferde mal hierhin, mal dorthin und verbrannten mit ihrer glühenden Fracht die Wolken und große Teile der Erde. Die Nubische Wüste, einst als fruchtbares Land bekannt, sollte sich nie mehr davon erholen. Die Menschen der südlichen Hemisphäre wurden schwarz gebrannt. Der Gottvater Zeus sah sich genötigt einzugreifen und schleuderte mit seinem Donnerkeil den ohnmächtigen Phaeton aus dem Wagen. Brennend fiel der Sonnensohn hinab und stürzte in einen Fluss, an dessen Ufern er bestattet wurde. Eingedenk dieses Mythos wurde jedes Jahr auf Rhodos – der Insel der Sonne – ein von vier weißen Pferden gezogener brennender Wagen ins Meer gestürzt.

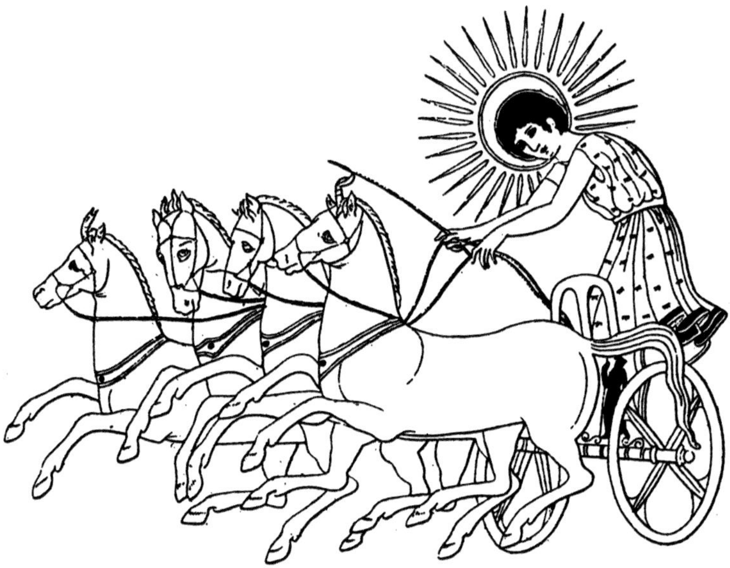

Der Sonnengott Helios auf seinem von vier Pferden gezogenen Wagen. Die alte indoarische Welt war von der Vorstellung geprägt, die Sonne sei ein himmlischer Kriegsgott, der in einem Kampfwagen seine Bahnen über den Himmel zieht.

Der semitische Baal erinnert die Griechen an ihren Sonnengott Helios. Das Kultzentrum des Baal, Baalbeck im heutigen Libanon, nannten sie Heliopolis (Sonnenstadt).

Auch Apollo ist der griechisch-römische Licht- und Sonnengott, der Gott der Weissagung. Sein Orakel von Delphi wurde nicht nur zum Zentrum und Bindeglied des Hellenismus, das das Zusammengehörigkeitsgefühl der verschiedenen Völkerschaften stärkte, sondern auch zu einer Quelle sittlicher Ordnung. Als Grund für seine relativ spät (etwa seit dem 5. Jh.) erfolgte Gleichsetzung mit dem Sonnengott Helios wurden Ähnlichkeiten zwischen Pfeilen und Sonnenstrahlen vermutet.

Tesup ist der Sonnengott der Hethiter, eines in Kleinasien ansässigen Volkes, das im 2. Jh. v. Chr. Großmacht wurde.

Als Sonnengott der Römer gilt Sol, der ebenso wie Helios in einem von vier Pferden gezogenen Sonnenwagen am Tage über den Himmel reiste. In der Nacht sank er in den Ozean und morgens nahm er erneut die Fahrt über den Himmel auf. Aus diesem Grunde galt Sol auch als Schutzgottheit der Viergespanne beim Wagenrennen der römischen Zirkusspiele. Ihm wurde zusammen mit seiner Schwester, der Mondgöttin f, auf dem Aventinus in Rom ein Tempel geweiht. Zu Beginn des dritten Jahrhunderts übernahmen die Römer unter dem Namen Sol invictus verschiedene orientalische Sonnengötter sogar zur obersten Staatsgottheit. Von ihren Persienfeldzügen hatten die römischen Soldaten auch das Gedankengut des Mithra-Kults mitgebracht, der damals in Persien und Mesopotamien sehr verbreitet war. Dieser Kult galt als besonders beliebt bei den Soldaten, die Mithra als Gott der Männerbünde verehrten. Dargestellt ist er als Stiertöter, flankiert von den Fackelträgern Cautes und Dautapathes, die Tag und Nacht, die aufgehende und die untergehende Sonne, Beginn des Frühlings und Beginn des Herbstes oder Leben und Tod personifizieren. Den Höhepunkt erreichte der Mithra-Kult ca. 250 n. Chr., als Kaiserkult und Sonnenkult miteinander verschmolzen und der Kaiser zum »Reichsgott« (»Sol Dominus Imperii«) erhoben wurde.

Im alten Rom gab es auch einen Kult des Leben spendenden und reinigenden Feuers. Vesta, die Göttin des Feuerorakels, wurde nicht nur in Privathäusern verehrt, wo sie über die Reinheit der zubereiteten Speisen wachte, sondern auch in einem öffentlichen Tempel in Gestalt eines ewigen Feuers.

Bei den Etruskern, einem antiken Volk, das im nördlichen Mittelitalien im Raum der heutigen Regionen Toskana und Umbrien lebte, war der Sonnengott unter dem Namen Usil bekannt, der dem griechischen Helios und dem römischen Sol unterlag. Er wird mit Feuerbällen in seinen Händen, umgeben von einer Aureole dargestellt.

In der germanisch-nordischen Mythologie wird So oder Sunna (althochdeutsch) als Sonnengottheit verehrt. Sunna ist das Sinnbild der Licht und Wärme spendenden Göttin. Sie fuhr in ihrem von zwei Pferden gezogenen Wagen über den Himmel. Ständig wurde sie vom Wolf Skalli gejagt. Zur Götternacht (Ragnarök), dem Weltuntergang, dem Götter, Riesen und Menschen zum Opfer fielen, ehe eine erneute Welt des Friedens begonnen hatte, wurde sie von Skalli eingeholt. Der Mond, ebenfalls von einem Wolf, dem Mani, verfolgt, wurde von einem »Mondhund« verschlungen, und sein verspritzendes Blut verfinsterte die Sonne. In der neu enstandenen Welt schien die Sonne jedoch wieder; denn bevor sie der Fenrir, ein gewaltiger Dämon würgte, gebar sie eine Tochter.

In der germanischen Mythologie gilt Ostara auch als Göttin der Sonne, Morgenröte und Fruchtbarkeit, die nach langem Winter die Auferstehung der Natur repräsentiert. Der Ostara ähnelt die römische Aurora, die Göttin der Morgenröte, die als Schwester des Sonnengottes Sol und der Mondgöttin Luna gilt. Anders als im mediterranen Raum ist die Sonne in der nordischen Mythologie nie stark, sie verbrennt nicht, sie ist im Gegenteil erholsam und wohltuend. In der Edda wird die Sonne als »Gott mit dem strahlenden Gesicht« oder »Strahlengott« bezeichnet.

Ein Symbol für die Sonnenanbetung der Kelten ist die Kultstätte Stonehenge in England bei Salisbury. Sie wurde 3000 v. Chr. erbaut und etwa 2100 v. Chr. um einen großen Eingang erweitert. Das Motiv zeigt den Sonnenaufgang in der Morgendämmerung der Sommersonnenwende. Dabei fällt das Sonnenlicht auf den »Altarstein« im Zentrum der Steinanlage. Es muss ein großes Schauspiel gewesen sein, wenn die Sonne darüber aufging. Früher wurde dies mit heiligen Gesängen und Opfergaben begrüßt. Priester und Menschen, die an diesen Zeremonien teilnahmen, wollten so den Göttern ihre Ehrerbietung erweisen.

Auch in Ostdeutschland hat man in Kytha, in der Nähe von Leipzig, riesige »Ringtempel« gefunden, die 7000 Jahre alt sind. Forscher deuten die Monumente als Stätten eines steinzeitlichen Sonnenkults.

Als Sonnen- und Feuergott der slawischen Russen gilt Dabog, der das himmlische Feuer spendet. Nach der Christianisierung der Slawen wurde Dabog mit dem christlichen Satan gleichgesetzt.

Bei den Heiden fand die Sonnenverehrung durch ein Feuerritual zur Sommersonnenwende statt. Das Sonnenwendfeuer (Litha) drückte die tiefe Sehnsucht des heidnischen Unbewussten aus, sich dem Mysterium des solaren Prinzips rituell zu nähern. Litha fand stets am Tag des höchsten Standes der Sonne statt. In unseren Tagen ist dies der 21. Juni. In früheren Zeiten war damit auch – ähnlich wie schon bei Jul die »stillen Tage« – eine drei- bis zwölftägige Fastenzeit verbunden. Wie fast alle heidnischen Feste wurde auch Litha nicht von der christlichen Assimilierung verschont. Durch diesen Druck von außen wandelten sich das Datum und die Bedeutung des ursprünglichen Festes der Natur- und Sonnenverehrung in ein christliches Fest. Nun nannte man dieses Feuer »Johannisfeuer« und verlegte es auf den 24. Juni, den Vorabend des so genannten Johannistages. Im bäuerlichen Leben bedeutete die Wende der Sonnenbahn gleichzeitig den Übergang der Zeit des Blühens und des Wachsens in die Reife- und Früchtezeit. Aus diesem Grund begriff der heidnische Mensch den Zusammenhang zwischen Sonnenkraft und Fruchtbarkeit auch wesentlich besser als der christliche Pragmatiker. Für jenen hing sein Leben weniger von den »Heiligen des gelobten Landes« und dem Wüstengott Jahwe ab als vielmehr von der Energie der Sonne. Natürlich konnten die Urchristen diese Sonnenverehrung nicht nachvollziehen, schließlich befanden sie sich ja noch im Nahen Osten, und dort im öden Wüstenland hatte die kosmopolitische Weiterentwicklung des Judentums wahrlich keinen Grund, der Sonne zu huldigen.

Die Verbreitung des Sommersonnwendbrauches im gesamten indogermanischen Raum, also von Europa bis Indien, weist auf den rein heidnischen Ursprung und Charakter dieses Festes hin.

Bei näherem Hinschauen kann man den Einfluss der Lichtreligionen sowohl im Alten als auch im Neuen Testament sehen.

Im Alten Testament, im Schöpfungsbericht (Genesis), schafft Gott am ersten Tag das Licht: »Und Gott sprach: Es werde Licht.« Und Gott sah, dass das Licht gut war. Da schied Gott das Licht von der Finsternis. Und nannte das Licht Tag und die Finsternis Nacht.« (1. Buch Moses) Indem Gott das Licht erschuf, vertrieb er die Finsternis. Im Unterschied zu den Gestirnen geht es um ein Urlicht, dessen Quelle Gott selbst ist. Wie im Mithra-Kult steht im Alten Testament das Helle, Lichte für das Gute und das Leben, der Tod dagegen ist die Dunkelheit der Nacht. In den Psalmen wird das Licht als Quelle des Lebens besungen, das den Menschen den rechten Weg zu Gott weist. Die Propheten verheißen das Kommen des Messias als Heil- und Lichtbringer. Im Alten Testament beziehen sich Symbole wie Feuer, Licht und Sonne, drei korrelierende Elemente, direkt auf Gott. Das Element Feuer ist Jahwe am nächsten. Es manifestiert sich ständig vor seinem Erscheinen. Gott, das »verzehrende Feuer«, zeigt sich im brennenden Dornbusch (Exodus 3,2) und zieht dem jüdischen Volk voran beim Auszug aus Ägypten, tags als Wolkensäule, nächtens als Feuersäule (Exodus 14, 21–24).

Im Neuen Testament spielt das Licht bereits bei der Geburt Jesu eine große Rolle. Durch das Licht des Kometen, der heller leuchtet als die anderen Sterne, werden die Menschen zur Krippe geführt. Die Jünger fühlen sich als Lichtträger für die ganze Welt, die noch keinen Glauben hat und deshalb in der Finsternis verbleibt. Im Johannesevangelium wird die Sonne ein Sinnbild für den Erlöser (»Ich bin das Licht der Welt, wer mir nachfolget, wird nicht wandern in der Finsternis, sondern wird das Licht des Lebens haben«). Theophilus von Antiochia sagt: »Die Sonne ist das Abbild Gottes, der Mond das Bild des Menschen.« Lukas spricht von Christus als »aufgehender Sonne«, und nach den Kirchenvätern repräsentiert der Mond die Kirche, die ihr Licht vom Logos erhält. Durch die sinnbildliche Gleichsetzung Christi mit der Sonne ist der Altar zu verstehen, der sich meist im Ostteil der Kirche befindet. Im Osten geht die Sonne auf und bringt der Welt Licht und Leben. Auch als reinigende Kraft ging die Symbolik der Sonne bzw. des Feuers in das Christentum ein: als Hölle und als Fegefeuer, das heißt als Ort der Reinigung.

Das Christentum ist den Lichtreligionen, insbesondere dem Mithra-Kult sehr ähnlich. Beide Religionen kennen das Abendmahl, die Taufe, die Dreifaltigkeit, die Unsterblichkeit der Seele, die Aufspaltung der Welt in Gut und Böse, Feier- oder Sonntage und die Verkörperung des Lichts durch Mithra bzw. Jesus. Den Geburtstag Mithras feierte man am 25. Dezember, eine Tradition, die das Christentum übernahm, als es im Jahre 354 das Weihnachtsfest auf dieses Datum legte. Da der Mithra-Kult wegen vieler Ähnlichkeiten in »Konkurrenz« zum Christentum stand, verfolgten die Christen ihn mit großem Nachdruck.

In der jüdischen Kabbala ist das Urlicht Inbegriff der Gottheit, wie im Christentum der Erlöser als »Licht der Welt« bezeichnet wird.

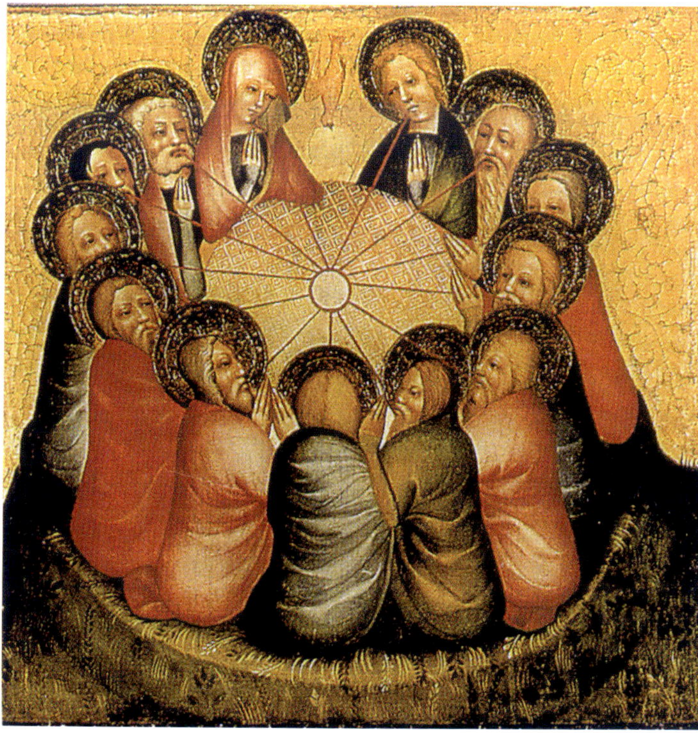

In der christlichen Bilderwelt symbolisiert die immer wieder im Osten aufgehende Sonne Unsterblichkeit und Auferstehung. (Westfälischer Altar um 1370/80)

Im Islam trägt das Licht einen heiligen Namen (Nûr); denn »Allah ist das Licht des Himmels und der Erde.« Nûr ist ein Wort, das im Koran mehr als 45-mal erwähnt wird. Das Kapitel 24 des Korans, wo Gott als »Licht des Himmels und der Erde« beschrieben wird, trägt den Titel »Licht«. Die poetische Struktur dieses Gottesbildes war Gegenstand theosophischer und mystischer Interpretationen und stiftete den Begriff »islamische Aufklärung«.

In der Alchemie entspricht der Sonne das glänzende Gold, mit dem nicht das eigentliche Metall gemeint ist, sondern das höchste Stadium spiritueller Entwicklung.

Im *Rigveda*, der ältesten Schrift aus der indisch-brahmanischen Tradition, wird die Sonne als Ursprung allen Lebens betrachtet, »und in den *Brahmanas* wird das Sperma als Manifestation der Sonne bezeichnet. Licht bedeutet Göttliches und Fruchtbarkeit.« (Natale Spineto 2003, S. 150) Im *Rigveda* sind einige Hymnen dem Gott *Savitur* oder *Surya* gewidmet, der als Sonnengott oder als Seele des Weltalls verehrt wird. In frühester Zeit wurde *Surya* als Riesenvogel mit strahlenden Schwingen dargestellt. Später erhielt er eine anthropomorphe Gestalt und wurde in einem Wagen, der von sieben Pferden oder von einem siebenköpfigen Pferd gezogen wurde, als Symbol für die sieben Wochentage, dargestellt. Mythen zufolge soll *Surya* eine Vielzahl von Gemahlinnen und Kindern besessen haben. Ein Mythos weist darauf hin, dass seine Ehen nicht immer glücklich waren, die Sonne also auch einmal im Dunkeln verborgen war. *Surya* war mit *Samjna,* der Tochter des göttlichen Bauherrn des Universums, *Visvakarman,* verheiratet. *Samjna,* die den ewigen Glanz ihres Gatten nicht zu ertragen vermochte, verließ ihn und hinterließ ihm lediglich ihren Schatten. *Surya* bemerkte den Verlust seiner Gattin erst, als ihm der Schatten *(Chaya)* drei Kinder geboren hatte. Unglücklich über den Verlust seiner Gattin, bat er seinen Schwiegervater um Beistand. Dieser riet ihm, seinen Glanz abzulegen und schuf ihm eine neue Gestalt, bei der lediglich deren Füße weiterstrahlten. In dieser neuen Gestalt fand er seine Gemahlin *Samjna* in den kalten Regionen des Nordens wieder.

Verlässlich, überall sichtbar, Licht bringend bist du, oh Surya, und du bescheinst den ganzen Himmelsraum. Indem du sowohl den Göttern als auch den Menschen zugewandt bist, gehst du auf, damit die ganze Welt das Sonnenlicht sehe.

Hymnus an den Sonnengott Surya aus den Veden

In vedischer Zeit wurde der Sonnengott *Surya* als Schöpfer des Universums hoch verehrt, verlor aber seinen Rang im Hinduismus im 12. Jahrhundert.

Im heutigen Hinduismus besitzt *Surya* lediglich den Rang eines Planetengottes.

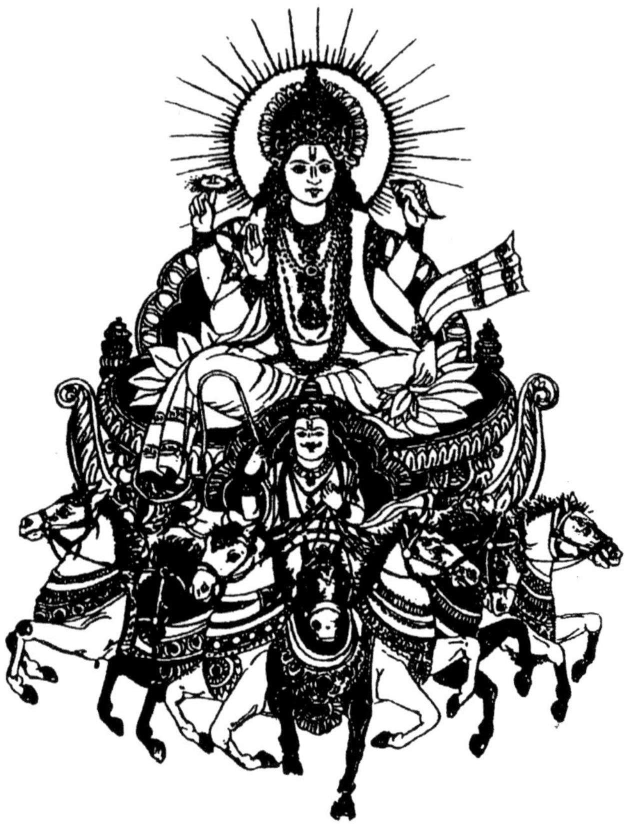

Der Sonnengott Surya wird häufig in einem Wagen dargestellt, der von sieben Pferden – als Symbol für die sieben Wochentage – gezogen wird. Die sieben Pferde stehen auch für die sieben Strahlen des höchsten Bewusstseins.

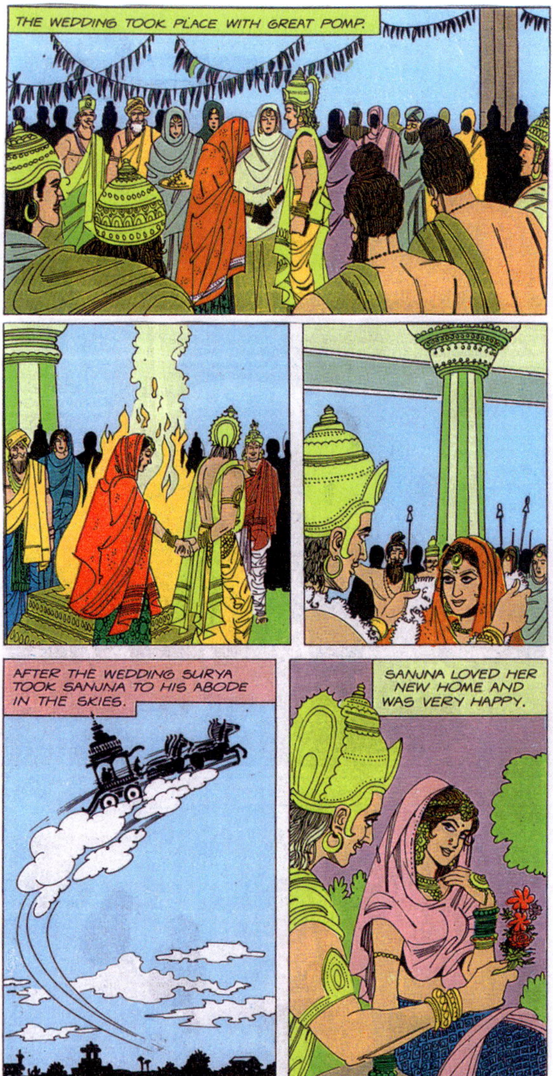
THE WEDDING TOOK PLACE WITH GREAT POMP.
AFTER THE WEDDING SURYA TOOK SANJNA TO HIS ABODE IN THE SKIES.
SANJNA LOVED HER NEW HOME AND WAS VERY HAPPY.

Die Hochzeit des Sonnengottes Surya mit Samjna, dargestellt in einem indischen Comicstrip.

Die Schutzgottheit der Sonne ist der Feuergott *Agni,* der in vedischer Zeit als Bote zwischen Menschen und Göttern diente, indem er die Opfer in den Himmel trug. Die Opfer standen in engem Zusammenhang mit dem Feuer, da die Flammen die Opfergaben zu den Göttern emportrugen. Auf Darstellungen wurden die Flammen des Feuergottes mit sieben Zungen gezeigt, mit denen er die Opferbutter leckte, die in das Feuer gegossen wurde. So wie *Indra,* der Gott des Donners, sich an zuviel Soma berauschte, war *Agni* unersättlich im Genuss von Butter. Einmal soll er so viel Butter verspeist haben, dass ihm von dem Opfer speiübel wurde. Daraufhin verschlang er einen Wald, um sich wieder zu kräftigen. *Agni* wird meist auf einer Ziege reitend dargestellt, die die Energie auf der Erde verkörpert. Darstellungen zeigen ihn auch vierarmig mit zwei Köpfen und drei Beinen. Seine Attribute sind Axt, Fackel, Gebetskette und Flammenspeer. Als Kopfbedeckung trägt er die Flammen eines Feuers. *Agni* personifiziert den Weisen, den Freund der Menschen, den Beschützer gegen böse Geister, den Hauspriester der Götter. Er stellt das himmlische Vorbild des Priestertums dar und ist der Mittler zwischen Menschen und Göttern.

Zu einer der schönsten dichterischen Schöpfungen der Hymnenpoesie des *Rigveda* zählt die Anbetung *Ushas,* der Göttin der Morgenröte. Sie wird mit einem lieblichen Mädchen verglichen, das sich wie eine Tänzerin Schminke anlegt und, ihre Brust entblößend, alle Wesen ihre Reize schauen lässt.

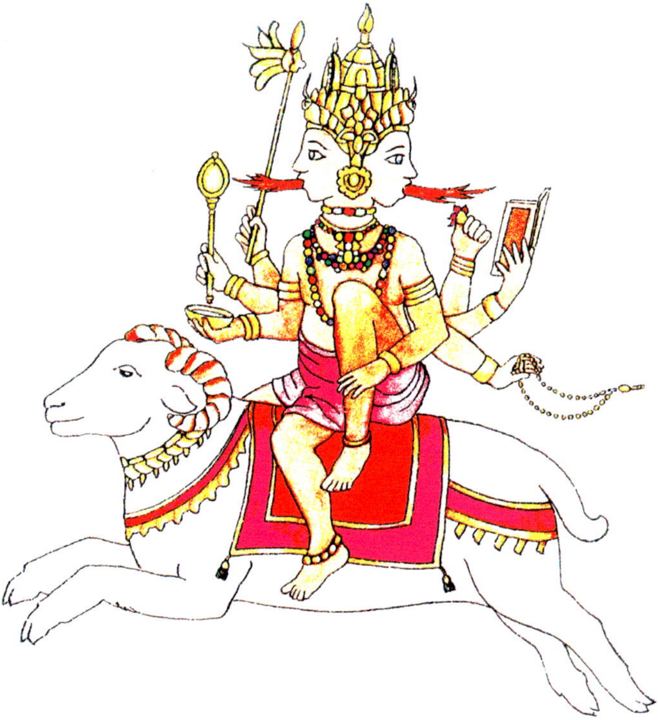

Der Feuergott Agni, die Schutzgottheit der Sonne

In vedischer Zeit galt der Gott *Vishnu*, der in der hinduistischen Trinität als der Erhalter – neben *Brahma*, dem Schöpfer, und *Shiva*, dem Zerstörer – angesehen wird, als Gefährte der Sonnengötter. Er war die Gottheit, die mit drei großen Schritten die Welt durchmaß und somit den Lauf der Sonne – die erst aufgeht, dann in der Himmelsmitte steht und schließlich untergeht – versinnbildlicht.

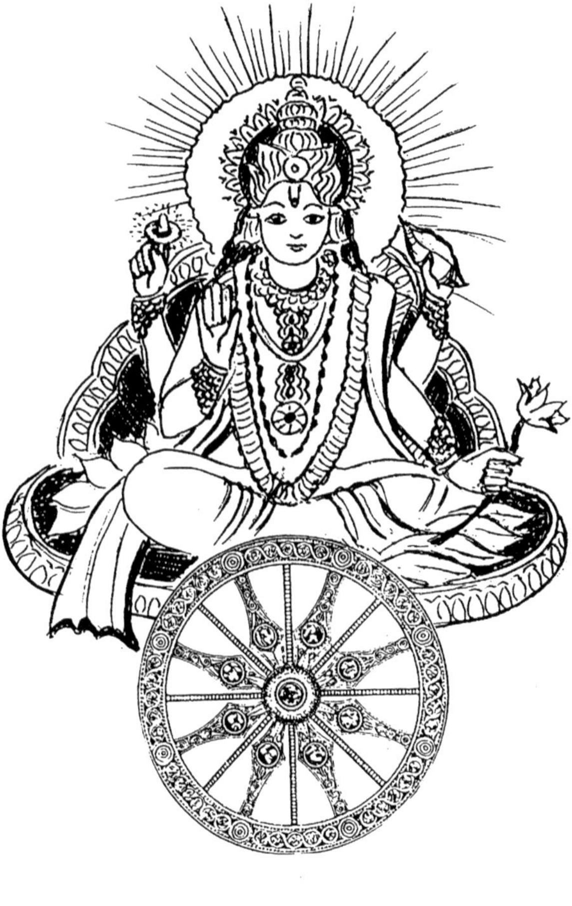

Vishnu, der Erhalter, wurde in vedischer Zeit mit der Kraft der Sonne in Verbindung gebracht. Dargestellt wurden die Sonnengottheiten vielfach als Rad, Radkreuz oder Feuerrad, bei dem die Speichen die Sonnenstrahlen symbolisieren.

Im Shintoismus, der einheimischen Religion Japans, gilt Amaterasu (»Groß-Mittag-Frau«) als Sonnengöttin. Nach einem Mythos des Nihongi (die Sammlung der Chroniken und Legenden aus Geschichte und Religion Japans) aus dem 8. Jahrhundert n. Chr. schuf der Gott Izanagi (»Der einladende Mann«) die Sonne und den Mond aus Spiegeln. Izanagi wollte ein Kind zeugen, das die Welt regieren sollte. Er nahm einen Spiegel in die Hand und als er hineinblickte, ging daraus eine Gottheit namens Ohirume hervor (ein anderer Name für Amaterasu). Dann schaute er in einen anderen Spiegel und Tsukiyomi, der Mondgott, ging daraus hervor. Diese ersten beiden Gottheiten warfen ein helles Leuchten über die ganze Welt. Während Tsukiyomi nachts mit blassem Licht leuchtete, waren Ohirumes Strahlen bei Tage zu sehen.

Amaterasu sandte ihren Neffen auf die Erde, wo er das japanische Kaiserreich gründen sollte. Ausgestattet mit drei kostbaren Objekten – einem Spiegel, einem Schwert und einem Juwel – landete der »erhabene Enkel« im Südosten von Kyushu. »Diese Objekte, traditionelle Symbole Japans, die sich häufig im religiösen Kult finden, bestimmen die Herrscherwürde und sind gleichzeitig deren Ausdruck.

Das erste Objekt ist ein Spiegel. Als sich Amaterasu, erzürnt über die gewalttätige Aufführung des Gottes Susanoo, in der Himmelsgrotte versteckt, versinkt die Erde in Dunkelheit. Die Götter halten untereinander Rat und stellen einen Spiegel her; sie fügen Schmuckstücke hinzu und hängen ihn, zusammen mit Stoffen, an die Zweige eines heiligen Baumes. Ein erster Versuch, einen Spiegel zu hämmern, bringt kein zufrieden stellendes Ergebnis; der zweite funktioniert hervorragend. Der erste wird nicht zerstört; er wird aufbewahrt und von den Menschen verehrt. Den zweiten Spiegel, so der Erzählung nach, schenkt die Göttin ihrem Neffen. Amaterasu wird eines Tages durch den Lärm von schallendem Gelächter der Götter neugierig und schaut aus der Höhle hinaus. Amaterasu sieht ihr eigenes Licht im Spiegel wiedererstrahlen. In der Zwischenzeit verschließt ein Gott den Eingang zur Höhle mit einem großen Stein.

Dieser Mythos begründet einige rituelle Handlungen, u.a. natürlich den Gebrauch des Spiegels. Der Zusammenhang zwischen Sonne und Spiegel ist sichtbar: Bedingt durch die physischen Qualitäten verweist eines aufs andere. Als Amaterasu dem Neffen den Spiegel überreicht, sagt sie: ›Wenn du in diesen Spiegel blickst, erkenne immer mich darin.‹

Als Nächstes übergibt Amaterasu ihrem Neffen ein Schwert; in ganz gewöhnlichem Sinn steht es für die Ausübung von Gewalt und Macht. Das Schwert kann, gemäß der Überlieferung, »das Gras mähen« und wird ebenso mit dem Phallus in Verbindung gebracht.

Das dritte Symbol der Gottheit ist ein Schmuckstück, das die Japaner halbmondförmig darstellen. Im Mythos von Amaterasu erscheinen auch Schmuckstücke als Geschenke an die Göttin.« (Natale Spineto 2003, S. 186) Im religiösen System Japans haben die drei Gegenstände unterschiedlichen Status. Spiegel und Schwert werden als »göttliche Körper« (Shintai) betrachtet. Man schenkt ihnen Achtung und bewahrt sie an einem heiligen Ort auf. Der Schmuck kann mit einer Reliquie verglichen werden, einem heiligen Gegenstand, den man auch in einem Privathaus aufbewahren kann.

Der Kaiser, der direkt von der Sonnengöttin abstammte, wurde als göttlich angesehen, weil er zum Wohle der Menschen mit dem Himmel in Verbindung treten konnte. Der japanische Kaiser wurde noch bis 1945 als direkter Nachfolger der Sonnengöttin verehrt. Einem Mythos nach war es auch der Sonnengöttin zu verdanken, dass der Shintoismus mit dem Buddhismus zu einer Einheit verschmolz. Um herauszufinden, ob es sich für einen Kaiser schicke, eine große Buddha-Statue errichten zu lassen, reiste der buddhistische Mönch Gyogi im Jahre 740 n. Chr. nach Ise zum größten Schrein der Sonnengöttin, um diese selbst nach ihrer Meinung zu fragen. Sieben Tage und sieben Nächte meditierte er an der Tür des Heiligtums. Endlich antwortete ihm die Göttin. Die beiden Religionen, so sagte sie sinngemäß, seien nur verschiedene Formen des gleichen Glaubens, und deshalb spreche nichts dagegen, dass ihr Nachkomme, der Kaiser, seinen Plan ausführe und eine Buddha-Statue errichten lasse. Von nun an konnten in Japan die Shinto-Gottheiten auch von Buddhisten verehrt werden. Diese Verbindung beider Religionen wurde erst 1871 durch einen kaiserlichen Erlass verboten.

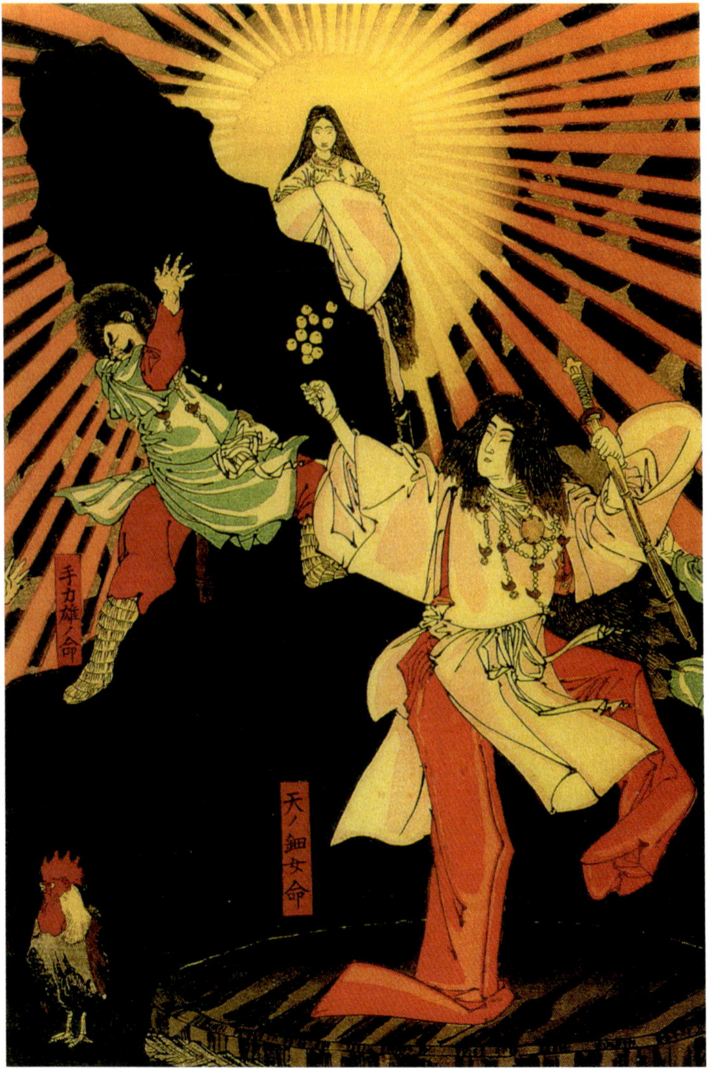

Amaterasu tritt aus ihrer Höhle heraus, und das Licht kehrt zurück. Dieser Mythos geht aller Wahrscheinlichkeit nach auf eine frühe Sonnenfinsternis zurück. (19. Jh.)

Die Verehrung der Sonne

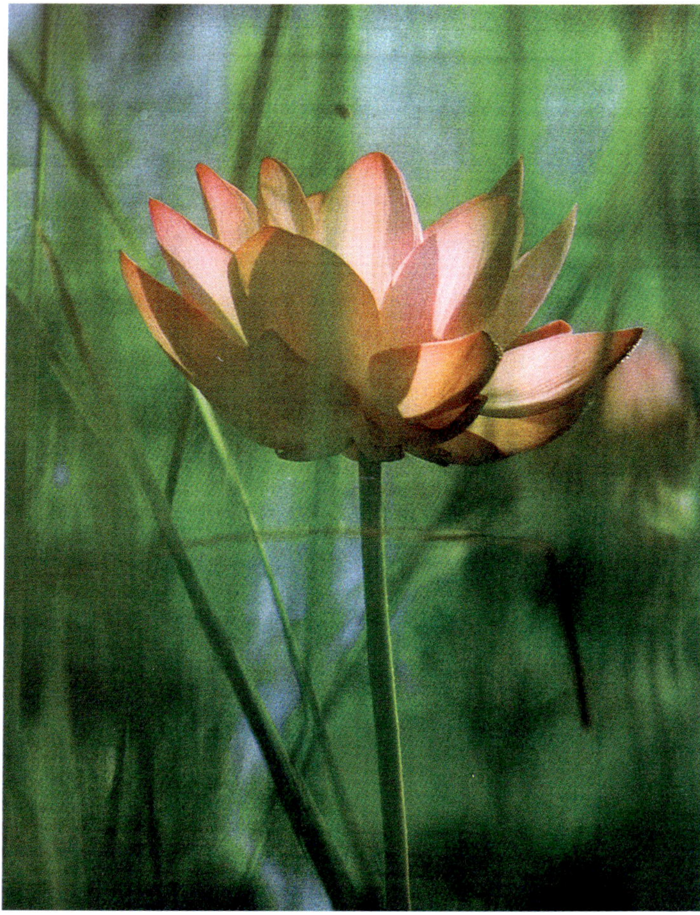

Als Sonnenanbeter in der Pflanzenwelt gilt der Lotos, der auf die Gegenwart oder das Fehlen von Licht antwortet, indem er während der Nacht untertaucht und sich in der Morgendämmerung aus dem Wasser erhebt und symbolisch die Sonne anbetet. Die Blüten, die sich beim Sonnenaufgang öffnen und abends schließen, werden mit dem Sonnengott und der Entfaltung des Lichtes aus dem Schlamm der mythischen Urzeit in Verbindung gebracht. Ägypter, Hindus und Buddhisten besaßen private Lotosgärten, in denen Priester täglich den Sonnenaufgang der Schöpfung beobachteten.

Die Chinesen glaubten, dass zehn Sonnen und zwölf Monde vom östlichen und westlichen Erdrand aus abwechselnd ihr Licht auf die Menschen warfen. Die wässrigen Monde waren Yin, die feurigen Sonnen Yang. Einem Mythos nach soll der Bogenschütze Yi, der Lieblingsgehilfe des Yao, des ersten Kaisers von China, neun der zehn Sonnen getötet haben, weil sie durch ihre übermäßige Hitze alles Leben auf der Erde bedrohten. Eine Sonne ließ er übrig, die die Welt für alle Zeiten beleuchten sollte. Yi war zum Helden der Menschheit geworden und hatte sich den ewigen Dank des Kaisers Yao verdient.

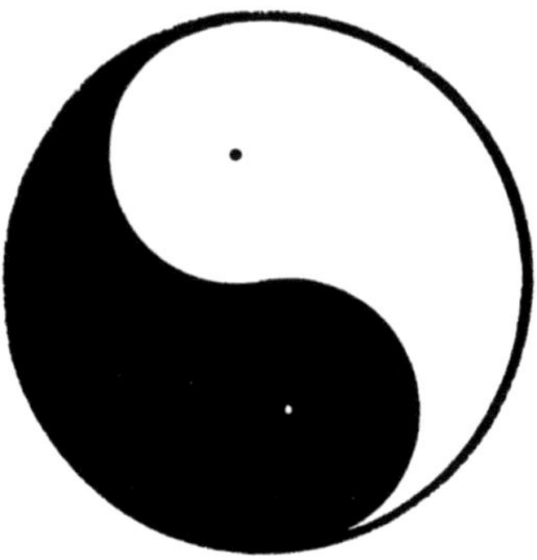

Das Yin-Yang-Diagramm zeigt die zwei großen Kräfte des Universums. Das Yin-Prinzip ist die negative, dunkle Mondseite, das weibliche Prinzip. Yang ist die Kraft der Sonne, die lichte, positive, männliche Seite. Es ist das ursprüngliche Chaos der Dunkelheit, aus dem sich die Welt der Phänomene in das Licht der Schöpfung erhebt. In ihrem Wechselspiel enthalten sie alles und sind in allem, was existiert. Sind die beiden Kräfte in vollkommenem Gleichgewicht, so wird eine Einheit erreicht, die in sich selbst eine Kraft ist.

Die Verehrung der Sonne

Der Sonnenkult der Azteken, der letzten Hochkultur in Zentralmexiko, stand in unmittelbarem Zusammenhang mit der Angst vor dem Verschwinden der Sonne. Diese Angst bedrohte das Leben der alten Mexikaner ständig. Die Azteken glaubten, daß die Sonne, wenn sie am Horizont untertauchte, von der Erde verschlungen wird. Sie dachten, daß die Sonne während der Nacht mit »unzähligen Kriegern«, die in Sterne verwandelt wurden, kämpfen mußte. Als Sieger erschien sie dann neugeboren am östlichen Horizont. Die Angst vor dem Untergang muss so groß gewesen sein, dass die Azteken davon überzeugt waren, nur das Menschenopfer könnte diese Katastrophe hinausschieben. »Damit die Sonne die Erde erleuchten kann, muss sie sich von Menschenherzen nähren und Blut trinken«, heißt es in einem Kodex. Mit dieser Verklammerung war das Menschenopfer auf höchster Ebene moralisch abgesichert. Fanden Menschenopfer bei den Tolteken noch innerhalb gewisser Grenzen statt, so steigerten sie sich bei den Azteken bis ins Unermessliche. Die unersättlichen neuen Gestirnsgötter verlangten Blut – und Blut war nur durch Opferung von Gefangenen zu beschaffen.

Als Gott der Sonne galt der Poltergeist Huitzilopochtli, dem schon als Embryo seine Schwester, die Mondgöttin Coyolxanhqui nach dem Leben trachtete. Doch dieser sprang in voller Rüstung aus dem Mutterschoß, schlug der Neiderin den Kopf ab und zerstückelte sie. Huitzilopochtli, die Stammesgottheit der Azteken, war sowohl eine Kriegs- als auch eine Sonnengottheit, der menschliches Blut geopfert werden musste.

Der einzige Weg, den Sonnengott mit Herzen und Blut zu versorgen, war der Krieg. Erhielt Huitzilopochtli das Blut aus den Adern seiner Opfer nicht, drohte der ganze Kosmos unterzugehen. Hauptbühne und Zentrum des gefährlichen Sonnenkults war der Tempelbezirk der Hauptstadt Tenochtitlan. Oben auf der Plattform befanden sich zwei Schreine. Links der Tempel des Regengottes Tlaloc und daneben der von Huitzilopochtli. Auf dieser Terrasse vollzog sich das »kultische Drama« der Azteken – das Herzopfer. Mit farbigen Streifen bemalt, stiegen die Erkorenen die Treppe empor. Auf der Plattform warteten Priester; Musikanten mit Flöten und Hörnern stimmten ihr Lied an. Dann wurden die Opfer mit überdehnter Brust rücklings auf den schmalen Altar gedrückt. Mit Feuersteinmessern sägten die Azteken ihnen die Brust auf, rissen das noch zuckende Menschenherz heraus und boten es den Göttern dar, die dort gegenwärtig waren. Als die Spanier 1521 die Azteken-Hauptstadt Tenochtitlan überrannten, ließen sie ihrer Abscheu freien Lauf und machten dem grausamen Huitzilopochtli kurzen Prozess. Mit 500 Fässern Schießpulver wurden die oberen Etagen des Tempels Mayor weggesprengt und die Kultur vom anderen Ende der Welt ausgelöscht.

Die Sonne war das Vorbild für den von den Azteken gebauten runden Kalenderstein, der für den Beginn und das Ende der Welt stand. Er stellte die Zerstörung der vier vergangenen Welten – oder Sonnen, wie die Azteken sie nannten – dar. Sie glaubten, im fünften und letzten Zeitalter zu leben. Die Prophezeiung erfüllte sich auf tragische Art mit dem Einfluss der

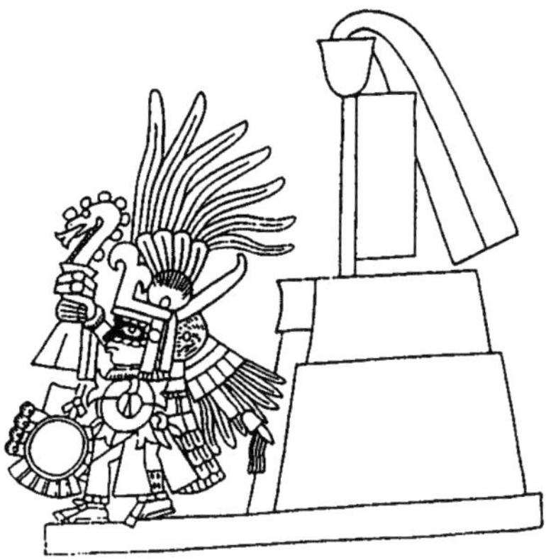

Huitzilopochtli, der Kriegs- und Sonnengott der Azteken, legitimierte die imperialistische Politik der Azteken, ihre Kriege und damit verbundenen Opfer.

spanischen Eroberer. In der Mitte des Steins kann man das Gesicht des Sonnengottes Tonatiuh erkennen, der identisch mit Huitzilopochtli ist. Seine herausgestreckte Zunge symbolisiert das Obsidianmesser, das bei der Opferzeremonie mit Blut benetzt wurde, um dem Gott Kraft zu geben. Nach dem aztekischen Glauben enthielt menschliches Blut eine wertvolle Flüssigkeit, Chalchihuatl, die einzige den Göttern angemessene Nahrung. Um das Bild des Sonnengottes sind von einem Kasten umrahmte Bilder angeordnet, die die vier vorangegangenen Sonnen darstellen: Jaguar, Regen, Wasser und Wind. Das Gesicht des Sonnengottes wird auf beiden Seiten von Riesenklauen flankiert, die nach Menschenherzen als Nahrung greifen. Die Klauen haben Augen, womit zum Ausdruck gebracht werden soll, dass der Sonnengott alles weiß und alles sieht. Im zweiten Kreis kann man zwanzig umrahmte Bilder sehen. Der äußere Kreis wird durch zwei Feuerschlangen symbolisiert. Die Köpfe befinden sich unten und das Schwanzende ist oben. In ihrem Maul haben die Feuerschlangen jeweils einen Gott: rechts Tezcatlipoca, Symbol der Sonne, und links Quetzalcoatl, Symbol der Nacht. Ihre einander zugewandten Gesichter versinnbildlichen den Kampf zwischen Licht und Dunkelheit im Universum.

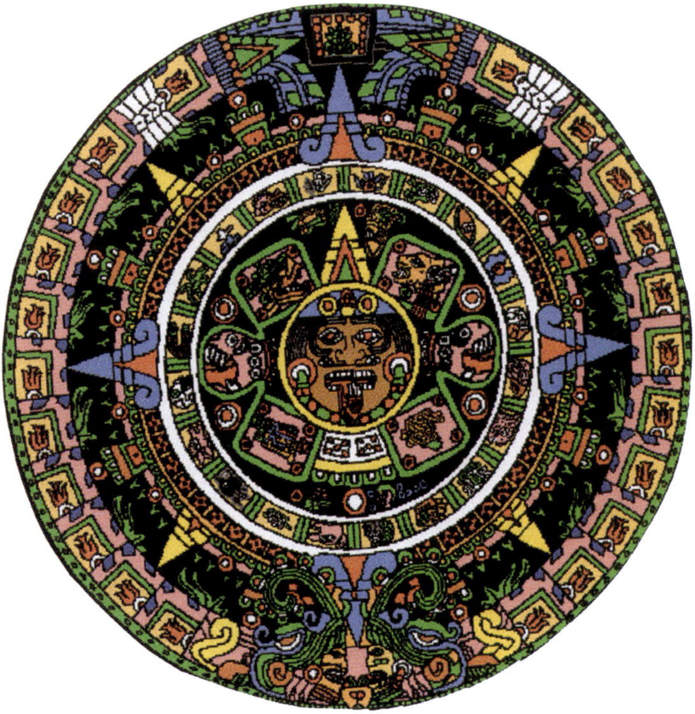

Der aztekische Sonnenstein, auch Kalenderstein genannt, ist ein der Sonne geweihtes Monument. In der Mitte befindet sich der Sonnengott. Der Sonnenstein, einer der großartigsten Funde der Archäologie, ist heute das Prunkstück des mexikanischen Nationalmuseums in Mexiko-Stadt.

Die Inkas, deren Einfluss sich vom heutigen Ecuador bis nach Chile und Argentinien erstreckte, glaubten an den Sonnengott Inti. Ihm war die Sonnenblume geweiht. Nach einer Legende des bekannten Chronisten Garcilasco de la Vega (1539–1616), eines direkten Nachfolgers der herrschenden Dynastie der Inkas, soll Inti seine beiden Kinder, Manco Capa und Mama Occlo, auf die Erde geschickt haben, um sie zu besseren Wesen zu machen. Der Sonnengott gab ihnen einen goldenen Stab mit auf den Weg, und überall dort, wo sie sich zum Essen und Schlafen niederließen, sollten sie den Stab in die Erde rammen. An der Stelle, wo es ihnen gelänge, den Stab mit einem Schlag in die Erde zu rammen, sollte ihr Wohnsitz sein. Nach langem Umherirren fanden sie eine Stelle und gründeten darauf etwa 1200 n. Chr. die Stadt Cuzco, die nach ihrem Verständnis der Nabel der Welt war.

Bei den Inkas wurden Frauen ausgewählt – die so genannten »Jungfrauen der Sonne« – und in einer Zeremonie mit dem Sonnengott vermählt und danach als Priesterinnen in die Tempel des Reiches entsandt, wo sie geheimnisvolle Riten zelebrierten. Als Gemahlinnen des Sonnengottes wurden sie vom Volk in hohem Maße verehrt. Verstießen sie jedoch gegen die strengen Keuschheitsregeln, wurden sie im Rahmen einer Kulthandlung als Opfer des Sonnengottes getötet.

Inti Raymi (Fest der Sonne), der Beginn des Sonnenjahres wird noch heute jedes Jahr am 24. Juni in Cuzco wiederbelebt. Als Opfer werden ein weißes und ein schwarzes Lama dargebracht.

Der Sonnengott der Maya-Kultur, einer der berühmtesten präkolumbianischen Kulturen, ist unter dem Namen Ahau Kin bekannt. Am Morgen war er ein junger Gott und während der Reise nach Westen im Laufe eines Tages wurde er alt. Die Maya waren der Ansicht, dass sich die Sonne während der Nacht in einen Jaguar verwandelte, der wegen seiner übernatürlichen Kräfte verehrt wurde. In der Maya-Mythologie muss der Sonnengott nachts als Jaguar gegen die Herren des Todes kämpfen. Dieser Kampf wird stets von ihm gewonnen, sodass am nächsten Morgen die Sonne wieder aufgehen kann.

Die Indianer Nordamerikas, die ihr Leben nach den rhythmischen Zyklen der Sonne und der Jahreszeiten gestalteten, verehrten die Sonne, und vielen ihrer Rituale lag ein Kreis zu Grunde, der den Lauf der Sonne entlang dem Himmel darstellte.

Auch in vielen Ländern Afrikas wurde die Sonne als Gottheit verehrt. So glaubten die Stammesangehörigen der Bamabara in Mali, dass die Schöpfung aus der Einheit zwischen Erde und Sonne hervorgegangen sei. Einem Mythos nach vereinigte sich der Sonnengott Pamba mit der Erdgöttin Kuroni, die alle Menschen, Tiere und Pflanzen gebar. Die Swahili, die in Teilen von Somalia und Mocambique leben, feiern noch heute ihren Neujahrstag am 21. März, wenn die Sonne in das Tierkreiszeichen des Widders eintritt. Dieser Tag wird »Nairuzi« (»Neues Licht«) genannt. Als Verkör-

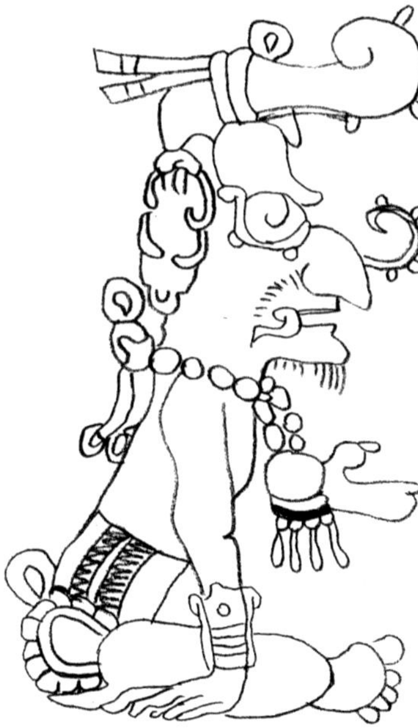

Ahau Kin, der Sonnengott der Maya

perung des Sonnengottes gilt der Widder.
Auch bei den Berbern im südwestlichen Teil Marokkos wird der Widder mit der Sonne in Verbindung gebracht. Da diese Völker vom Widder und von Schafen lebten, nahmen sie an, der Widder sei die Verkörperung des Sonnengottes.

Im Voodoo-Kult wird der Sonnengott durch einen Pfahl symbolisiert, an dem die Voodoo-Riten zelebriert werden. Im Zentrum des Voodoo-Kults, dessen Wurzeln in Westafrika (Liberia und Benin) zu finden sind, steht die kultische Einverleibung der Gottheiten durch Besessenheitstrance. Durch die Versklavung der westafrikanischen Stämme kam die Religion des Voodoo nach Süd- und Mittelamerika. Der Begriff »voodoo« wird auf das Wort »vodon« (Gott) zurückgeführt. Er stammt aus Benin, woher auch die meisten Sklaven kamen, deren Nachkommenschaft heute zumeist im karibischen Raum angesiedelt ist.

Bei einigen Völkern der Ureinwohner Grönlands sowie der arktischen Regionen Alaskas und Kanadas ist Malina die Göttin der Sonne; sie wurde vor langer Zeit vom Mondgott Anningan entführt und vergewaltigt. Seit dieser Zeit hetzt sie über den Himmel. Dies ist der Grund, warum Sonne und Mond immer zu verschiedenen Zeiten aufgehen. Ab und zu passiert es wieder, dass der Mondgott die Sonnengöttin erneut missbraucht, wobei sich die Sonne verfinstert. Nach Ansicht der Inuit sollten Männer während einer Sonnenfinsternis in ihren Häusern bleiben, um nicht ernsthaft zu erkranken. Das Gleiche gilt für Frauen bei einer Mondfinsternis, da dann die Gefahr besteht, dass der Mondgott ihnen Krankheit und Leid zukommen lässt.

Wuriupranala ist die Sonnen-Frau der Ureinwohner Australiens (Aborigines). Einem Mythos nach soll Purukupali (Der erste Mann der Welt) seiner Schwester Wuriupranala ein großes Stück brennender Baumrinde und seinem Freund Japara ein kleines Stück Rinde gegeben haben. Er gab ihnen den Auftrag, diese beiden Rinden aneinander zu reiben, um Feuer zu machen, das sie nie ausgehen lassen durften. Als das Entstehungszeitalter zu einem Ende kam und die mythischen Gestalten sich in Lebewesen und Pflanzen verwandelten, wurden, Wuriupranala zur Sonnen-Frau und Japara zum Mond-Mann. So kam es, dass morgens, wenn die Sonnen-Frau mit ihrer brennenden Fackel aufstand, die Ureinwohner ihr Lager verließen, um Nahrung suchen zu gehen. Wenn mittags die Sonne den Höchststand erreichte und Wuriupranala ein Feuer machte, um ihr Essen zu bereiten, wurde es so heiß, dass die Einwohner im Schatten ruhten. Nachmittags, wenn Wuriupranala gegessen hatte, setzten sie ihre Suche nach Nahrung fort, bis die Sonnen-Frau hinter dem westlichen Horizont verschwunden war.

Wie wir an den vielen Beispielen gesehen haben, ist die Verehrung der Sonne als einer Licht und Wärme spendenden Gottheit, von deren Wohlwollen alles Leben auf der Erde abhängt, so alt wie die Menschheit selbst. Mit dem Untergang der alten Kulturen hat die Sonnenverehrung zwar ihre Bedeutung verloren, aber in unserer heutigen Zeit, der Zeit der Technik und der naturwissenschaftlichen Aufklärung und Denkweise, haben das Licht, der Sonnenauf- und Sonnenuntergang nichts von ihrer Faszination verloren.

Die Sonne tanzt nach alter Weise
In Brudersphären Weltgesang,
Und ihre vorgeschriebene Reise
Vollendet sie mit Donnergang.
Ihr Anblick gibt den Engeln Stärke,
Wenn keiner sie ergründen mag.
Die unbegreiflich hohen Werke
Sind herrlich wie am ersten Tag.

Johann Wolfgang von Goethe

Symbol der Erkenntnis und der Wahrheit

Hindernisse werden durch das Besinnen auf das ewig leuchtende innere Licht überwunden, welches von Leid unberührt ist.

Yoga-Sutra

In allen Kulturen spielt das Licht als Metapher der »Erleuchtung« oder der »Erkenntnis« eine wichtige Rolle. So geschieht in den *Upanishaden* die Vervollkommnung des Selbst *(Atman)* »über die Erfahrung des inneren Lichtes. Symbolisiert wird der Weg zum Sein und zur Unsterblichkeit als Übergang von der Finsternis zum Licht. Asketen und Yogis sehen auf ihrem spirituellen Weg Licht in unterschiedlichen Farben. Licht ist ein Zeichen für die Majestas der Götter und für die Besonderheit einiger Menschen; über den Weisen züngelt häufig eine Flamme; um sie herum erstrahlt eine Aura. Mircea Eliade spricht von einer panindischen Lichtmetaphysik.« (Natale Spineto 2003, S. 150)

Licht und Feuer stellen in allen Teilen der Welt die reinigenden, läuternden, erneuernden Kräfte dar. Es ist das innere Feuer, das uns antreibt, Ausdauer und Durchhaltevermögen im Prozess der Selbstverwirklichung zu entwickeln. Zu allen Zeiten haben spirituell Übende zur Beschreibung des Transformationsprozesses, der zur Erleuchtung führen soll, die Metapher des Feuers benutzt. Spirituelle Disziplin ist die ständig »brennende« Anforderung, über das, was wir zu sein scheinen und zu sein gewohnt sind, hinauszugehen. Durch das Feuer der Bemühungen reinigen wir allmählich unsere Persönlichkeit und öffnen uns dem, was unser Sein verfinstert.

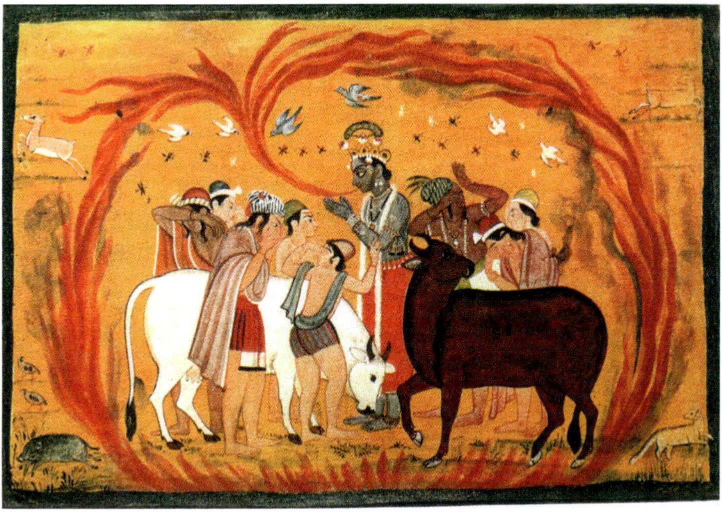

Krishna, der die Flammen des Waldes aufsaugt. Im Hinduismus ist das Licht Metapher für Weisheit, geistiges Erfassen des göttlichen Anteils der Persönlichkeit und Manifestation von Krishna, dem »Herrn des Lichts«. (ca. 1760)

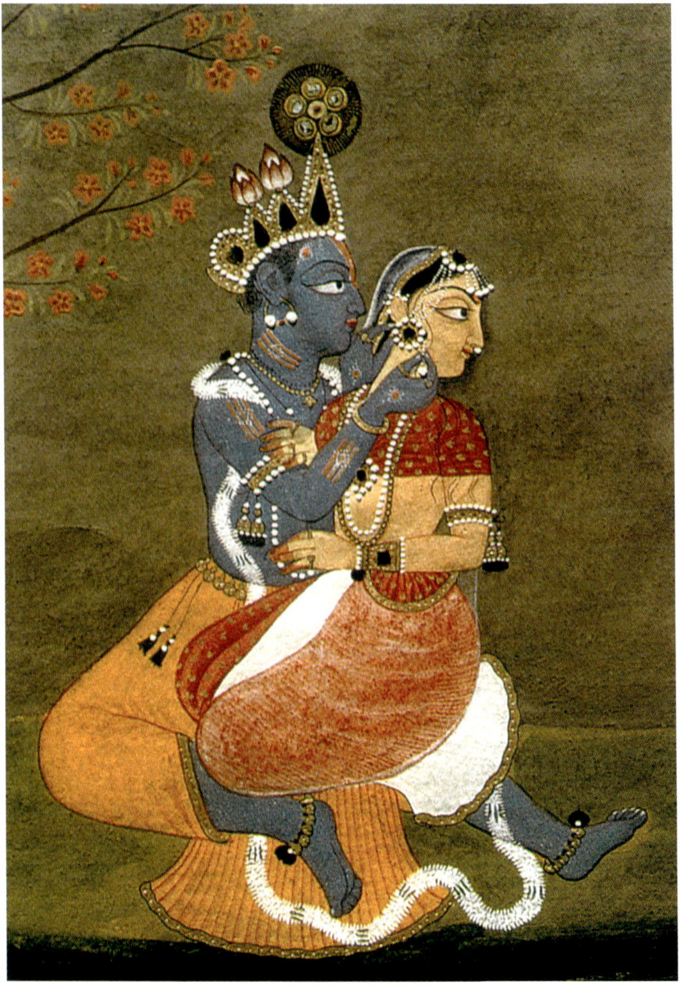

Krishna und Radha
Geblendet von dem Licht Krishnas, wendet Radha ihr Gesicht von ihrem Geliebten ab. Licht ist ein Symbol für die Größe der Götter, von denen eine Aura erstrahlt.

Symbol der Erkenntnis

Ein Berg von Glanz, nach allen Seiten strahlend, so seh ich dich, ringsum schwer anzuschauen wie strahlend Feuer und Sonnenglanz, unmessbar.

Bhagavadgita

Agni, die Schutzgottheit der Sonne verbrennt mit seinen Flammen die Welt der Täuschung *(Maya)* und führt den Menschen durch das Feuer zu seinem wahren Sein zurück. *Maya* bezeichnet sowohl den erscheinungshaften Charakter der wahrnehmbaren Welt als auch die bewussten und unbewussten Schichten der Psyche. Die Welt ist eine Illusion, eine Fata Morgana, ein Satz, den auch Arthur Schopenhauer gesprochen haben könnte. Die Welt ist meine Vorstellung und unterliegt dem Gesetz der Kausalität. »Das Ding an sich, wie die philosophische Fachsprache seit Kant dies nennt, bleibt uns für immer verschlossen. Wir haben die Welt nur in unserer Vorstellung. Wir sehen die Welt durch eine 3-D-Brille: in Raum, Zeit und Kausalität. Wir alle tragen diese Brille und können sie nicht abnehmen. Schopenhauer, einer der ersten Philosophen in Deutschland, die das indische Denken produktiv aufnahmen, vergleicht den Effekt dieser Brille mit *Maya*: ›Es ist die *Maya*, der Schein des Trugs, welcher die Augen der Sterblichen umhüllt und sie eine Weile sehen lässt, von der man weder sagen kann, sie sei, noch auch, dass sie nicht sei: denn sie gleicht dem Traume, gleich dem Sonnenglanz auf dem Sande, welchen der Wanderer von Ferne für ein Wasser hält, oder auch dem hingeworfenen Strick, den er für eine Schlange hält.‹ Die Welt ist Vorstellung, indisch ausgedrückt *Maya*, Traum und Trug.« (Theo Roos 2005, S. 150)

Unsere Empfindung der Welt ist nach Auffassung des *Vedanta*, als dessen Lehrer *Shankara* (800 n. Chr.) gilt, mit dem Trugbild einer Schlange zu vergleichen, die bei näherer Betrachtung nichts anderes ist als ein zusammengerolltes Seil. Als Gefangener der Sinnenwelt vermögen wir nur die Schlange zu sehen. Im Zustand der Erleuchtung endet die falsche Weltsicht, und man erkennt, dass das Seil ein Seil ist. Der unerleuchtete Mensch erkennt die Welt nicht, wie sie ist, sondern nur, wie sie ihm erscheint. So wie man erkennt, dass die Bilder eines Traums nicht wirklich sind, wenn man erwacht, so erkennt der Erleuchtete, dass auch die Wahrnehmungen des Lebens nicht wahr sind. Das Selbst ist in großer Tiefe verborgen. Ist es jedoch einmal erkannt, gibt es keine Täuschung *(Maya)* und keine Unwissenheit *(Avidya)* mehr.

Wie im Hinduismus symbolisiert das Licht im Buddhismus das Erkennen der Wahrheit und die Überwindung der materiellen Welt auf dem Weg zur absoluten Realität. So war Buddhas Erleuchtung, um die er sieben Jahre gerungen hatte, das Endprodukt eines unbewussten Klärungsvorgangs. Was ihm passierte, war vermutlich eine blitzartige Erkenntnis, die ihn unerwartet überfiel. Die gesamte Lehre des Buddha geht auf diese nächtliche Erleuchtung unter dem Bodhi-Baum zurück.

In den ältesten indischen heiligen Schriften symbolisiert *Vairocana* (»Der Erleuchtete«, »Der, der Licht und Glanz ausstrahlt«) die Sonne des gesamten spirituellen Kosmos. In Japan, wo sich sein Kult weit verbreitete, ist *Vairocana* allgemein als der »Sonnenbuddha« bekannt. Er strahlt Licht und Wärme in alle Richtungen – das Licht der Weisheit und der Liebe.

Amitabha, der Buddha des »unendlichen Lichts«, wird mit der untergehenden Sonne, dem Verschwinden des Lichts verbunden – ähnlich wie der Geist sich in der Meditation von den Sinnesobjekten, der materiellen Welt löst und in eine Art Dunkelheit eintritt, einen höheren Zustand von Bewusstheit.

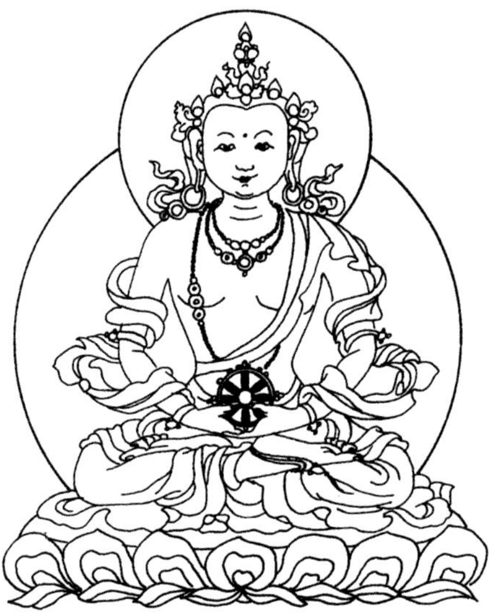

Vairocana, der Sonnenbuddha

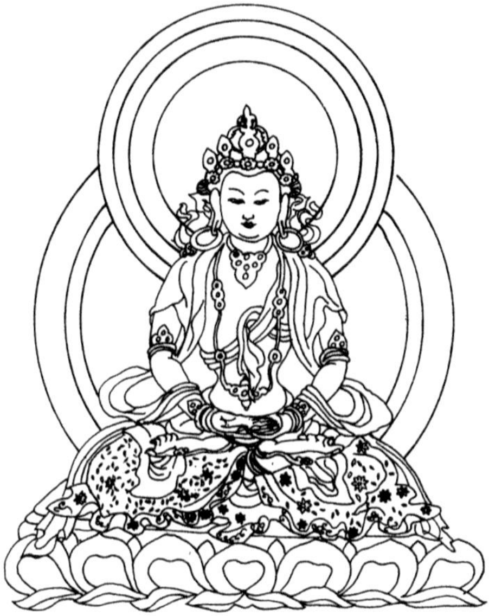

Amitabha, der Buddha des »unendlichen Lichts«

Die Erfahrung des göttlichen Lichts taucht »immer wieder als Ziel der Meditation auf: Erleuchtung im wahrsten Sinne des Wortes. Das kann man sehr konkret verstehen, denn den Meditierenden ‚geht ein Licht auf', sie erkennen schlagartig die Bedingtheit des Seins, der eigenen Wahrnehmung und der Erfahrungen und sehen die Welt fortan im ‚wahren Licht' der Erkenntnis. Auch hier verbindet sich der oder die ‚Erleuchtete' mittels des Lichts mit Freude und Seligkeit. In der Ikonografie wird ein solcher Zustand in der Regel durch einen Lichtkranz um den Kopf und/oder Körper dargestellt.« (Anna Trökes)

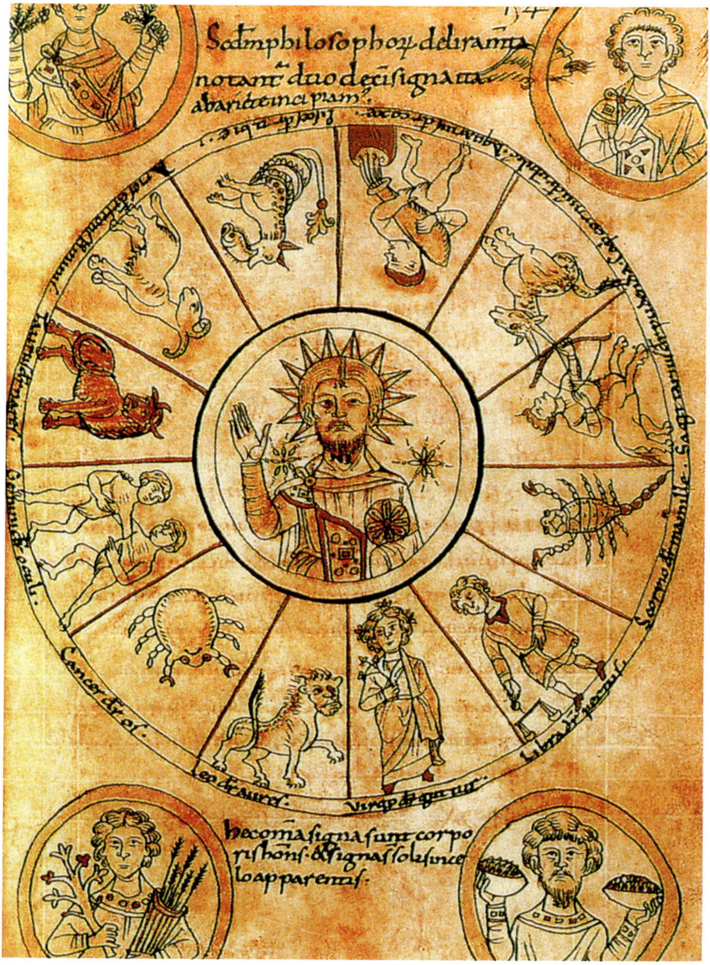

Christus im Tierkreis (Norditalien, 11. Jh.)
Christus-Apollo, von einem sonnenartigen Nimbus umgeben, im Zentrum des Zodiak. Die christliche Ikonografie gebrauchte die Mittel der stilisierten Sonnenstrahlen dazu, mit den Lichtkränzen der Aureolen und Heiligenscheine die Ideenverbindung Gott–Licht auszudrücken. Astrologisch wird der Sonne der Löwe zugeordnet. Der Stand der Sonne gibt an, unter welchem »Zeichen« ein Mensch geboren ist.

Auch im Höhlengleichnis Platons (Politeia, 7. Buch), in dem die menschliche Existenz mit einem Schattentheater verglichen wird, ist die Sonne ein Symbol für Erkenntnis und Wahrheit. Die Sonne versinnbildlicht den Weg des Menschen aus der »Höhle«, unserem Erfahrungsbereich, in das Reich des Lichts, der Ideen. Dieses Gleichnis ist ein Bild für die Ideenlehre, die in den Ideen die eigentliche Wirklichkeit sieht. Nur derjenige vermag die Wirklichkeit zu erkennen, der die sinnliche Welt zu Gunsten einer ideellen, geistigen Welt entwertet. Solange wir dem Sinnlichen verhaftet sind, gleicht unser Dasein einem Gefängnis. Bildung (Padeia), wie sie Platon im Höhlengleichnis vorstellt, ist ein den ganzen Menschen umfassendes Geschehen, durch das der Mensch lernt, von den Schatten der Dinge weg auf die Urbilder zu blicken. Diese Bildung ist eine Umwandlung des ganzen Menschen, die so langsam und schmerzvoll geschieht, wie sich das Auge nur langsam an die Helligkeit gewöhnt. Umwandlung heißt so viel wie Abwendung von den Schatten, den vergänglichen Dingen, und Zuwendung zu den unvergänglichen Urbildern, den Ideen. Philosophie ist für Platon der Ausbruch aus der Höhle, in der wir die Schatten für die Wirklichkeit halten. Nur wer sich philosophisch von den Fesseln befreien kann, den Ausgang findet und draußen die Sonne sieht, will nie mehr zurück in die Schattenwelt.

Die Sonne als Metapher der Erkenntnis spielt auch im Jahrhundert der Aufklärung (18. Jh.) eine wichtige Rolle. Das deutsche Wort »Aufklärung«, ebenso wie das französische »Les lumières«, zeigt, dass die Aufklärer überzeugt davon waren, in ein Zeitalter der Helle und des Lichts einzutreten und die barbarischen Jahrhunderte der Finsternis hinter sich zu lassen. Die Rede vom »dunklen Mittelalter« hat hier seinen Ursprung. Aufklärung ist der Ausgang des Menschen aus seiner selbst verschuldeten Unmündigkeit.

Das Licht der Lichter wird's genannt, das über aller Finsternis, Wissen, wissbar, wissenswürdig, in jedem Menschen steckt es drin.

Bhagavadgita

Licht und Lebensfreude

Es ist unmöglich, dass ein Mensch in die Sonne schaut, ohne dass sein Angesicht hell wird.

Friedrich von Bodelschwingh

Bereits in der Antike wurde das Licht für den Organismus als lebensnotwendig erkannt. So erfreute sich im antiken Griechenland die Heliotherapie (griechisch: Helios = Sonne) hoher Wertschätzung. Auch die Römer nahmen mit Vorliebe Sonnenbäder, wie es heute noch die an ihren Häusern angelegten Sonnenterrassen zeigen. Der römische Arzt Antyllus wusste es schon vor 2000 Jahren: Ein Sonnenbad war das ideale Mittel, den Körper zu stärken und zu straffen, die Leistungsfähigkeit zu erhöhen und die Abwehrkräfte zu unterstützen.

Licht spielt in unserem Leben eine große Rolle, ohne Licht wäre unser Leben gar nicht möglich. So steuert das Licht die Zyklen der Natur und auch unseren eigenen Tagesrhythmus. Den größten Teil des Lichts nehmen wir über die Augen auf. Ebenso gelangt Licht auch über die Haut und die Nahrung in unseren Körper. Die Wirkung des Lichts auf den Menschen ist in der Öffentlichkeit bisher meistens durch die alljährlichen Warnungen vor zu hohen UV-Strahlen und deren Gefahren wahrgenommen worden. Geringe Mengen ultravioletter Strahlung sind für den Menschen ebenso notwendig wie die Werte gewisser Vitamine und Spurenelemente. So stärkt das Sonnenlicht das Immunsystem, reguliert das Nervensystem, dient der Wärmeregulierung, steuert das Wachstum, ist wichtig für den Knochenstoffwechsel und die Vitamin-D-Bildung, wirkt positiv auf einige Hautkrankheiten (Neurodermitis), auf die Konzentration und das emotionale Gleichgewicht, beeinflusst den Appetit, die Libido, den hormonellen Stoffwechsel und vor allem die Stimmung, weil im Körper durch das Licht vermehrt Glückshormone (Endorphine) ausgeschüttet werden.

Bekannt und nachgewiesen sind die positiven Wirkungen des Lichts bei Winterdepressionen (engl. SAD: Seasonal Affective Disorder/Saisonal Abhängige Depression). Licht und Lebensfreude stehen in enger Beziehung zueinander. Sonne, Licht und Farben heben die Stimmung, während die grauen Wintertage, die langen Nächte und die kurzen Tage das Gemüt verdüstern. In Ländern, in denen die Sonne im Winter fast nicht zu sehen ist, sind die Menschen in dieser Zeit melancholischer und depressiver. David Servan-Schreiber erklärt sehr anschaulich wie Winterdepressionen durch einen Mangel an Licht hervorgerufen werden können: »Sobald die Tage im Herbst kürzer werden, spürt annähernd jeder Dritte eine Veränderung seiner Energie und seines Antriebs. Diese Änderungen scheinen von der Physiologie des Winterschlafs herzurühren: längere Nächte, schwierigeres Aufwachen, ständige Lust auf Brot, Kartoffeln, Nudeln, Schokolade, Bonbons, Abnahme von Energie und Libido, geringere Motivation, neue Projekte anzugehen, verlangsamtes Denken . . . Für fast zehn Prozent der Menschen, die oberhalb des 40. Breitengrades leben (in Europa verläuft er durch Madrid, in Amerika durch New York) nehmen diese Symptome zwischen November und März die Züge einer regelrechten Depression an. Diese Symptome sind überraschenderweise eher körperlicher als psychischer Natur. Doch das ist nicht wirklich verwunderlich, da sie eher das Ergebnis einer Änderung der biologischen Rhythmen als die Folge emotionalen Leidens sind.« (David Servan-Schreiber 2004, S. 130)

Bedingt durch längere Dunkelphasen produziert das Zirbelhirn (Epiphyse) im Winter vor allem das müde machende Schlafhormon Melatonin, das für die Regulierung der inneren Uhr des Körpers verantwortlich ist. Die Melatoninbildung beginnt, sobald es draußen dunkel wird. Als Folge sinkt der Blutdruck, das Herz schlägt langsamer, der Stoffwechsel wird gedrosselt, und man wird müde. Durch die gesteigerte Produktion des Botenstoffes Melatonin im lichtarmen Winter wird jedoch die Produktion von Serotonin gestoppt, das als »Glückshormon« oder »Feel-good«-Botenstoff bezeichnet wird. Das helle Licht sorgt dafür, dass der Neurotransmitter Serotin wieder in erhöhter Konzentration vorliegt. Dieser Botenstoff gibt uns das Gefühl der Gelassenheit, Ausgeglichenheit, der inneren Ruhe und Zufriedenheit. Ein hoher Serotoninspiegel dämpft eine ganze Reihe unterschiedlicher Gefühlszustände, wie zum Beispiel Aggressivität, Hunger, Angstgefühle, Kummer, Sorgen, Niedergeschlagenheit und Depressionen.

Die bereits erwähnte Winterdepression kann, wie verschiedene Untersuchungen zeigen, oft schon durch ein künstliches Licht behoben werden. »Seit den 1980er Jahren untersuchen Teams des National Institute of Mental Health in den USA und verschiedene skandinavische Forschungslabors den Nutzen einer Lichttherapie bei saisonal bedingten Depressionen. Wie diese Studien gezeigt haben, kann eine tägliche Sitzung von dreißig Minuten bei sehr starkem Kunstlicht (10 000 Lux, also zwanzigmal heller als eine normale Glühbirne) die Symptome einer Winterdepression innerhalb von zwei Wochen beseitigen.« (David Servan-Schreiber 2004, S. 132) Wichtig scheint zu sein, dass die »therapeutische Lichtdusche« möglichst gleich nach dem Aufstehen angewendet wird.

Verschiedene Firmen vertreiben sogar Geräte, mit denen man den langsamen Sonnenaufgang beim Erwachen simulieren kann. »Anscheinend ist das Gehirn für diese natürliche Methode noch empfänglicher als für die unvermittelte Wirkung sehr hellen Kunstlichts. Zudem ist sie nicht nur bei der Behandlung von Depressionen nützlich: Mehrere Ehepartner von Patienten, die mittelbar an dem Versuch beteiligt waren, haben geschildert, dass ihnen dieses sanfte Wecken zu mehr Energie verholfen habe . . . Zu den faszinierendsten Aspekten der Sonnenaufgangssimulation gehört sicherlich, dass sie für jeden von Nutzen sein kann, ob man nun depressiv ist und unter Stress steht oder nicht.« (David Servan-Schreiber 2004, S. 134)

Die Lichttherapie wendet sich unmittelbar an das emotionale Gehirn, das über die angeborene Fähigkeit verfügt, zu Harmonie und Wohlbehagen zu finden.

Auch wenn die Sonne sich in der »dunklen Jahreszeit« seltener zeigt, wird selbst bei bedecktem Himmel eine Beleuchtungsstärke erreicht, die dem Herbst/Winter-Blues entgegen wirkt. Bereits ein Spaziergang an einem eher trüben Tag ist eine wirksame Medizin. Selbst an bewölkten Wintertagen ist das Sonnenlicht draußen noch drei- bis viermal stärker als die Zimmerbeleuchtung.

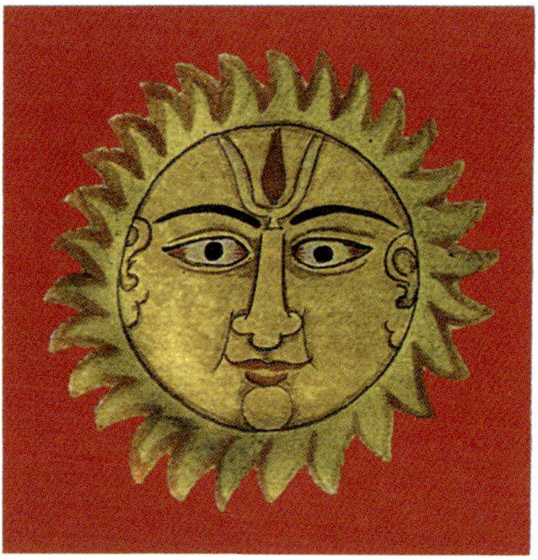

Sonne und Mond

Der eine beschaut alle Kreaturen, der andere, der die Zeiten ordnet, wird immer wieder geben.

Rigveda

In vielen Kulturen wurden Sonne und Mond als ausgleichende Kräfte in Riten untrennbar voneinander geehrt. Die Sonne, das Weltsymbol von Kreativität und Lebenskraft, ist jene Energiequelle, die alles Leben zum Wachsen bringt und die wir für unsere Lebensfreude und unser physisches und psychisches Wachstum brauchen. Sie gilt als Spender von Leben, Licht, Wärme und Nahrung.

Die Sonne wurde jedoch nicht nur wegen ihrer Leben spendenden Kraft verehrt, sondern auch wegen ihrer zerstörerischen Kraft gefürchtet. Neben ihrer Kraft, durch ihre Wärme Licht und Leben zu spenden, besitzt die Sonne auch den zerstörenden Aspekt der Trockenheit und Dürre. Zur Erhaltung des Lebens braucht die Sonne aus diesem Grunde auch die ausgleichende Kraft des Mondes. Von der Sonne »kommen das Licht, die Ordnung des Tages und die Zeiten. Ohne Sonne gibt es kein Leben. Sie trägt ihren Teil zum biologischen Aufbau bei, lässt aber auch verdorren, versengt und verbrennt, was die Vegetation hervorgebracht hat. Anders der Mond: Er ist mild in seinem Schein. Während die Sonne in ihrem hellen Licht alle Einzelheiten in Erscheinung treten lässt und dem Menschen Sehen, Wahrnehmen und Erkennen ermöglicht, scheint der Mond uns in der Nacht. Seine gemäßigte Helligkeit belässt die Dinge in ihrer Umhüllung und bezieht den Hintergrund mit ein. Während das analysierende Vorgehen des Menschen der Sonne zuzuordnen ist, gehört die Fähigkeit zur intuitiven Schau im Ganzen zum Mond. Dies entspricht der weiblichen Seinsform. Der Mond bestimmt den Rhythmus von Ebbe und Flut. Auch der Ablauf des monatlichen Zyklus der Frau richtet sich nach seinem Maß. Während der Mond auf diese Weise mehr im Verborgenen der Natur wirkt, bestimmt die Sonne die bewusstseinsnahen Abläufe des menschlichen Lebens. Nach ihr stellen wir unsere Uhr und den Kalender. Der Mond versinnbildlicht den Wechsel, während die Sonne die Kontinuität gewährleistet.« (Willy H. Fischle 2000, S. 53)

Wie die Sonne spielt auch der Mond in der Mythologie vieler Völker eine wichtige Rolle. Bei den Griechen heißt er Selene, bei den Römern Luna. Der Mond wurde als unübersehbares nächtliches Licht in vielen Kulturen verehrt. Nach der Sonne ist der Mond der zweithellste Körper am Himmel, und das, obwohl er nicht aus sich selbst heraus leuchtet, sondern seine Strahlkraft von der Sonne bezieht. Gilt die Sonne als Repräsentant des männlichen Prinzips (obwohl sie in der deutschen Sprache im Gegensatz zu den meisten anderen westlichen Sprachen weiblicher Natur ist), so ist der Mond, mit dem auch das Gefühls- und Seelenleben in Verbindung gebracht wird, in fast allen Kulturen weiblich. Er stellt das weibliche, empfangende Prinzip dar.

Der Mond wandelt sich – im Gegensatz zur Sonne – während seines achtundzwanzigtägigen Rhythmus stets, bis hin zur vollständigen Unsichtbarkeit. Die aufgehende Sonne hingegen ändert nie ihre äußere Form. Dies ist sicherlich auch ein Grund dafür, dass die Sonne eine Hauptrolle in vielen Kulturen der Erde spielte; denn der Sonne wurde die Fähigkeit zugesprochen, die Menschen aus ihrem eigenen Schatten heraustreten zu lassen, damit sie das Licht, die Klarheit erblicken.

Im menschlichen Körper, im Mikrokosmos, ist nach Auffassung des tantrischen Yoga der Sitz der Sonne im Solarplexus *(Manipura-Chakra)* lokalisiert, das dem Element Feuer zugeordnet ist. *Manipura* heißt »Stadt der Edelsteine« und liegt in der Höhe des Nabels. Dieses Zentrum kontrolliert die 72000 Nervenbahnen *(Nadis)*, die sich durch den gesamten Körper ziehen. Von hier aus strömt die Sonnenenergie in alle Körperteile und belebt jede Zelle.

Der Mond befindet sich im Körper unmittelbar unter dem *Sahasrara-Chakra* (unter der Fontanelle) oder am hinteren Gaumen.

Sonne und Mond

Nach dessen Zeichen alle Kreaturen sich erheben und des Nachts schlafen gehen, oh goldhaariger Surya, bringe uns für unseren sündlosen Wandel mit jedem neuen einen besseren Tag.

Rigveda

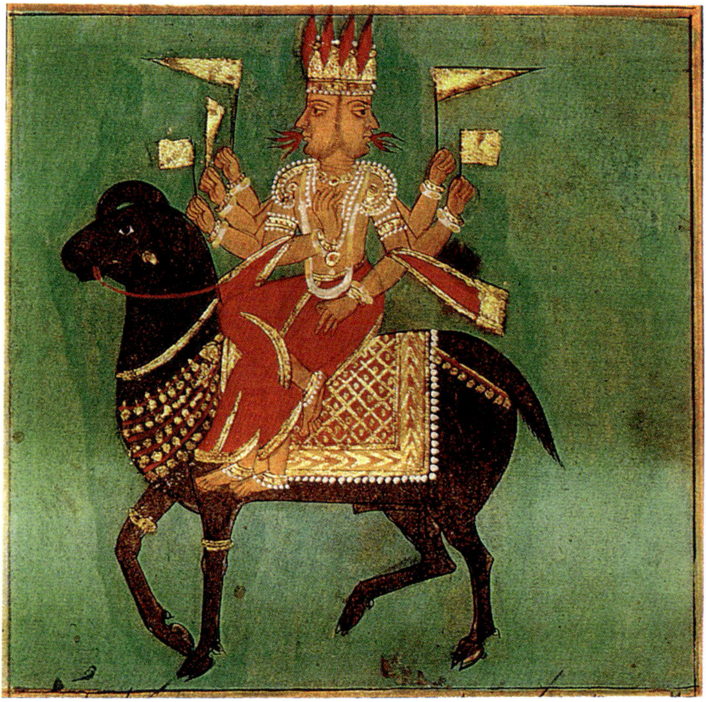

Manipura-Chakra (19. Jh.)
Der Widder ist das symbolische Tier für das Sonnenzentrum.

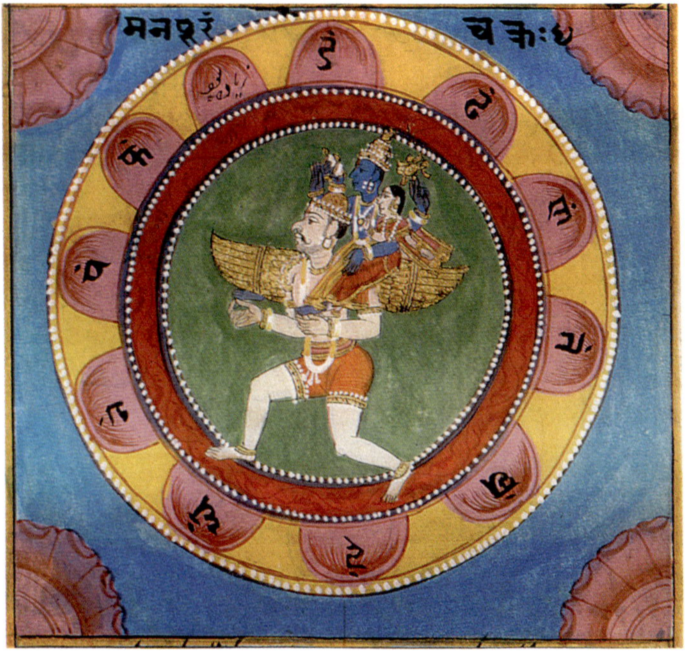

Manipura-Chakra (19. Jh.)
Im menschlichen Körper, im Mikrokosmos, ist der Sitz der Sonne im Solarplexus lokalisiert. Es wird dem Element Feuer zugeordnet. Im Zentrum befindet sich Vishnu mit seiner Gemahlin Lakshmi. Beide werden von dem mythischen Vogel Garuda getragen.

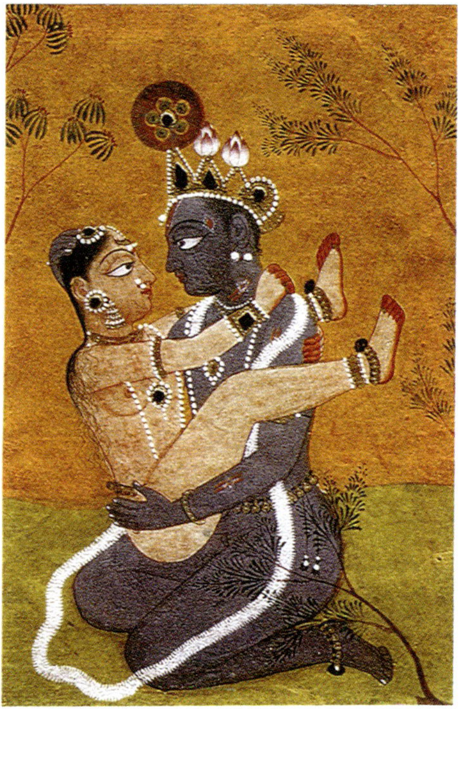

Radha und Krishna
Die Einheit von Sonne und Mond im Hatha-Yoga entspricht der Verschmelzung des göttlichen Paares.

Surya Namaskar

Die Symbolik der Sonne und des Mondes im Hatha-Yoga

Wenn die Sonne und der Mond in Harmonie sind, gelingt alles.

Shiva-Svarodaya

Der Sonnengruß *(Surya Namaskar)* ist einer der bekanntesten Bewegungsabläufe des Hatha-Yoga. Der Name *Hatha* weist auf die tantrische Lehre hin, auf der der Hatha-Yoga aufgebaut ist. Im Tantrismus, einer Philosophie, die ihr Hauptziel im Erkennen und Nutzen der physischen und psychischen Möglichkeiten sieht, symbolisiert *»Ha«* das männliche Prinzip, die positive Energie, die Sonne *(Surya)*, das Licht, die Kreativität, die Intuition und die Aktivität. *»Tha«*, das weibliche Prinzip, symbolisiert die negative Energie, den Mond *(Chandra)*, das Kühle, die Reflexion und die Passivität.

Hatha ist das Gleichgewicht zwischen Sonne und Mond, den negativen und positiven Strömungen des Menschen. Der vollkommene Yogi hat Sonne und Mond miteinander vereinigt.

Die Dialektik der Gegensätze im Hatha-Yoga hat ihre Wurzeln in der *Samkhya*-Philosophie, die die indische Tradition als das älteste philosophische System, als Wirklichkeitsschau, *Darshana* (Sicht, Schau, Vision), betrachtet. Die Entstehungsgeschichte dieser Abhandlung steht nicht eindeutig fest. Die Begründung des *Samkhya* wird einem mythischen heiligen Mann namens *Kapila* zugeschrieben, das heißt der »Rote«, ein Beiwort der Sonne. Man nimmt an, dass er vor dem 6. Jahrhundert gelebt hat.

Das *Samkhya*-System ist eine rein dualistische Philosophie *(Dvaita)*, die behauptet, dass das Universum aus zwei Prinzipien besteht. Was immer in der Welt passiert, geschieht durch die Urnatur *(Prakriti)*, die schöpferische, kosmische Energie. Das reine bewusste Prinzip *(Purusha)* handelt nicht, es ist rein Zeuge. Das passive männliche Prinzip kann erst durch das dynamische weibliche *(Prakriti)* wirksam werden. Umgekehrt könnte die Urnatur nicht handeln, wenn es kein geistiges Prinzip gäbe. Im Zusammenspiel des Männlichen mit dem Weiblichen allein kann die Natur sich entfalten.

Purusha wird auch mit Mann oder der wahre Mensch übersetzt. Gemeint ist der Wesenskern des Menschen, jene Instanz in uns, die allein »wahres Sehen« ermöglicht. Wesentlich dabei ist die damit verbundene Vorstellung, dass *Purusha* nur mit Hilfe des Geistes sehen kann, der wiederum Teil von *Prakriti* ist, die die Materie, unseren Geist, unsere Gefühle und Erinnerungen umfasst. Ziel des Yoga ist es, unseren Geist vom Schleier der Unwissenheit zu befreien, um es *Purusha* zu ermöglichen, ungehindert zu wirken, damit »wahres Sehen« möglich wird. Da wir *Purusha* also nur sehen können, wenn unser Geist klar ist, versuchen wir durch Yoga eine Veränderung der Eigenschaften unseres Geistes herbeizuführen, der so konditioniert ist, dass er immer wieder die gleiche Richtung einschlägt. Ziel des Yoga ist es, unseren Geist in einen blanken Spiegel zu verwandeln, der ihn noch reflektiert – selbst wenn wenig Licht darauf scheint. »Ist der Spiegel jedoch stumpf, so kann noch so viel Licht ihn nicht dazu bringen, ein Bild zu reflektieren und uns etwas darin erkennen zu lassen. Der Schmutz auf dem Spiegel in unserem Beispiel ist also das, was wir ändern können, *Avidya*.« (T. K. V. Desikachar 1997, S. 117)

Während es viele *Purushas* gibt (Wesenskern), gibt es nur eine *Prakriti* (Urnatur), die aus drei unterschiedlichen Qualitäten, aus drei *Gunas* (Aktivität, Passivität, Ausgeglichenheit) besteht: Je nachdem, welcher Faden der dickste ist, das heißt, welches *Guna* vorherrscht, stellt sich der Charakter der jeweiligen Erscheinung dar. Welche Qualität auch immer dominiert, so ist wenigstens ein Schimmer der anderen Qualitäten vorhanden und ermöglicht eine Veränderung der Form.

Im Unterschied zu *Purusha*, der keinem Wandel unterworfen ist, unterliegt *Prakriti* der ständigen Veränderung, die aus Veränderungen unseres Bewusstseinszustandes entsteht.

Die Einheit von Sonne und Mond entspricht auch der Verschmelzung von *Shiva* und *Shakti*. Der Gott *Shiva* symbolisiert *Purusha*, das geistige Prinzip, und die Göttin *Shakti Prakriti*, die Kraft der Natur. Die Zweiteilung der Welt wird in der Vereinigung von Gott und Göttin aufgehoben. Die Vereinigung des göttlichen Paares entspricht der Erfüllung des göttlichen Gesetzes von der Aufhebung der Gegensätze im androgynen (zweigeschlechtlichen) Urzustand der Schöpfung.

Aufgabe des Einzelnen ist es, die Gegensätze von Gut und Böse, Kopf und Herz, Sein und Haben, Geist und Körper, Intelligenz und Intuition, Ja und Nein in sich zur Ruhe zu bringen und zu erkennen, dass die Gegensätzlichkeit nur eine scheinbare ist, das Eigentliche ist ihre harmonische Einheit.

Alle Gegensätze haben ihren Ursprung ineinander und existieren wechselseitig aus dem anderen. Für den erleuchteten Menschen gibt es weder Unterschied noch Polarität. In ihm sind alle Gegensätze aufgehoben, und er ist in der Lage, den Gedanken der Einheit zu denken und zu fühlen. »Wer sich dem einen oder anderen Aspekt ausschließlich verschreibt und die Möglichkeit des Gegenaspekts nicht in sich verwirklicht, lebt nicht nur in Einseitigkeit, sondern ist dann auch dazu disponiert, aus seinem Mangel an Ganzheit heraus, die Gegensätze in sich oder bei anderen zu bekämpfen. Solche Menschen leben in der Haltung des Entweder-oder und kennen noch nicht die Versöhnung und den Reichtum, die sich aus dem Sowohl-als-auch ergeben. Das Leben in ausschließenden Gegensätzen ist ein Leben in Dualität, ohne die Möglichkeit, die Ganzheit zu finden.« (Willy H. Fischle 2000, S. 56 f.).

Diese Dialektik der Dualitäten ist das Lieblingsthema der Tantriker, die auf die Vereinigung der Gegensätze zielen und damit die Rückkehr zur ursprünglichen Einheit wiederfinden. Das Erleben der Einheit wird als der permanente *Sahaja*-Zustand bezeichnet oder als Verweilen in der »großen Glückseligkeit« *(Mahasukha)*, die jenseits aller Dualität liegt.

Die zwölf symbolischen Stellungen

Das Licht deines wahren Wesens strahlt von deinem Mittelpunkt, erleuchtet den ganzen Körper, so, wie die Sonne die ganze Welt beleuchtet aus dem Mittelpunkt des Sonnensystems.

Ramana Maharshi

Der Sonnengruß nimmt im Yoga eine Sonderstellung ein. Er ist der »Schnell-Yoga« gegenüber den auf minutiöser Langsamkeit beruhenden *Asanas* des Hatha-Yoga.

»*Surya*« heißt wörtlich »Sonne«, und »*namaskrya*« bedeutet »Gebet« oder »Begrüßung«. Der Sonnengruß gehört mit Sicherheit zu den ältesten Übungsriten im Yoga. In fast allen Kulturen der Welt, in denen die Sonne oder das Feuer verehrt werden, sind die ritualisierten Anbetungen der Sonne als ein Verbindungsglied zwischen dem Alltäglichen und Göttlichen zu betrachten.

Man kann den Sonnengruß als »Wolkenauflöser« betrachten, der – wenn er richtig ausgeführt wird – zur Aufhellung der Gedanken beiträgt und unangenehme Stimmungen aufzulösen vermag.

Die Urform des Sonnengrußes wurde allem Anschein nach von den Parsen von Persien nach Indien gebracht. Die Parsen hatten sich im 7. Jahrhundert vom Islam abgewandt und sich in der Nähe von Bombay niedergelassen. Man nimmt daher an, dass mit der Einwanderung der Parsen nach Indien ihr Ritual der Sonnenanbetung in die vedischen Rituale integriert wurde. Im *Rigveda,* der ältesten Schrift aus der indisch-brahmanischen Tradition, finden wir einige Hymnen, die der Sonne gewidmet sind. Die Weisen des alten Indiens, die *Surya* als Sonnengott und als Seele des Weltalls anbeteten, zeigten ihre Verehrung, indem sie die Sonne bei deren erstem morgendlichen Erscheinen mit einem Zyklus von Bewegungen, der den gesamten Körper mit einbezog, dankbar huldigend begrüßten.

Im Laufe der Jahrhunderte wurde das Sonnengebet in das Hatha-Yoga-System eingegliedert, und verschiedene Yoga-Meister entwickelten durch ihre eigenen Erfahrungen ihr eigenes System.

Die Tradition des Sonnengrußes wurde von dem Raja von Aundh, regierender Fürst eines der indischen Staaten, ins Rampenlicht gerückt. Er wurde 1908 von seinem Meister in das Geheimnis von *Surya Namaskar* eingeführt. Nachdem er für eine gewisse Zeit *Surya Namaskar* in Verbindung mit der Atemlenkung und *Mantra*-Rezitation praktiziert hatte, erlebte er nicht nur eine Schwerelosigkeit seines Körpers, sondern auch eine ungewöhnliche Klarheit des Geistes. Auf der physischen Ebene fühlte er sich wie neugeboren. Auf die Journalistin Louise Morgan wirkte der Raja, den sie als siebzigjährigen Mann kennen lernte, wie ein Jüngling.

»Man stelle sich daher mein Erstaunen vor, als mich sein Sekretär im Salon einer Zimmerflucht des Savoyhotels dem Raja vorstellte, denn ich sah einen Mann vor mir mit den lebhaften, geschmeidigen Bewegungen der Jugend, den leuchtenden Augen eines Jünglings, mit starken, glänzenden, weißen Zähnen, festen Muskeln, strahlendem Lächeln und einem Geist, der schnell wie der Blitz arbeitet.« (Zitiert in Raja von Aundh, S. 7). Der Raja war so überzeugt von der Wirkung des Sonnengrußes auf die physische, psychische und geistige Verfassung, dass er ihn an seinem Hof und in Schulen seines Fürstentums einführte. Von dort verbreitete er sich über ganz Indien und gelangte schließlich auch in den Westen.

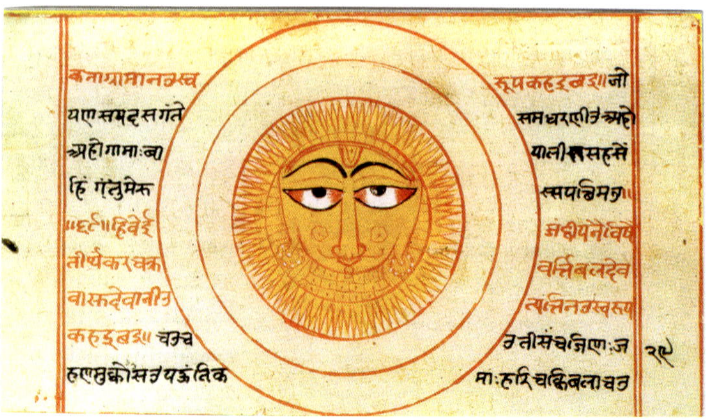

Das Angesicht der Wahrheit ist verhüllt von einer goldenen Schale. Enthülle du es, oh göttliche Sonne, damit ich es wahrlich schaue.
Isa-Upanishad

Der Sonnengruß umfasst in der Regel zwölf Stellungen *(Asanas)*, die harmonisch miteinander verbunden werden. Die Zahl Zwölf steht symbolisch für die zwölf Doppelstunden des Tages und für die zwölf Monate eines Jahres. Die ineinander übergehenden Bewegungen werden auch als *Karanas* bezeichnet. *Karana* leitet sich von der Wurzel »*kr*« ab und bedeutet »Tun«, »Vollbringen«, »Wirkung«. Im Hatha-Yoga zielen die *Karanas* darauf hin, den Körper geschmeidiger zu machen, Atem und Bewegung zu synchronisieren, die Energie zu stimulieren und die *Asanas* vorzubereiten. Auch im indischen Tanz spielen die *Karanas* eine wichtige Rolle. Die verschiedenen Bewegungsabläufe leiten nicht nur die verschiedenen klassischen indischen Tänze ein, sondern sind zugleich auch integraler Bestandteil der Tänze.

Der zyklische Ablauf des Sonnengrußes wird auch als Rad des Lebens bezeichnet, das den nie endenden Kreislauf der Wiedergeburten darstellt.

Um ein klares Verständnis davon zu bekommen, wie sich jede einzelne Stellung des Sonnengrußes auf unseren Körper, Geist und unsere Seele auswirkt, ist es wichtig, sich ihrer Symbolik bewusst zu werden. »Mit *Surya Namaskar* geben wir dem Geist einen Anstoß zur Wandlung, wodurch sich auch physische und psychische Gesundheit einstellt. Dies geschieht vor allem dann, wenn wir uns solcher Bilder während des Übens bewusst sind.« (Swami Satyananda Saraswati 2000, S. 45) Die symbolischen Körperhaltungen vermögen bestimmte Bewusstseinszustände darzustellen. Umgekehrt können die bestimmten Haltungen auch zu den

Bewusstseinszuständen, die sie symbolisieren, führen. Das Symbol basiert auf der Fähigkeit des Menschen, Impulse aus der Umwelt aufzunehmen und sie in seiner Innenwelt zu verarbeiten. Die Symbolfunktion kann als die Fähigkeit des Menschen betrachtet werden, einer Wirklichkeit Sinn zu geben, den es sonst nicht gebe. Für Mircea Eliade öffnet sich über das Symbol »die transzendente Wirklichkeit dem Menschen, ohne ihr Mysterium preiszugeben, wodurch ihre Unantastbarkeit bewahrt bleibt.« (Natale Spineto 2003, S. 234)

Ein Symbol kann eine tiefe intuitive Wahrheit zum Ausdruck bringen, die sich einer direkten Wiedergabe verschließt. Nach Auffassung von C. G. Jung bilden sich Symbole aus dem Unbewussten als spontaner Ausdruck einer tiefen inneren Kraft, deren wir uns bewusst sind, die aber nicht in Worte zu fassen ist. Bestimmte Arten von Symbolen stellen eine Universalsprache dar und spielen eine wichtige Rolle in psychischen Prozessen. Jung nannte diese Ursymbole »Archetypen«, die er als gemeinsames Erbe aller Menschen betrachtete. Wenn wir diesen nichtrationalen Teil der menschlichen Psyche erreichen wollen, so müssen wir die Sprache der Symbole verwenden, die am stärksten mit unserer Intuition und Kreativität verbunden ist.

DIE ERSTE POSITION ist *Pranamasana*, die Gebetshaltung. Als erste und letzte Position der Übungsreihe symbolisiert sie den Sonnenaufgang und den Sonnenuntergang. Besondere Bedeutung wird den gefalteten Händen *(Anjali-Mudra)* beigemessen. Im tantrischen Hatha-Yoga symbolisiert diese Geste den Zustand der ursprünglichen Einheit, die Vereinigung des weiblichen und männlichen Prinzips. Die rechte Hand symbolisiert die Sonne, das männliche Prinzip (linke Gehirnhälfte), und die linke Hand entspricht dem Mond, dem weiblichen Prinzip (rechte Gehirnhälfte). Die vor der Brust gefalteten Hände symbolisieren auch das Licht des Herzens *(Anahata-Chakra)*, das nicht nur für unsere Mitmenschen strahlt, sondern in unser eigenes göttliches Selbst.

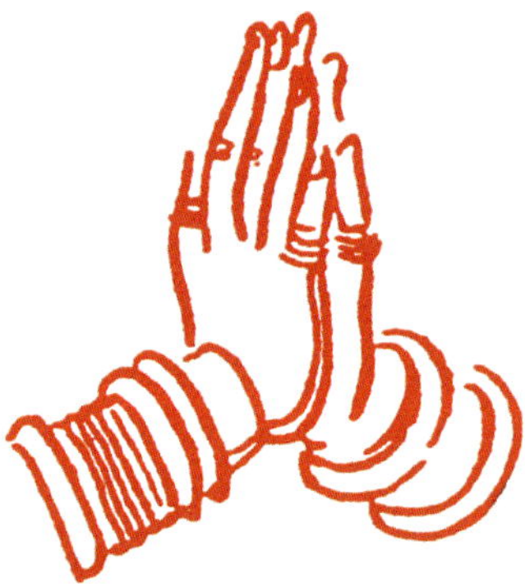

Anjali-Mudra

Die zweite Position *Hasta-Utthanasana* (Armstreckung), erfolgt mit der Einatmung und symbolisiert die Geburt des Menschen. Die Hände trennen sich und weisen darauf hin, dass der Mensch aus dem Reich des reinen Seins herausgetreten ist und sich in die Welt der Dualitäten begibt. Noch ist er jedoch dem Transzendenten verhaftet, was das Aufblicken zur Sonne und die nach oben gestreckten Hände zum Ausdruck bringen.

DIE DRITTE POSITION *Padahastasana* (Hand-/Fußhaltung), bei der man sich nach vorn beugt, ist eine Begrüßung der Erde. Der Übende verlässt die geistige Welt (*Purusha*) und betritt die Welt der Materie (*Prakriti*). *Padahastasana* »ist Ausdruck des Hineingehens in die Materie. Die Hände berühren den Boden. Während der tiefen Ausatmung wird die Konzentration zum Bauchraum geführt. Dies ermöglicht auch den grobstofflichen Energien, sich in der Materie zu verankern, was für die nächsten Schritte notwendig ist. Das Bewusstsein tritt nun immer stärker in Kontakt mit der Materie.« (Boris Tatzky, Anna Trökes, Jutta Pinter-Neise 1998, S. 278)

Mit Hilfe unserer Füße und Hände halten wir den Kontakt zu der unveränderlichen Realität in unserem Leben: dem Erdboden. Wir sagen von manchen Menschen, dass sie mit »beiden Beinen auf dem Boden stehen« und wollen damit zum Ausdruck bringen, das sie ein sicheres Gefühl für die Realitäten des Lebens haben. Im Gegensatz dazu sagt man von jemandem, dem es an Wirklichkeitssinn mangelt, »er schwebt über den Wolken«.

Die Hand-/Fußposition führt nicht nur zur Dehnung der Muskeln und Bänder, sondern auch zur Ausdehnung der geistigen und seelischen Grenzen. Die Hände und Füße spielen eine wichtige Rolle im energetischen Austausch zwischen dem Innen und dem Außen. Die Extremitäten der Finger und Zehen stehen mit den Endpunkten der energetischen Nervenbahnen (*Nadis*) in Verbindung.

DIE VIERTE POSITION *Ashwa-Sanchalanasana* (Reiterhaltung) soll den Respekt vor der Schöpfung zum Ausdruck bringen. Man beugt als Zeichen der Verehrung für die Schönheit der Welt ein Knie. Das andere, nach hinten ausgestreckte Bein steht für die physische und psychische Energie, die jede Position des Menschen begleiten sollte. Diese Position versinnbildlicht auch die Kraft und den Mut, die dazu notwendig sind, sich den täglichen Anforderungen des Lebens zu stellen. In dieser Haltung »entfaltet der Mensch seine physische und psychische Energie mit einer tiefen dynamischen Einatmung. Dies drückt seine Hingabe an das Licht aus, das die Erde erfüllt. Das angewinkelte Knie, das den Boden berührt, ist Ausdruck seiner Demut und seines Respekts vor der Schöpfung. Die Weite des Brustkorbs dagegen steht für Großzügigkeit und Güte, seinen Mut und seine innere Kraft, die jede Handlung begleiten sollte. Der nach vorn gerichtete Blick ist das Symbol für die Aufrichtigkeit.« (Boris Tatzky, Anna Tröke, Jutta Pinter-Neise 1998, S. 47)

DIE VARIANTE DER VIERTEN POSITION *(Virabhadrasana)*, bei der der Rumpf aufgerichtet, der Brustraum intensiv geweitet wird, das eine Bein nach hinten gestreckt und das andere nach vorn gebeugt ist, stellt *Virabhadra* (»Heldenglanz«) dar, eine zornige Erscheinungsform des Gottes *Shiva*. Einem Mythos zufolge war *Virabhadra* mit *Sati*, der Tochter von *Daksa*, dem Urvater der Menschheit, verheiratet. *Daksa* soll seinen Schwiegersohn beleidigt haben, indem er ihn nicht zu einem Opfer an die Götter einlud. *Sati*, verletzt durch die

Missachtung ihres Vaters ihrem Gatten gegenüber, nahm sich darauf hin das Leben. Bestürzt und zornig zugleich schuf *Shiva* zwei Abspaltungen von sich, *Virabhadra* und *Mahakala* (Herr über die Zeit). Diese versammelten ein riesiges Heer um sich und köpften *Daksa*. Zornvolle Gottheiten, wie *Virabhadra* sind als Lehrer zu verstehen, die ihren Schülern auf dem Weg zur Selbstverwirklichung helfen. Dieser Weg erfordert eine ausdauernde tägliche Yoga-Praxis, die nichts für Schwache und Mutlose ist. Wirkliches Heldentum besteht jedoch nicht darin, zu hohe Anforderungen an sich zu stellen, sondern zu lernen, sich selbst richtig einzuschätzen. In Indien wird der Yoga auch als der »Weg des Helden« bezeichnet. Der Schüler trifft auf viele Widerstände, aber Yoga schenkt ihm Kraft und Vertrauen. Derjenige, der sich dazu entscheidet, »den Weg des Helden« zu gehen, wird dazu aufgefordert, seine Kräfte auf das Wesentliche auszurichten und Eigenschaften wie Mut, Ausdauer und Wachsamkeit zu entwickeln. Das Heldentum eines wahren Yogis besteht darin, Hindernisse zu beseitigen, die es ihm verwehren, sich seines wahren Wesens, seines Selbst bewusst zu werden. Der Weg des Helden kann mit einer initiatischen Reise verglichen werden, auf der er alte Denk- oder Verhaltensweisen ablegt, um in einen neuen Bewusstseinszustand zu treten. Helden »sind in Wirklichkeit symbolische Vertreter der gesamten Psyche, der größeren, umfänglicheren Identität, die die Kraft liefert, welche dem persönlichen Erfolg fehlt. Ihre besondere Rolle lässt vermuten, dass die wesentliche Rolle des Heldentums die Entwicklung der individuellen Ich-

Bewusstheit ist – das Wissen um die eigenen Stärken –, um den Einzelnen auf die mühsamen Aufgaben vorzubereiten, die ihm das Leben stellt. Hat der Mensch seine Aufnahmeprüfung bestanden und tritt in die Reifephase ein, dann verliert der Heldenmythos seine Geltung. Der symbolische Tod des Helden ist gleichzeitig die Erreichung dieser Reife. (C. G. Jung 1968, S. 112) *Virabhadrasana* symbolisiert Selbstbewusstsein und Demut zugleich. Der Mensch soll seinen Kopf selbstbewusst nach oben ausrichten, sich aber zugleich vor dem Göttlichen verbeugen.

Die fünfte Position *Adho-Mukha-Shavanasana* (Hundehaltung mit dem Blick nach unten). Die Rückseite des Körpers dehnt sich wie bei einem Hund, der sich von den Vorderpfoten bis zur Schwanzspitze ausstreckt. Diese Haltung symbolisiert das Unbewusste. Durch die Dehnung der Rückseite des Körpers können nach Ansicht der Yogis verdrängte Gefühle wieder an die Oberfläche gelangen. Die Tatsache, dass das Licht der Sonne auf den Rücken fällt, bringt zum Ausdruck, dass man die Schattenseiten hinter sich lassen kann, wenn Körper, Emotionen und Geist stark genug geworden sind.

Die sechste Position *Ashtanga-Namaskara* (Gruß mit acht Gliedern) ist ein Symbol der vollkommenen Hingabe und deshalb auch häufig ein wesentlicher Bestandteil spiritueller Einweihungsrituale. Der Körper befindet sich bei dieser Position mit dem Kinn oder der Stirn, der Brust, den Handflächen, den Knien und den

Zehen (die fünf Zehen eines jeden Fußes zählen als ein Körperteil) am Boden. Damit wird das Loslassen des Ego zum Ausdruck gebracht. Es geht »nicht um eine Vernichtung des Ichs, sondern um eine Verwandlung des nur weltbezogenen Ichs. Es geht um die Verwandlung des Menschen, der allein von seinem Welt-Ich bestimmt ist, in den neuen Menschen, der vom Wesen bestimmt ist. Der in seinem Ich eingeschlossene Mensch hat ein eingefleischtes Misstrauen gegen den nächsten Augenblick. Er befindet sich immerzu in einer gewissen Sorge und Alarmbereitschaft. Er kann nichts ruhig auf sich zukommen lassen . . . Mit seinem Ehrgeiz, seiner Schmerzscheu, seinem Geltungs- und Machtbedürfnis, seinem Grundmisstrauen gegen das Leben und seinem entsprechenden Sicherungsbedürfnis steht das kleine Ich dem Menschen nicht nur bei der Erfüllung seines Leistungspotentials in der Welt, sondern auch auf dem Weg in die Transparenz, also auf dem inneren Weg, im Wege.« (Karlfried Graf Dürckheim 1983, S. 148) Diese Position stellt auch die Ergebenheit des Menschen an die Mittagssonne dar. Dies ist die Zeit, die von Trägheit (*Tamas*) dominiert wird.

DIE SIEBTE POSITION *Bhujangasana* (Kobrahaltung) symbolisiert die spirituelle Wiedergeburt. Sie ist das Erwachen aus der Unwissenheit, die Beendigung der Trägheit (*Tamas*) und das Erwachen der aktiven Energie (*Rajas*). Richtet sich die Kobra auf, so beginnt der Aufstieg des Menschen zum ausgeglichenen Zustand (*Sattva*). Die Schlange, die sich immer wieder häutet und erneuert, damit das wahre Wesen sichtbar wird, symbolisiert den ewigen Wandel des Lebens, des Werdens und Vergehens, ebenso stellt sie den Wandlungscharakter der Psyche dar. Für den tantrischen Yogi versinnbildlicht sie die Fähigkeit, das Bewusstsein zu erweitern. In dieser Haltung wird durch das langsame Lösen des unteren Körpers vom Boden und der Aufrichtung des Oberkörpers und des Kopfes zur Vertikalen die Harmonie zwischen Materie und Transzendenz zum Ausdruck gebracht.

Die folgenden fünf Positionen (8–12) stellen den Weg zurück in die Einheit dar. Die Endposition, in der die Hände wieder vor der Brust gefaltet werden, symbolisiert das Erleben der ursprünglichen Einheit, der »großen Glückseligkeit« (*Mahasukha*), die jenseits der Dualität liegt. Der Mensch findet hier sein wirkliches Selbst wieder. Er hat jene Harmonie erreicht, die nicht als regressive Harmonie zu bezeichnen ist, die durch Rückkehr zur vorbewussten Harmonie des Paradieses gefunden wird, sondern die Harmonie auf einer neuen Ebene, die der Mensch nur dann empfinden kann, wenn er seine Isolation und das Stadium der Entfremdung von sich selbst und von der Welt durchlaufen hat und ganz geboren wurde.

Durch die Ausführung des Sonnengrußes wird das Bewusstsein erweitert, und der Mensch ist in der Lage, zu erkennen, dass die materielle Welt letztlich mit dem Absoluten identisch ist. »Die Ausführung des Sonnengrußes kann zu einer physischen und spirituellen Verwandlung führen. Dank des erweiterten Bewusstseins und der Verfeinerung der Sinne erlangt der Mensch die Fähigkeit, die kosmische Energie wahrzunehmen, das absolut Eine, das ihn belebt, das innere Licht.« (Boris Tatzky, Anna Trökes, Jutta Pinter-Neise 1998, S. 279)

Grundlage für die spirituelle Entwicklung sind ein gesunder, widerstandsfähiger Körper und ein aktives, bewusstes Leben. »Viele Philosophen der Vergangenheit haben diesen wichtigen Aspekt zu wenig hervorgehoben. Solange der körperliche Bereich nicht ausgewogen ist und sich in die Gesamtheit des Menschen einfügt, kann sich das Erwachen des inneren Lichts nicht einstellen. Entwicklung, besonders auf spiritueller Ebene, bedarf der Ausgewogenheit, sonst herrschen Dunkelheit und Ignoranz weiter vor.« (Swami Satyananda Saraswati 2000, S. 38)

Es ist wichtig, dass der Praktizierende in den verschiedenen Positionen des Sonnengrußes das seelische Gleichgewicht sucht. Die Vereinigung der schnellen, geistigen Bewegungen mit den langsamen, natürlichen Bewegungen des Körpers bewirken allmählich ein Gefühl des Gleichgewichts und der Einheit. Durch Beobachtung und Einbeziehung der mental-emotionalen Prozesse werden die Wahrnehmung und das Verständnis für den Körper gefördert. Der Sonnengruß kann mit einer Klavierstunde verglichen werden, in der es darum geht, verschiedene Akkorde der Stimmung zu erfühlen, zu meistern und sie später harmonisch in die Gesamtsituation einzubauen. Man versucht also, in verschiedene Stimmungssphären einzudringen.

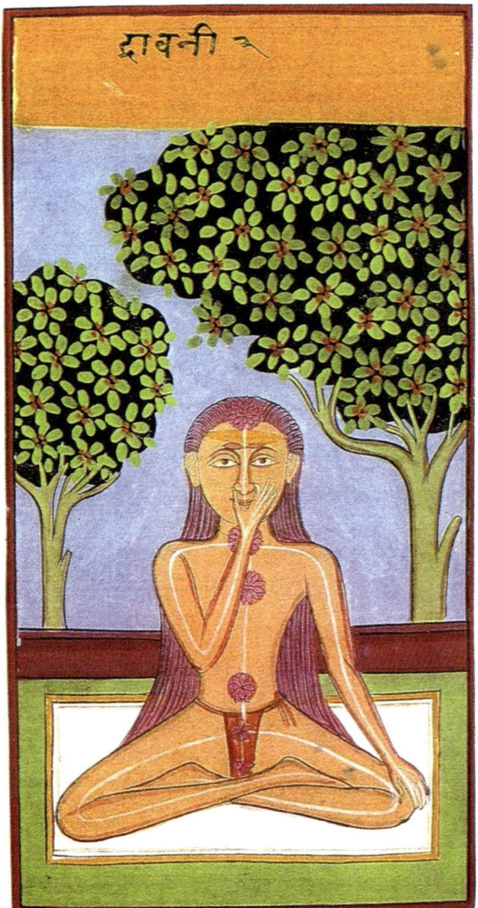

Durch die Atembeherrschung erreichen wir Gedankenbeherrschung, durch Gedankenbeherrschung treten wir in den ursprünglichen paradiesischen Zustand.

Ramana Maharshi

Pranayama

Durch die regelmäßige und systematische Praxis des Pranayama habe ich einen Zustand der Reinheit erlangt, und selbst wenn die Erdachse erschüttert wird, bin ich nicht aus dem Gleichgewicht zu bringen.

Yoga-Vasishtha

Die Yoga-Philosophie geht davon aus, dass bei der Einatmung nicht nur Sauerstoff, sondern das so genannte *Prana* (Vitalenergie) aufgenommen wird. Durch die Atemübungen (*Pranayama*) wird mit der eingeatmeten Luft mehr *Prana* durch die Lungen in den Organismus eingenommen und ein Extravorrat für unseren eigenen Bedarf aufgespeichert. Auf diese Weise wird ein müder Körper bewusst mit Energie aufgeladen.

Ohne bewusste Atemkontrolle (*Pranayama*) wäre der Sonnengruß undenkbar. Die Übungsreihe muss mit entsprechender Atmung, wie sie bei jeder Position erläutert wird, durchgeführt werden. Man übt den Gruß mit langen Ein- und Ausatem-Phasen, um seinen vollständigen Nutzen zu erfahren.

Der Begriff *Pranayama* lässt sich zweifach aufteilen: *Prana-yama* oder *Prana-ayama. Prana* ist die kosmische Energie, *ama* das Bremsen, das Regulieren der Bewegung, und *ayama* bedeutet die Fähigkeit, sich unbegrenzt auszudehnen. Die Gesamtheit aller Kräfte im Weltall, geistige wie körperliche, wird *Prana* genannt. In den *Upanishaden* wird *Prana* als eine Kraft bezeichnet, die von der Sonne kommt. Ohne *Prana*, das sich überall in Form von Sauerstoff und Elektrizität findet, könnten wir nicht leben. Mit Hilfe der Atmung kann der Yogi das *Prana* so beherrschen, dass er es zum größten Nutzen für seinen Organismus verwenden kann. Durch *Pranayama* absorbiert er *Prana* und verteilt diese Energie in seinem gesamten Körper. Wer das *Prana* unter Kontrolle gebracht hat, wird auch seinen Körper und seinen Geist unter Kontrolle bringen. Wer die Schwingungen des Atems zur Ruhe bringt, bringt auch die Schwingungen des Geistes zur Ruhe, der im Bruchteil einer Sekunde viele Richtungen einschlagen kann. Der Atem hingegen »hat nur einen Weg: Einatmen und Ausatmen. Er kann einen Augenblick lang pausieren und angehalten werden, aber er kann sich nicht vervielfältigen.« (B. K. S. Iyengar)

Durch bewusstes Ein- und Ausatmen können wir mehr und mehr in der Gegenwart bleiben. Durch die Konzentration auf den Atem lernen wir, dass das Leben mit allem, was es uns zu bieten hat, immer nur im »Hier-und-Jetzt« stattfindet. Der Atem ist ein Lehrmeister, der uns ständig darauf hinweist, dass die Kunst des Lebens darin besteht, mit allen Kräften ganz im Jetzt zu sein. Jeder Atemzug ist einmalig. Es ist unmöglich, einen Atemzug zu wiederholen oder den übernächsten vorwegzunehmen. Atmen können wir nur in der Gegenwart. Diese Erkenntnis lässt sich auf unser ganzes Leben übertragen.

Pranayama wird von den Yogis als wichtigstes Hilfsmittel eingesetzt, um *Moksha,* die große Freiheit, zu erreichen. Alle Yoga-Schulen gehen davon aus, dass zwischen Atem und geistigen Aktivitäten eine enge Verbindung besteht. Die Atemkontrolle, durch die man lernt, die Vitalkraft zu kontrollieren, ist deshalb eine Voraussetzung für *Moksha.*

Prana erscheint im Körper in fünf unterschiedlichen Aspekten (*Vayu*):

Prana-Vayu, der »Lebenshauch«, ist mit der Einatmung und der Energieaufnahme in Verbindung zu setzen und stellt das Bindeglied zwischen grobstofflichem und feinstofflichem Körper dar.

Apana-Vayu, der »sich entfernende Hauch«, ist mit dem Ausatmen verbunden und für das Ausscheiden und die Verdauung zuständig.

Samana-Vayu, der »ausgleichende Hauch«, ist die Vitalenergie im Nabelzentrum (*Manipura-Chakra*) und reguliert die Verdauung und die Sauerstoffaufnahme.

Udana-Vayu, der »aufsteigende Hauch«, kontrolliert die Energie durch das Nervensystem und die endokrinen Drüsen.

Vyana-Vayu, der »nach außen fließende Hauch«, lenkt den Stoffwechsel und den Blutkreislauf.

Prana sorgt dafür, dass Schlacken aus unserem Körper eliminiert werden. Nach der Lehre des Yoga besitzen wir in unserem Körper ein Feuer (*Agni*), das »Feuer des Lebens«, das im Bereich zwischen Zwerchfell und Nabel situiert ist. Dieses Feuer bewegt sich mit der Einatmung abwärts und verbrennt den »Unrat, die Verunreinigung« im Körper, die sich im Leben aufgrund vieler Faktoren angesammelt hat. Mit der Ausatmung wirkt das Feuer nach oben und beseitigt die vorher verbrannte Schlacke (*Apana*). Mit der nächsten Einatmung kann das Feuer dann wieder zum »Unrat« zurückgebracht werden. Damit das Feuer nicht an Kraft verliert, ist es äußerst wichtig, dass alle verbrannte Schlacke aus dem Körper entfernt wird.

Das Atmen ist unmittelbarer Ausdruck des Lebens und so stark mit unserer seelischen Persönlichkeit verbunden, dass wir in ihm niemals nur einen mechanischen, körperlichen Vorgang sehen dürfen. Zwischen dem Atem und dem Geist besteht eine Wechselbeziehung. Wenn der Geist zur Ruhe gekommen ist, dann ist auch der Atem ruhig und fein. Sind wir jedoch emotional aufgewühlt, dann beschleunigt sich der Atem und er ist hörbar und unruhig. Auch körperliche Anstrengung wirkt sich stark auf die Atmung aus.

Unregelmäßiges Atmen ist ein Zeichen von Stress.

B. K. S. Iyengar

Das Kommen und Gehen des Atems symbolisiert die Polarität unseres ganzen Wesens. Der Rhythmus zwischen Ein- und Ausatmen gleicht der Dualität der Natur: Tag und Nacht, warm und kalt, trocken und nass, usw. Durch Konzentration auf den Atem vermag der Meditierende mit den Rhythmen der Natur und ihren zyklischen Bewegungen eins zu werden. Durch die Atemkontrolle kann der Übende das Pulsieren seines eigenen Lebens erfahren.

Durch die Konzentration auf den Atem können wir den Stillstand der Gedanken erreichen. Indem wir auf nichts als den Atem achten, sein Heraufkommen, sein Abströmen und die Pause im Leerzustand, verblassen langsam alle sonstigen Gedanken, der »überhitzte Betrieb im Hirn, in der ›Telefonzentrale‹, lässt nach und schläft zuletzt beinahe ganz ein.« (Swami Sivananda) Jeder Gedanke, der in uns aufkommt, ist wie ein aufdringlicher Besucher, der mit uns ins Gespräch kommen will. Indem wir uns jedoch nur auf den Atem konzentrieren, befassen wir uns nicht mit seinem Geschwätz. Findet der Besucher bei uns keine Resonanz, wendet er sich schließlich ab, und die erwünschte Seelenruhe tritt ein. Deswegen ist es so wichtig, unangemeldete Besucher abzuweisen, die uns mit Schreckensmeldungen, Kränkungen etc. überhäufen und uns glänzende Dinge vorhalten, um uns zum Nachjagen

aufzufordern. Indem wir unsere Aufmerksamkeit auf den Atem richten, fällt alles andere, wie z.B. sinnloses Grübeln, Selbstvorwürfe, Gier etc., wenigstens für ein paar Minuten aus unserem Blickfeld.
Durch Konzentration auf die Atmung können wir der Verzettelung von Gedanken entgegenwirken.

Die bewusste Wahrnehmung des Atems hilft auch, die Einheit zwischen Körper und Geist aufrechtzuerhalten. Die Yoga-Lehre empfiehlt, sich das Ein- und Ausatmen in allen unseren Lebensvollzügen so oft wie möglich bewusst zu machen. Beziehen wir den Atem in all unseren Handlungen mit ein, so werden unsere Sinne wacher und unser Erleben intensiver. Bewusstes Atmen macht uns wach, aufnahmefähig und zentriert. Wer sich auf seinen Atem konzentriert, kann sich gleichzeitig nicht noch mit anderen Dingen, mit Ängsten, negativen Gedanken etc., beschäftigen. An unserem Atem können wir auch feststellen, ob wir uns gut oder schlecht fühlen. Zugleich hilft uns der Atem die verschiedenen Ereignisse des Alltags zu bewältigen und auch in schwierigen Momenten die Fassung zu bewahren.

Der Atem ist die Intelligenz des Körpers.

T. K. V. Desikachar

Die Bedeutung der bewussten Atmung für die physische und psychische Gesundheit wird heute auch von wissenschaftlichen Untersuchungen bestätigt. Nach Auffassung des Psychiaters und Neurologen David Servan-Schreiber fördert die Atmung, wenn sie mit positiven Gefühlen wie Liebe, Freude und Dankbarkeit verbunden ist, die »Kohärenz«, das heißt das Gleichgewicht zwischen dem Herzen und dem emotionalen Gehirn. »Wie Forscher des Heart Math Institute in einer im American Journal of Cardiology veröffentlichten Studie zeigten, genügt schon die Erinnerung an ein angenehmes Gefühl oder auch nur eine gedachte Szene, um sehr schnell einen Übergang von einem chaotischen Herzschlag zu Kohärenz auszulösen. Dies wirkt sich rasch auf das emotionale Gehirn aus, dem dieses Stabilität signalisiert, dass physiologisch alles in Ordnung ist . . . Lässt man sich hingegen von negativen Gedanken und Sorgen ablenken – die normale Tendenz bei einem sich selbst überlassenen Gehirn –, verringert sich die Kohärenz binnen weniger Sekunden, und Chaos macht sich breit. Überlässt man sich dem Zorn, nimmt das Chaos unmittelbar und explosiv zu, und auf dem Bildschirm zeichnet sich eine fast bedrohlich wirkende gezackte Linie ab.« (David Servan-Schreiber 2004, S. 74 f.)

Das Atmen darf nicht mit Anstrengung verbunden sein. Der Atemrhythmus wird durch die drei Momente Einatmung *(Puraka)*, Ausatmung *(Recaka)* und Atempause *(Kumbhaka)* harmonisiert. *Pranayama* hat nicht nur die Atemkontrolle zum Ziel, sondern strebt auch die Unbeweglichkeit des Atems *(Kevala-Kumbhaka)* mittels der Atempause bei vollen *(Antara-Kumbhaka)* oder leeren Lungen *(Bahya-Kumbhaka)* an. *Kumbhaka* wird häufig mit »Krug« oder »Gefäß« übersetzt. Die Vorstellung, einen Krug für die Atemverhaltung zu verwenden, ist verwandt mit den Vorstellungen der Alchemie.

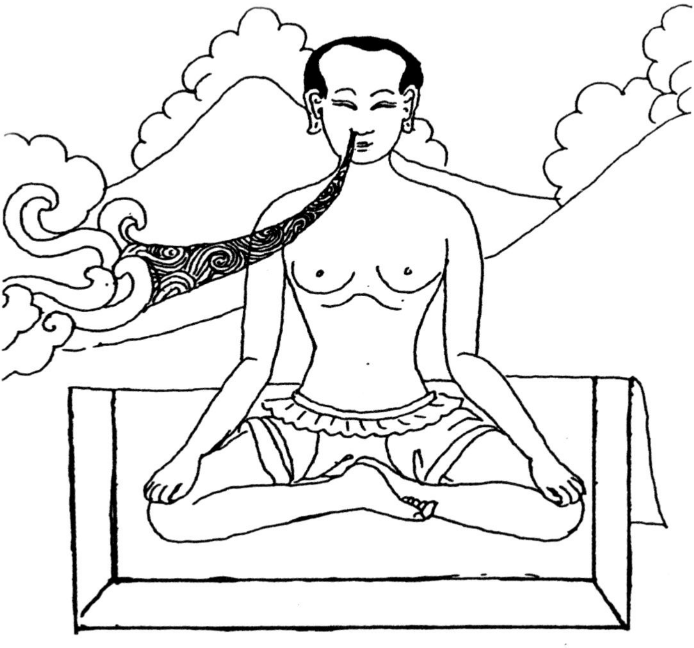

Wenn der Körper in stiller Beständigkeit ist, atme rhythmisch durch die Nasenlöcher und lass den Atem friedlich kommen und gehen. Der Streitwagen des Geistes wird von wilden Pferden gezogen, und diese wilden Pferde müssen gebändigt werden.
Svetasvara-Upanishad

Wir halten den Atem wie in einem Krug in unserem Körper und schließen ihn in uns ein. Diese Atempause ist ein Moment, in dem auch der Geist eine Pause einlegt, ein Moment, in dem wir beginnen, unsere Lebensenergie zu lenken. *Kevala-Kumbhaka* ist ein Moment der Verzückung, ein Zustand der Öffnung, der sich spontan einstellt. Es gibt nichts mehr zu tun, die Zeit bleibt stehen.

Wenn der Atem wandert, dann ist der Geist unruhig.
Aber wenn der Atem still ist, ist es auch der Geist.

Hatha-Yoga-Pradipika

Im Yoga wird der Atmung eine andere Bedeutung als im alltäglichen Leben beigemessen. Die Erfahrung ist eine völlig andere. An die Stelle unbewusster Atemmuster tritt die bewusste Regulierung des Atems. Hierbei übersteigt der Atem die Ebene des Bewusstseins, und der Geist wird dabei für den Prozess der Ausrichtung auf ein gewähltes Ziel vorbereitet.

Bevor der Praktizierende jedoch mit den Übungen, die zur bewussten Atemlenkung und Atembeherrschung führen, beginnt, sollte er zunächst zu seiner natürlichen Atmung finden. Unter natürlicher Atmung wird jene Atemweise verstanden, die aus dem natürlichen Fluss von Aus- und Einatmen besteht. Beim so genannten »gesunden« beziehungsweise natürlichen Atem liegt der Akzent auf der Ausatmung, die doppelt so lange dauern sollte wie die Einatmung. Je gründlicher wir ausatmen, umso größer wird der Anteil an frischer Luft in unserer Lunge sein. Der natürliche Atem gleicht Verspannungen aus und ist ein einfaches Mittel zur Selbstregulierung. Zu einer Fehlatmung kommt es, wenn der Atem in seiner Bewegung und in seinem Rhythmus behindert wird. Solche Fehlatmungen können durch unbewusste Spannungen, Ängste, Stress, negative Gefühle und viele weitere Faktoren bedingt sein. Die harmonische Regulierung des Atems ist zu erreichen, wenn der Übende ein neues Verhältnis zu seiner Leibesmitte gewinnt und seinen Schwerpunkt von Kopf und Brust hinab in seine eigentliche Mitte verlagert. Das freie Zulassen der natürlichen Atmung, durch die es zu einer wirklichen Sammlung kommt, und die Bewusstmachung des Atems bieten dem Übenden die Möglichkeit, seine Gesamtverfassung zu verbessern.

Wird der Sonnengruß mit korrekt ausgeführtem *Pranayama* kombiniert, so führt er zu einer ausgewogenen Energiezufuhr auf physischer und psychischer Ebene.

Durch Meisterung des Atems meistert man das Gemüt; hört aber die Konzentration auf den Atem auf, so schnellt das Gemüt auf und wird von den ihm innewohnenden Neigungen hin und her gerissen.

Ramana Maharshi

Rezitation von Mantras

Mantra ist Kraft, nicht Erörterung und Rede, denen die Gedanken Widerstand leisten könnten oder denen sie sich entziehen könnten. Was auch immer im Mantra ausgesprochen wird, ist ein Ereignis. Wenn überhaupt irgendwo, dann sind in diesem Bereich Taten.

Heinrich Zimmer

Das *Mantra*, das sich aus dem Sanskritwort »*Mantrana*« ableitet und Rat oder Botschaft bedeutet, ist eine Abfolge von Klangeinheiten mit charakteristischer Aussprache und Intonation. In der Yoga-Tradition gibt der *Guru* seinem Schüler bei der Einweihung ein persönliches *Mantra*, das ihn zur eigenen Wesensschau führen soll. Meistens besteht ein *Mantra* aus einer Kombination von *Bijas* (Keimsilben), die den Meditierenden in harmonische Schwingungen versetzen können und ihn für eine höhere Erfahrung empfänglich machen.

Bei den *Mantras* handelt es sich nicht um Phoneme, die der Profansprache angehören, sondern um »mystische Laute«, die, einmal aus dem Mund des Meisters empfangen, unbegrenzte Kräfte haben. Dem Aussprechen geht eine Reinigung des Denkens voraus, und der Praktizierende darf bei der ständigen Wiederholung des *Mantras* nicht müde werden, sich auf jeden Buchstaben des *Mantras* zu konzentrieren. »Zwar annulliert die Wiederholung der *Mantras* die ›Realität‹ der profanen Welt, doch ist das nur der erste unentbehrliche Schritt des Geistes, wenn er in eine tiefere Realität münden will. Jede Wiederholung führt zur Zerstörung der Sprache; in bestimmten mystischen Traditionen scheint diese Zerstörung die Bedingung jenseitiger Erfahrungen zu sein.« (Mircea Eliade 1977, S. 225)

Die tantrische Literatur, die unzählige *Mantras* kennt, hat eine Methode aufgestellt, wie diese Silben miteinander kombiniert werden müssen, damit sich ihre ruhenden Kräfte entfalten. Die Tantriker sind der Ansicht, dass ein richtig intoniertes *Mantra* gewisse Vibrationen (*Spanda*) erzeugt, die aufgrund eines unbekannten physiologischen Prozesses charakteristische Umstände hervorrufen können. Die Wahrscheinlichkeit, dass ein Schüler durch die richtige Intonation eines *Mantras* in einen erwünschten seelischen Zustand eintreten kann, wird noch dadurch erhöht, dass das Singen von *Mantras* nicht isoliert vollzogen wird, sondern mit der Kontemplation über entsprechende visuelle Symbole einhergeht. Nicht nur das innere Ohr, sondern auch das innere Auge soll auf denselben seelischen Zustand gerichtet werden. Durch die Verwendung entsprechender Gesten (*Mudra*s) wird die suggestive Kraft der hörbaren und sichtbaren Symbolik weiter verstärkt.

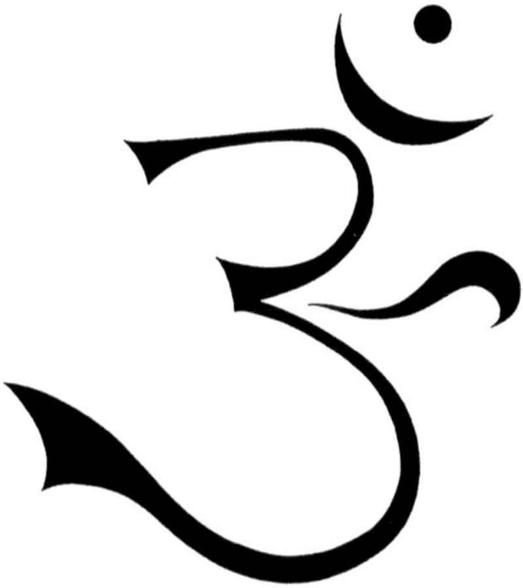

OM
Das heilige Mantra OM symbolisiert das allumfassende kosmische Bewusstsein und das Prinzip der Erleuchtung, die jenseits aller Worte und Konzepte liegt. Die obere Kurve symbolisiert den Wachzustand (Jagrat), die untere, längere den Traumzustand (Svapna) und die aus der Mitte kommende den Tiefschlaf (Susupti). Der Halbmond oben symbolisiert die Maya, den Schleier der Illusion, und der Punkt steht für die Transzendenz.

Neben der Intonation spielen auch der Takt und die Lautstärke, in denen das *Mantra* gesungen wird, eine wichtige Rolle. Während schnelles Singen eine Beschleunigung von Herzschlag und Atem mit sich bringt, führt eine Verlangsamung des Taktes zu einer Beruhigung der mentalen Energie, des Herzschlags und des Atems. Das Rezitieren bzw. Singen der *Mantras* wirkt sich positiv auf die fsfähigkeit aus, fördert positive Gefühle und stärkt die Willenskraft.

Die indischen Weisen waren sich stets der Stärke und Ausdruckskraft der Stimme bewusst. Können Töne ungehindert und frei fließen, so wird ein großes Potential an Energie freigesetzt. Jeder, der Gesang studiert hat, kennt die Freude, die er durch das Singen gewinnt, und seine wohltuende Wirkung auf Kehle und Brust.

Die traditionelle Form des Sonnengrußes wird stets von *Mantras* begleitet. Die Sonne wird mit ihren verschiedenen Namen und Symbolen angesprochen, die sich auf die höchste Wahrheit (*Atman*) beziehen.

Das *Gayatri-Mantra* ist eines der wichtigsten *Mantras* und wird noch heute in Indien während des Sonnengrußes rezitiert:

»OM BHUH BHUVAH SVAH TAT SAVITUR VARENYAM
BHARGO DEVASYA DHIMAHI DHIYO YO NAH
PRACODAYAT.«

»*OM*, Erde, Luftraum, Himmel. Wir konzentrieren uns auf den segenspendenden Glanz des Gottes *Savitur*. Er möge unsere Konzentration befruchten.«

Idealerweise rezitiert man das *Gayatri-Mantra* vor jeder neuen *Namaskara*-Runde. Durch dieses *Mantra* bitten wir um einen klaren Intellekt, damit sich in ihm die Wahrheit, das Licht, ohne Störung reflektieren kann.

Es ist auch möglich, während des Bewegungsablaufes die zwölf *Mantras* des Sonnengrußes zu rezitieren, die mit den zwölf Stellungen der Sonne während des Jahres in Verbindung stehen:

1. *OM Mitraya Namaha: Du, Freund aller, ich verneigemich vor dir.*

Die erste Haltung symbolisiert die Ehrfurcht vor der Sonne, die als universaler Freund betrachtet wird.

2. *OM Ravaye Namaha: Du, Strahlender, ich verneige mich vor dir.*

In der zweiten Stellung richten wir unser ganzes Wesen der Quelle des Lichts entgegen.

3. *OM Suryaya Namaha: Du, der du die Energie verkörperst, ich verneige mich vor dir.*

In dieser Haltung huldigen wir dem Sonnengott *Surya*, der das höchste Bewusstsein symbolisiert.

4. *OM Bhanave Namaha: Du, der du Licht aus strahlst, ich verneige mich vor dir.*

In dieser Haltung verneigen wir uns vor der Sonne, die als das Sinnbild des *Gurus* gilt, der uns von der Dunkelheit unserer Unwissenheit befreit.

5. *OM Khagaya Namaha: Du, der du dich durch die Lüfte bewegst, ich verneige mich vor dir.*

In dieser Haltung verehren wir die Sonne als Sonnenuhr, die die Grundlage unserer Zeitmessung darstellt.

6. *OM Pushne Namaha: Du, der Kraft und Unsterblichkeit verleihst, ich verneige mich vor dir.*

In dieser Haltung der vollkommenen Hingabe bringen wir der Sonne unsere völlige Ehrerbietung entgegen und bitten sie um körperliche, geistige und spirituelle Kräfte.

7. *OM Hiranya Garbhaya Namaha: Du, das goldene, kosmische Selbst, ich verneige mich vor dir.*

Hiranya-Garbha, das goldene Ei, das glänzend wie die Sonne ist, repräsentiert das kosmische Selbst. In dieser Stellung huldigen wir der Sonne, in der das kosmische Prinzip repräsentiert ist, und bitten um das Erwachen der schöpferischen Kräfte.

8. *OM Marichaye Namaha: Du, der du die Strahlen der Sonne verkörperst, ich verneige mich vor dir.*

Maricha, ein Sohn von *Brahma*, dem Schöpfergott, wird oft verglichen mit den Lichtstrahlen, die aus der Sonne hervorgehen. Sein Name bedeutet auch Luftspiegelung. »Wie der Durstige, der in der Wüste nach Wasser sucht und von den tanzenden Luftspiegelungen am Horizont, erzeugt von den Strahlen der Sonne, genarrt wird, so suchen wir unser ganzes Leben hindurch nach dem wirklichen Sinn und Zweck.« (Swami Satyananda Saraswati 2000, S. 30) In dieser Haltung bitten wir um Erleuchtung und Urteilskraft, um zwischen Wahrheit und Illusion (*Maya*) unterscheiden zu können.

9. OM Adityaya Namaha: Du, Sohn von Aditi, ich verneige mich vor dir.

Aditi, einer der vielen Namen der kosmischen Mutter *Maha Shakti*, symbolisiert die schöpferische Kraft, aus der alle anderen Kräfte hervorgehen. Die Sonne stellt eine ihrer Manifestationen dar. In dieser Haltung zeigen wir der großen kosmischen Mutter unsere Ehrerbietung.

10. OM Savitre Namaha: Du, die anregende Kraft der Sonne, die gütige Mutter, ich verneige mich vor dir.

Savitre, die Erweckerin, wird oft mit dem Sonnengott *Surya* in Verbindung gebracht. Während *Surya* die Sonne nach dem Sonnenaufgang verkörpert, stellt *Savitre* die Sonne vor Sonnenaufgang dar. In dieser Haltung bitten wir *Savitre*, die belebende Kraft der Sonne zu empfangen.

11. OM Arkaya Namaha: Du, den ich von Herzen verehren möchte, ich verneige mich vor dir.

Arka bedeutet Energie. Da wir die meiste Energie

von der Sonne erhalten, verbeugen wir uns in dieser Haltung vor der Urquelle des Lebens.

12. OM Bhaskaraya Namaha: Du, der du zur Erleuchtung führst, ich verneige mich vor dir.

In der letzten Haltung bitten wir die Sonne, das Sonnenhafte in unserer Natur zu erwecken und uns die vitale Energie zur Entwicklung höherer Bewusstheit zu verleihen.

Man kann während des Bewegungsablaufes auch die so genannten *Bijas* (Keimsilben) rezitieren, die starke Energien im Körper und im Bewusstsein hervorrufen. Je nach Neigung können die *Bijas* laut oder leise im Geist rezitiert werden. Die *Bijas* sind:

1.	OM Hram	7.	OM Hram
2.	OM Hrim	8.	OM Hrim
3.	OM Hrum	9.	OM Hrum
4.	OM Hraim	10.	OM Hraim
5.	OM Hraum	11.	OM Hraum
6.	OM Hraha	12.	OM Hraha

Die *Mantras* oder *Bijas* sollten jedoch erst in die *Surya-Namaskar*-Runden eingebaut werden, wenn der Übende mit den zwölf Stellungen und mit der Atemlenkung voll vertraut ist.

Der göttliche Körper

Der Inder kann weder den Körper noch den Geist vergessen, der Europäer vergisst immer das eine oder das andere . . . Der Inder kennt nicht nur seine Natur, sondern er weiß auch, bis zu welchem Grade er sie selber ist.

C. G. Jung

Im Hatha-Yoga, der seine Wurzeln im Tantrismus hat, kommt dem Körper eine in der gesamten Geschichte der Spiritualität wohl einzigartige Bedeutung zu. Der Körper und die ihm innewohnende Lebenskraft *(Prana)* sind beim Hatha-Yoga die Schlüssel, mit denen die Türen zu einem mystischen, geistigen Zustand geöffnet werden können. Durch die Praktiken soll der Leib verklärt werden, um »Unsterblichkeit« zu erlangen. Der Körper ist das geeignetste Werkzeug, um den »Tod zu besiegen«, da die Befreiung schon in diesem Leben erfolgen kann. Der Hatha-Yoga ist damit ein »Weg des Körpers« *(Kaya-Sadhana).*

Der menschliche Körper nimmt aus diesem Grund eine so wichtige Rolle ein, weil er das einzige Organ ist, das sowohl unserer Innen- als auch unserer Außenwelt angehört. Auf der einen Seite nehmen wir unseren Körper durch die Empfindungen der Tiefensensibilitäten wahr, während er andererseits durch äußerliche Empfindungen wahrgenommen wird, hauptsächlich taktiler und visueller Art.

Der Körper ist, wie es der Pantomime Samy Molcho trefflich zum Ausdruck bringt, der »Handschuh der Seele«. Jede innere Bewegung, Gefühle, Emotionen und Wünsche drücken sich durch unseren Körper aus. Unser Körper lügt nicht. »Selbst wenn ein Mensch versucht, seine wahren Gefühle hinter einer Maske zu verbergen, die bzw. der etwas anderes signalisiert, schafft er dadurch einen körperlichen Spannungszustand, der ihn verrät. Niemand hat seinen Körper völlig in Gewalt, und deshalb ist unser Körper ein Lügendetektor, mit dem man Wahrheit von Unwahrheit unterscheiden kann.« (Alexander Lowen 2002, S. 107)

Was ein Mensch fühlt, lässt sich vom Ausdruck seines Körpers, seines Gesichts und seiner Stimme ablesen. Während der Gesichtsausdruck mehr Informationen über bestimmte Gefühle übermittelt, zeigt die Körperhaltung die Intensität der Gefühle. Von allen Ausdrucksorganen spielen die Augen die größte Rolle. »Die Augen sind der Spiegel der Seele« – ist nicht nur ein poetischer Spruch, sondern er drückt tatsächlich die Gefühlsregungen eines Menschen aus. Die Augen reflektieren die Energieprozesse des Körpers unmittelbar. So beginnen sie zu glänzen, wenn ein Mensch erregt ist, und werden stumpf, sobald sich der Energiespiegel senkt. Je weniger ein Mensch sich seines Gesichtsausdrucks bewusst ist, desto mehr hat er den Kontakt zu sich und seinen Gefühlen verloren.

Wie sehr der Körper ein Wegweiser zum Erkennen und Lösen von Problemen ist, wird uns meist in Stresssituationen bewusst, in denen z.B. eine Krankheit uns erst wieder zur Besinnung bringt.

Der enge Zusammenhang zwischen psychischen und physischen Faktoren zeigt sich in Redewendungen, die sich im gesellschaftlichen Zusammenleben entwickelt haben. Empfindungen und Verhaltensweisen werden mit Begriffen aus den Bereichen der einzelnen Körperteile, der Körpergebärden und der Körperfunktionen ausgedrückt. Folgende idiomatische Wendungen zeigen, wie dicht Körper und Psyche beieinander sind:

den Atem anhalten
Luft ablassen
den Kopf verlieren
Kopf hoch!
das Gesicht wahren
die Stirn bieten
die Ohren steif halten
sich die Haare raufen
(kein) Rückgrat haben
Nerven wie Drahtseile haben
unter die Haut gehen
aus der Haut fahren
die Zähne zusammenbeißen
die Nase rümpfen
Gift und Galle speien
sein Herz verlieren
blutenden Herzens

gebrochenen Herzens
auf den Magen schlagen
mit beiden Beinen auf der Erde stehen
unter die Haut gehen
seinem Ärger Luft machen
im Schweiße des Angesichts
ins Auge gehen
den Buckel herunterrutschen
in die Arme nehmen
mit offenen Armen
den Daumen drücken
mit Herz und Hand
aus den Händen gleiten
mit weichen Knien
(keine) Nerven haben
bis in die Zehenspitzen hinein

Kaum ein Yoga-Weg ist wirklich so wenig bekannt wie der des Hatha-Yoga, obwohl er am häufigsten praktiziert wird. Der Hatha-Yoga, der sich in keiner Weise in der Körperlichkeit erschöpft, wird in Indien als ein Übungsweg betrachtet, der sich über den Körper erschließt.

In den 1960er Jahren wurde der Hatha-Yoga zu einer äußerst populären Methode in der westlichen Welt. Er entwickelte sich zum »esoterischen Turnspaß«, meist ohne das Verständnis seiner psychologischen und geistigen Zusammenhänge. Seit der Hatha-Yoga von der Wellnessgeneration in den letzten Jahren wiederentdeckt wurde, bieten heute Institute, Volkshochschulen und nahezu jedes Fitnesszentrum Hatha-

Yoga-Kurse an. Dabei konzentrieren sich viele Schulen auf den Fitnessaspekt und auf die die Gesundheit fördernde Wirkung. Wird die geistige Komponente jedoch vernachlässigt, dann droht der Hatha-Yoga zu einem »Lifestyle-Produkt« abgewertet zu werden. In seinem Kern ist der Hatha-Yoga aber weit mehr als nur eine Methode, körperliche Fitness zu erlangen. Der Tradition nach gilt der Hatha-Yoga als ein umfassendes System körperlichen und geistigen Trainings. Für den Hatha-Yogi ist der Körper Tempel seines geistigen Lebens und seine Aufgabe sieht er darin, diesen Tempel zu verschönern, ihn gesund und rein zu erhalten. »Hatha-Yoga ist in letzter Konsequenz Selbst-Gewahrsein und als solcher nicht bloß auf die Vervollkommnung des Körpers ausgerichtet. Er umfasst alles, was moderne Yoga-Schulen lehren, geht aber gleichzeitig weit über deren therapie- und körperorientierten Ansatz hinaus.« (Mikel Burley 2005, S. 7)

Der Hatha-Yoga wird oft als der »Yoga der gewaltsamen Anstrengung« bezeichnet. Der Ausdruck »gewaltsam« kann aber auch »intensiv« meinen, in dem Sinne, dass wir uns für alles, was wir im Leben erreichen wollen, mit ganzem Herzen einsetzen müssen. Für den Hatha-Yogi soll der Körper gesund, stark, stabil und ausdauernd sein, damit er zu einer Quelle – der Lust und Freude – werden kann. Diese beiden Begriffe – Lust und Freude – stehen in der Geschichte spiritueller Techniken das erste Mal an zentraler Stelle. Nur im Zustand der Freude kann Gott wirklich erfahren werden; denn Gott ist für den Hatha-Yogi gleichbedeutend mit Freude.

Für den Tantriker, für den der Körper von der *Shakti*, der personifizierten Energie, bewohnt ist, die er in allen physiologischen Bedürfnissen wahrnimmt, ist der Körper ein »heiliger Tempel«, ein Ort der Glückseligkeit. Ziel des Hatha-Yoga ist, den Körper völlig zu kontrollieren, zu heiligen, damit er sich in einen »göttlichen Körper« verwandelt. Die Wichtigkeit des kostbaren Menschenkörpers wird im Tantrismus deshalb so betont, weil die »große Befreiung« *(Mahasukha)* niemals von außen kommen kann. Alles ist im Körper bzw. im Bewusstsein vorhanden. Der Körper ist eine Quelle tiefster Weisheit, eine Möglichkeit, sich selbst zu erforschen und zu erfahren. Indem man einen Dialog mit seinem Körper beginnt, fängt man nicht nur an, sich selbst kennen zu lernen, sondern mit dem gesamten Universum in Kontakt zu treten.

»In unserem Körper sind alle Energien des Universums zusammengefasst, und wenn wir mit dem Körper in Dialog treten, treten wir gleichermaßen mit dem Universum in Dialog. So wird der Körper zu einem Ort der Wahrheit, einem Ort des Wissens und der Erfahrung. ‚Ort der Wahrheit' meint auch, dass der Körper zu dem geworden ist, was wir aus ihm gemacht haben – also auch der Ort, der all unsere Spannungen, all unsere Ängste, unsere Zweifel, unsere Hoffnungen, kurz, unsere gesamte Lebensweise widerspiegelt . . . Das heißt also, wenn wir an unsere körperlichen Grenzen kommen, erfahren wir etwas über unser ganzes Wesen, über die Geschichte unseres Lebens. Unsere Steifheit ist nicht nur körperlich bedingt, sie ist uns nicht nur vererbt worden. In gewisser Weise ist sie das schon; denn wir sind nicht nur das Ergebnis unseres Lebens, sondern auch von unseren Eltern geprägt. Unsere körperlichen Grenzen sagen aber vor allem auch etwas darüber aus, wie wir leben und wie wir mit uns umgehen, und der wesentlichste Grund, eine Haltung einzunehmen, besteht darin, darüber mit uns in den Dialog zu treten.« (Boris Tatzky 1990, S. 21 f.)

Der Körper ist unser Gedächtnis. In ihm sind unsere Erinnerungen gespeichert, und unsere Erfahrungen. Der Körper weiß unendlich viel, und er stellt uns sein Wissen jederzeit zur Verfügung – doch wir verstehen seine Sprache oft nicht mehr. Wir müssen lernen, sein Wissen wieder zu vernehmen und einen bewussten Zugang zu ihm gewinnen.

Die Übungen des Hatha-Yoga lehren uns, sich des Körpers als Ganzes besser bewusst zu werden, ohne ihn vom Geist und von den Einflüssen der Sinne zu trennen. Durch die durch den Sonnengruß im Solarplexus *(Manipura-Chakra)* erzeugte Energie, die von dort in alle Körperteile strömt, wird jede Zelle, jedes Organ unseres Körpers stimuliert. Dadurch wird der Sonnengruß zu einem nonverbalen Gebet des Körpers, zu einer dynamischen Meditation mit und durch unseren Körper.

Wird *Surya Namaskar* bewusst durchgeführt, so werden unsere fünf Sinne und unsere neun Tore geschärft.

Im Gegensatz zur westlichen Vorstellung, die alle Körperöffnungen als schmutzige Einfallspforten ansieht, betrachtet der tantrische Hatha-Yogi seinen Körper als ein »Haus mit einer Säule und neun Türen« (zwei Augen, zwei Ohren, zwei Nasenlöchern, Mund, Ausscheidungsorgan und Fortpflanzungsorgan), dem die fünf Gottheiten (fünf Sinne) vorstehen und mit dessen Hilfe man Vollkommenheit zu erreichen vermag. Das Geheimnis von Leben und Tod, von Schöpfung und Vergehen, findet hier und jetzt in meinem Körper statt. »Alles, was hier ist, ist anderswo, alles, was nicht hier ist, ist nirgendwo.« Dieser Satz, entnommen aus dem *Vishvasara Tantra*, enthält die ganze Essenz des *Tantra*. Alle Eigenschaften, die im Kosmos gegenwärtig sind, sind auch im Menschen angelegt. Der menschliche Körper ist mit dem physischen Teil des Kosmos, mit der Natur identisch. Der Mensch ist ein winziges Abbild des großen Kosmos.

Nach Ansicht des Tantrismus befindet sich der Körper wie die Natur mit ihren unablässigen Veränderungen der Materie in einem Zustand des ununterbrochenen Fließens. »In Indien wird der Körper nicht als ein geschlossenes System verstanden wie in Europa, wo alles Wichtige innerlich geschieht, der Körper also eine Festung ist, die gelegentlich Zugbrücken nach außen herunterlässt. Der indische Körper aber ist offen zu einer natürlichen, sozialen, spirituellen und kosmischen Umwelt hin. Er ist eher fließend, reagiert auf Pflanzen, Steine, Sterne und Götter.« (Sudhir Kakar, zitiert in: *Die Zeit* vom 6.4. 2005)

Ein bengalischer Text aus dem 19. Jahrhundert drückt den innigen Zusammenhang zwischen Körper und Kosmos so aus:

»In diesem Universum gibt es ein großes Rad der verwandelnden Kraft (Maya-Chakra), das sich unablässig dreht. Die kleinen einzelnen Räder der verwandelnden Kraft in den Körpern von Lebewesen sind mit diesem Rad verbunden. Wenn sich ein großes, dampfgetriebenes Rad als Antriebskraft bewegt, bewegen sich alle Teile der Maschine mit und erfüllen reibungslos ihre Aufgaben. Ähnlich ist es mit den kleinen Rädern der verwandelnden Kraft, die sich, durch die Verbindung zum großen Rad, im Körper der einzelnen Lebewesen bewegen: Sie helfen mit bei der Erfüllung von Körperfunktionen wie der Regulierung des fes, der Verdauung der Nahrung, dem Einatmen und Ausatmen, der Vorwärts- und Rückwärtsbewegung.« (Zitiert in Sudhir Kakar 1984, S. 242 f.)

Einer der Hauptgründe, warum wir die Möglichkeit, unseren Körper ganz zu erspüren, nicht ausschöpfen, ist die in der westlichen Welt vorherrschende Meinung von Körper und Geist als zwei verschiedenen Einheiten. Es war René Descartes (1596–1650), der die metaphysische Unterscheidung von Körper und Geist begründete. Das Wesen des Menschen wird als Denken bestimmt. Mit dem Grundsatz, »Ich denke – ich bin«, denkt Descartes die Zusammengehörigkeit von Denken und Sein. Alles Wirkliche, das, was sein kann, hängt vom Denken ab. Alles, was sich rational nicht einsehen lässt, ist irrational, phantastisch, unwissenschaftlich. Folge dieses dualen Denkens ist die Unterscheidung zwischen Seele und Körper, die eine alte platonische und christliche Tradition hat. Neu aber ist bei Descartes die erkenntnistheoretische Auffassung des Gegensatzes.

Heute wird versucht, die Aufspaltung von Körper und Geist zu überwinden und einen ursprünglichen Zugang zum Phänomen Mensch zu gewinnen. Die Erkenntnis, dass der Mensch nicht nur ein geistiges Wesen ist, sondern auch ein leibliches, und dass diese beiden Seiten aufs Engste miteinander verbunden sind, beeinflusste die neuesten Entwicklungen der Psychologie, Medizin, Philosophie etc. Dem Satz »Ich habe einen Körper, aber ich bin nicht mein Körper« stellt die zeitgenössische Philosophie den Satz entgegen, dass wir unser Leib sind. Wir können den Menschen nur von seinem leiblichen In-der-Welt-Sein begreifen.

Die Rückkehr zur psychologischen Ganzheit des Menschen wird in der westlichen Welt jedoch immer komplizierter. Im zeitgenössischen Fitnesswahn zeigt sich, dass dem Körper, der »ich bin«, keine Bedeutung zukommt. Obgleich sich der Muskelmann bzw. die Muskelfrau näher kommen wollen, entfernen sie sich immer mehr von ihrem wahren Wesen. Das kleine Ich bläht sich in seinem Double, dem Muskelkörper, auf, in den es sich narzisstisch verliebt. Wollen wir jedoch auf dem initiatischen Weg vorankommen, so gilt es, den Körper, den man hat, loszulassen, um zu jener ichlosen Transparenz, zum wahren Wesen vorzudringen. Nur durch die Einheit von Körper und Geist entsteht eine Einheit, die das Vordringen zum Wesen ermöglicht.

Dürckheim sieht in den Fehlformen des Leibes Spiegelungen einer »wesenswidrigen Unordnung und Fehleinstellung des ganzen Menschen«. (Karlfried Graf Dürckheim 1981, S. 185) »Jede Persona-Haltung, jede Fassade, die das Eigentliche versteckt, jeder falsche Ton in der Stimme, jede Unsicherheit im Auge, Künstlichkeit oder Nachlässigkeit in der Haltung müssen als Symptome mangelnder Verankerung im Wesen genommen werden.« (Karlfried Graf Dürckheim 1981, S. 187)

Nur ein Mensch, der wirklich in seinem Haus, in seinem Körper ›wohnt‹, kann die Trennung von Körper und Geist aufheben. »Er lebt im Einklang, in Harmonie mit sich selbst. Wenn er spricht, dann drücken Stimme, Gesichtsausdruck, Haltung und Gesten genau das aus, was er meint. Je mehr wir den Mut zu dieser Authentizität, zu unserer Wahrhaftigkeit aufbringen, sie aus unserem tiefsten Wesen herauslassen können, desto mehr werden wir gleichzeitig die Fähigkeit entwickeln, den zugelassenen Raum von Echtheit, Wahrhaftigkeit und Klarheit in unserer Umgebung, an unseren Mitmenschen zu erkennen.

Der westliche Mensch weist dem Körper häufig eine untergeordnete Rolle zu. Er behandelt ihn nachlässig, lieblos oder aber mit zu viel Disziplin, mit ehrgeizigem Fitnesstraining und übertriebenem Sport. Dabei übersieht er die wahren Bedürfnisse des wertvollsten und kostbarsten Fahrzeugs seines Geistes. Viele haben einen Körper, doch nur wenige leben durch ihn. Gedanken, Emotionen und Gefühle – Angst, Freude, Traurigkeit – sind verkapselt. Sie können nicht frei und spontan zum Ausdruck kommen. Die Bewegungen sind gehemmt, blockiert. Einzelne Körperteile sind verpanzert, leblos und abgestorben. Sie verkörpern nicht das, was sie sind. Und doch wartet die Weisheit, die Intelligenz, die in jeder unserer Zellen verborgen ruht, darauf, entdeckt, aufgespürt und belichtet zu werden. Wenn wir lernen, diese Sprache, die tief aus unserem Körper spricht, zu verstehen, können wir auf das achten, was er uns mitzuteilen hat, und so in Einklang mit ihm und dadurch wieder mit uns selbst kommen. Alexander Lowen, der Begründer der Bioenergie, erklärt: Das Bewusstsein der eigenen Identität stammt aus dem Gefühl des Kontakts mit dem eigenen Körper. Um zu wissen, wer er ist, muss der Mensch sich seiner Gefühle bewusst sein. Er muss seinen eigenen Gesichtsausdruck, seine Haltung, seine Bewegungen kennen. Ohne dieses Körperbewusstsein ist der Mensch gespalten in einen körperlosen Geist und in einen geistlosen, leblosen Körper.« (Maruschi A. Magyarosy 1992, S. 35 f.)

Durch den Sonnengruß wird das Körperliche mit dem Geistigen in einer selten vollkommenen Weise vereint. Es kommt bei der Durchführung darauf an, das Mentale mit sämtlichen Funktionen des körpereigenen Rhythmus in Einklang zu bringen. Der körperliche Rhythmus ist sehr langsam und funktioniert fast gänzlich ohne unseren Willen. Die mentale Fähigkeit, die sehr schnell und oberflächlich ist, hat ihren Ausgangspunkt auf der Ebene der Sinne und der Erinnerung, die sich in Gedanken und Taten niederschlägt. Durch die Sinne, durch die wir die Welt um uns herum erleben, werden oft mehr Eindrücke aufgenommen, als Geist und Emotionen verarbeiten können. Um den Zustand des Gleichgewichts zu erhalten, muss der Geist, der ständig dazu neigt, sich zu zerstreuen, auf einen Punkt fokussiert werden.

Der Sonnengruß, der unser Inneres stabilisiert, verwandelt zuerst den Körper und dann den gesamten Menschen. Schlüssel zu dieser psychosomatischen Wandlung ist die Konzentration auf einen Punkt, die »Einspitzigkeit« des Geistes *(Ekagrata)*, die einen Zustand ununterbrochener Konzentration und einen Verzicht auf die gewohnheitsmäßigen Gedankenverbindungen darstellt. Sobald das Mentale nicht mehr von den Sinnen fortgerissen wird, ist Kreativität und Freiheit möglich. Das Mentale zu stabilisieren, es zu integrieren, Körper und Geist zu vereinen, vertieft unser Bewusstsein und bringt es in Kontakt mit allen Dingen. Um zu verhindern, dass sich das Mentale zerstreut, muss man es festigen, indem man es in einen Bezug zum Körper bringt. »Im Osten, wo diese Ideen und Praktiken entstanden sind und wo seit vier Jahrtausenden eine ununterbrochene Tradition alle nötigen geistigen Voraussetzungen geschaffen hat, ist der Yoga, wie ich mir leicht denken kann, der adäquate Ausdruck und die lückenlos passende Methodik, Körper und Geist so zusammenzuschmelzen, dass sie eine schwer zu beschreibende Einheit bilden und damit eine psychologische Disposition schaffen, die bewusstseinstranszendente Ahnungen ermöglicht.« (C. G. Jung 1979, S. 575)

Die bei den verschiedenen Haltungen des Sonnengrußes aufgewandte Kraft der Konzentration und Imagination versetzt den Körper in eine Art »Bereitschaft zum Zuhören«. Diese Empfänglichkeit führt zu einer Entspannung des Körpers und macht ihn aufnahmefähig für seine eigenen Botschaften. Die Wendung nach innen, das Sich-in-den-Körper-Hineintasten erlaubt uns, uns ganz loszulassen und sich aus der lauten, stressigen Außenwelt in die stille Innenwelt des eigenen Wesens zurückzuziehen.

Der Sonnengruß kann dem Übenden die Wechselwirkung zwischen seinem Körper und den Vorgängen in seinem Geist, insbesondere in seinem Lebensgefühl bewusst machen. Der Übende erkennt, dass sich Gefühle im Körper niederschlagen. »Gefühle verspüren wir im Körper, nicht im Kopf« – zumindest dies scheint selbstverständlich. Schon 1890 schieb William James, Harvard-Professor und Vater der amerikanischen Psychologie, ein Gefühl ist vor allem ein körperlicher Zustand und erst dann eine Wahrnehmung im Gehirn. (David Servan-Schreiber 2004, S. 51) Durch klare und eindeutige Empfindungen können wir mehr von uns selbst und von der Welt erfahren als durch das Denken. Nicht durch das »Ich denke, also bin ich«, sondern durch das »Ich empfinde, also bin ich«, nähere ich mich meinem Selbst.

Da der Körper das wichtigste Betätigungsfeld der Gefühle darstellt, ist es oft leichter, über ihn als über die Sprache an sie heranzukommen.

Durch regelmäßiges Üben des Sonnengrußes sind wir in der Lage, allmählich die Kontrolle über unsere psychischen Bewegungen zu erlangen, sodass wir nicht mehr durch irgendwelche Gedanken, Gefühle oder Sinneseindrücke abgelenkt werden. Je besser *Surya Namaskar* beherrscht wird, umso mehr wird der Gesamtablauf der Stellungen zu einem Spiegel der inneren Ordnung bzw. Unordnung.

Selbst wenn wir den Sonnengruß technisch exakt ausführen, entscheiden das Tempo der Durchführung, die Atmung, die aufgewendete Kraft, unsere Gedanken und Gefühle darüber, wie befreiend er auf das Bewusstsein wirkt. Dem Praktizierenden wird immer deutlicher, dass seine Gedanken und Gefühle ihre eigenen Auswirkungen auf den Körper haben und dass der Körper seinerseits auf den Geist einwirkt. Er lernt zwischen Emotionen und Gefühlen zu unterscheiden. Bei Emotionen handelt es sich um Körpersignale, um körperliche Veränderungen, die zum Teil für andere sichtbar sind und insofern öffentlich: Wir zittern, wir werden rot oder erbleichen. Gefühle sind subtiler. Sie folgen erst auf die Emotionen: wenn nämlich unser Gehirn analysiert, was sich im Körper verändert hat – ein innerlicher, völlig privater Vorgang. Durch Beobachtung und Einbeziehung der mental-emotionalen Prozesse werden Körper und Geist »durchlässiger«, und viele psychische Probleme können aufgedeckt werden.

Surya Namaskar führt zu einer vertieften Körpererfahrung und darüber hinaus zu einer bewussten, lebendigen Daseins-Erfahrung. Je bewusster wir unseren Körper spüren, desto bewusster erleben wir auch unsere Umgebung, bis wir schließlich so transparent werden, dass es keine Trennung mehr zwischen außen und innen gibt.

Es wäre ein Fehler, den Wert und die Bedeutung unseres Körpers zu unterschätzen. Für den, der weiß, für den Eingeweihten, ist der Körper der heilige Schauplatz, auf dem sich ein Akt von unbeschreiblicher Tiefe abspielt. Aus diesem Grund ist die Kenntnis des Körpers oder, besser, die bewusste Erfahrung mit ihm von entscheidender Bedeutung für den Yogi und für alle, die den Weg der Meditation einschlagen wollen.

Sri Aurobindo

Surya Namaskar zur Vertiefung der Selbsterkenntnis

In dem Augenblick, in dem du erkennst, wer du wirklich bist, werden alle Geheimisse der Welt ein offenes Buch für dich sein.

Sri Chinmoy

Nach Ansicht des Yoga befindet sich unsere wahre Natur nicht in einem Spannungszustand, sondern im Zustand des reinen Bewusstseins, der Ruhe und der Zufriedenheit. Mangelnde Selbsterkenntnis verhindert jedoch, dass wir zum wahren Wesen vorzudringen vermögen. Wo Mangel an Selbstvertrauen und Selbsterkenntnis herrscht, sind die Gedanken und die Gefühle in steter Bewegung und Wandlung begriffen.

Vergleichen wir unser Bewusstsein mit einem See: Solange die Oberfläche des Sees in ständiger Bewegung ist, ist der Grund des Sees nicht erkennbar. Wenn die Wellen sich geglättet haben und der See ruhig geworden ist, können wir bis auf seinen Grund sehen. Wir sehen ihn in seiner wahren Natur, das heißt in seinem wahren Wesen.

Yoga, die außergewöhnliche spirituelle Wissenschaft der Selbstentfaltung und Selbsterkenntnis, nutzt die Grundlage des Körpers dazu, die höchsten Ziele des Geistes zu erreichen. Durch *Surya Namaskar* lernen wir, unsere einzigartige Natur zu verstehen.

Wollen wir unsere Selbsterkenntnis vertiefen, müssen wir uns bewusst werden, wie wir die Welt erleben und inwieweit sich unsere Wahrnehmung von ihr, von der Wahrnehmung anderer unterscheidet. Eines der Mittel zum Verständnis individueller Unterschiede wird uns durch die Theorie der *Gunas* (Eigenschaften) geboten, die vor Tausenden von Jahren von den Yogis entwickelt wurde.

Nach der Lehre des Yoga besteht nicht nur das Universum, sondern auch unsere Psyche aus drei Grundqualitäten *(Gunas)* der Urnatur *(Prakriti)*: *Rajas (Aktivität), Tamas* (Passivität) und *Sattva* (Gleichgewicht).

Rajas bedeutet Unreinheit und wird durch folgende Qualitäten charakterisiert: Gier, Neid, Selbstsucht, Ehrgeiz, Tatendrang und Herrschsucht. Sie ist die Energie, die unseren Geist ständig in Bewegung hält, die uns nach Anhäufung von materiellen oder geistigen Dingen jagen lässt. Wird ein Mensch von *Rajas* geleitet, bindet er sich an die Welt. Deshalb ist *Rajas* die Ursache der Bindung. Menschen, die von der *Rajas*-Qualität bestimmt werden, zeichnen sich durch Leidenschaftlichkeit, Vitalität, Eigensinn, Entschlossenheit, Ehrgeiz und Gedankenreichtum aus. Sie haben ein geselliges Wesen, sind meist heitere, temperamentvolle und sehr lebendige Menschen. Inspiriert von ihren eigenen Handlungen, aus denen sie stets neue Energie beziehen, sind sie enthusiastisch und bereit, sich voll für eine Sache zu engagieren. Sie sind ständig damit beschäftigt, Lösungen zu Problemen im persönlichen, gesellschaftlichen oder politischen Bereich zu finden. Sie strahlen häufig einen unerschütterlichen

Optimismus aus und hinterlassen den Eindruck, als wären sie allen Problemen gewachsen. Ihr Verstand dreht sich endlos, und in ihrem Denken sind sie häufig unbekümmert und ziellos. Ihre Impulsivität führt sehr oft zu vorschnellen Reaktionen und dazu, dass sie zu schnell zu kritisieren beginnen. Steigert sich die *Rajas*-Qualität ins Extreme, so leben diese Menschen in einer Welt permanenter Gereiztheit und Hyperaktivität. Rajasische Menschen ziehen es meistens vor, sich in einer Gruppe aufzuhalten. Sie legen viel Wert auf die äußere Umgebung mit deren Beschaffenheit, deren Farben, Gerüchen und Klängen. Sie sind mit allem, was sie anzieht, unmittelbar verbunden und stets darauf bedacht, ihre Welt voller Würze, Hitze und Gefühl zu erhalten.

Tamas wird charakterisiert durch Trägheit, Dumpfheit, Schwerfälligkeit, Interesselosigkeit, Lethargie, Faulheit, Unbewusstheit und psychische Dunkelheit. *Tamas* ist der Inbegriff aller Gefühlskälte und Hartherzigkeit. Es verursacht geistige Verdüsterung, Unwissenheit, Irrtum und Illusion. Ein Mensch unter dem Einfluss von *Tamas* kann nichts verstehen. Er lebt wie »ein Schlafwandler oder ein unbewusster Holzklotz«. (*Shankara*) Menschen, die von *Tamas* dominiert werden, charakterisieren sich durch Schwerfälligkeit, Trägheit, Geistesabwesenheit, Leidenschaftslosigkeit und Rigidität. Ihre typische Schwerfälligkeit spiegelt sich in Monotonie, Routine und Gutmütigkeit wider. Ihre Lebensphilosophie ist unkompliziert, da sie keine großen Ansprüche an sich und das Leben stellen. Auf andere wirken sie oft verträglich und umgänglich, können aber lebhafte Menschen aufgrund ihres leidenschaftslos wirkenden Erscheinungsbildes zu purer Verzweiflung treiben. Sie sind emotional stark gehemmt und tendieren zum Ignorieren und Vermeiden, um sich den Unsicherheiten und dem Wandel des Lebens nicht stellen zu müssen. Auf diese Weise flüchten sie in eine sichere, vertraute Welt. Der Wunsch, die Welt möge überschaubar sein, resultiert aus ihrer Angst vor allem Unbekannten. Da sie weder für ihre eigenen Probleme noch für die der Welt empfänglich sind, sehen sie keinen Grund, irgendetwas zu ändern. Häufig betäuben sie ihre Sinne, um den Kontakt mit der Außenwelt auf ein Minimum zu reduzieren. Befinden sie sich in Gruppen, nimmt sie häufig niemand wahr. Sie bevorzugen Beziehungen, in denen sich nichts ereignet; denn dies kommt ihrer Abgestumpftheit und ihrem neutralen Gefühlszustand entgegen.

Sattva ist Reinheit, Güte, Ruhe, Klarheit, Harmonie und Vollkommenheit. Die *Sattva*-Qualität herrscht bei Weisen und uneigennützigen Menschen vor und bei solchen, die sich rein geistigen Bestrebungen widmen. Selbst wenn Sattva, wie Wasser mit Wasser, mit *Rajas* und *Tamas* vermischt ist, erleuchtet es den Weg zur Befreiung. Psychisch lässt sich *Sattva* als Freude und Frieden erfahren, körperlich als Leichtigkeit und Reinheit. Sattvische Menschen sind ausgeglichen, friedvoll, mitfühlend, sensibel, klar, glücklich und voll von positiver Energie. Sie strahlen Selbstvertrauen aus und sind sich ihrer Fähigkeiten bewusst. Diese Menschen schöpfen ihre Kräfte aus der inneren Welt. Dabei kann es sich um eine Welt der Ideale, Visionen oder der Meditation handeln. Sie machen sich in der Regel wenig Sorgen darüber, wie ihre Gedanken und Ideen von der Außenwelt aufgenommen werden. Sie zeichnen sich durch Schlichtheit, Beständigkeit, Freundlichkeit, Anpassungsfähigkeit, Verständnis, Geduld und Empathie aus und unterliegen weder dem Rausch der Geschwindigkeit noch dem des Ehrgeizes. Nichts scheint sie aus der Ruhe bringen zu können. Auch angesichts chaotischer Umstände sind sie in der Lage, ihre Fassung zu bewahren. Sie befinden sich in Harmonie mit sich und der Welt. Sie leben in der Gegenwart, die sich von Augenblick zu Augenblick hin entfaltet. Selbstzweifel und Selbstüberschätzung sind ihnen ebenso fremd wie Aggressivität und Leidenschaft. Beim Treffen von Entscheidungen sind sie äußerst bedächtig. Gerne überschlafen sie die Dinge. Da ihr Handeln nicht von egoistischen Interessen geprägt ist, strahlen sie Ausgeglichenheit und eine kindliche Unschuld aus. *Sattva*-Menschen sind in unserem von *Rajas* dominierten Zeitalter selten, wo wir alle hektisch von einer Aktivität zur anderen eilen.

Um frei von Zerstreuungen zu sein, müssen wir versuchen, ein Gleichgewicht *(Sattva)* zwischen den trägen Tendenzen *(Tamas)* und den aktiven Tendenzen *(Rajas)* zu finden. Die ursprüngliche Natur des Geistes besteht aus *Sattva* – Klarheit und Harmonie. Wird der Geist jedoch zu stark von den Sinnen beeinflusst, so verliert er seine innere Ruhe und Konzentration. Dies führt zu Erregungen *(Rajas),* und die Folge ist, dass der Geist in der äußeren Welt nach Glück sucht. Diese Erregungen bewirken wiederum *Tamas,* das heißt, der

Geist haftet sich an die äußere Welt und wird blind für die innere Welt. Durch Yoga kann dem Geist jedoch seine ursprüngliche Klarheit zurückgegeben werden. Wollen wir unser yogisches Bewusstsein entwickeln, so kommt es stets darauf an, unsere *Sattva*-Qualität zu stärken. *Rajas* besitzt die Eigenschaft, sich sowohl nach oben zu *Sattva* als auch nach unten zu *Tamas* zu bewegen. Auf der einen Seite hilft uns die Aktivität, einen höheren Zustand der Harmonie zu erreichen, auf der anderen Seite kann sie auch zur Trägheit führen, wenn wir unsere Energie vergeuden.

Gut ist die Beharrlichkeit, mit der ein Mensch
seine Herzschläge, seinen Lebensatem,
die Bewegung seiner Sinne beherrscht,
gefestigt in unerschütterlichem Glauben und Vertrauen: Das ist Sattva, Prinz, beständig und wahrhaft!
Befleckt ist die Beharrlichkeit, durch die ein Mensch
an seiner Pflicht, Absicht, Anstrengung, an seinem Ziel festhält um seines Lebens und um der Liebe der Götter willen: Arjuna, das ist Rajas, von Leidenschaft geprägt!
Traurig ist die Beharrlichkeit, mit welcher der Narr haftet an seiner Trägheit, seiner Sorge und seinen Ängsten, an seiner Torheit und Verzweiflung. Dies, Prithas Sohn, entsteht aus Tamas, dunkel und elend.

Bhagavadgita

Die *Gunas* werden auch mit den *Chakras* in Verbindung gebracht.

»Laut Yogananda bewegt *Sattva* sich aufwärts, *Rajas* befindet sich in der Mitte, und *Tamas* bewegt sich nach unten. Das bedeutet, dass das Bewusstsein einer sattvischen Person hauptsächlich im spirituellen Auge *(Ajna-Chakra)* weilt, das einer rajasischen Person im Herzen und das einer tamasischen Person in den drei unteren Energiezentren. In ihrem natürlichen Zustand spiegeln alle *Chakras* verschiedene Aspekte der göttlichen Intelligenz (das Überbewusstsein der Seele) wider. Wenn die Energien dieser Zentren durch die Sinne jedoch nach außen gezogen werden, verlieren sie ihre Verbindung zur Seele, und ihr Ausdruck verändert sich. Die Kopfzentren der Medulla oblongata und des Dritten Auges äußern sich dann als rastloser Verstand und Rationalität anstatt als Weisheit, Intuition und Gefühlsruhe. Das Herzzentrum drückt sich als Impulsivität von gefühlsbetonten Vorlieben und Abneigungen, Anhaftungen und Aversionen aus anstatt in Form von Mitgefühl und Beherrschung der Lebenskraft. Wenn die drei unteren Energiezentren nach außen projiziert werden, nähren sie die Wünsche und die Triebe der Sinne, anstatt sich in einem selbstbeherrschten und ethischen Verhalten zu äußern. Durch den Sinnesgeist gelenkt, bleiben Bewusstsein und Lebenskraft in den drei unteren *Chakras* und haben keine Chance, durch die Energie des Herzens ausgeglichen und nach oben ausgerichtet zu werden. Dies führt zu einem tamaischen Seinszustand. Rajasisches Bewusstsein, das sich in der Mitte befindet, hat die

Möglichkeit, sich entweder nach oben oder nach unten zu bewegen. Die Aktivitäten von *Rajas* können durch die spirituellen Eigenschaften des Herzens gebunden werden und sich dadurch zu den höheren Ebenen der Kopf-*Chakras* erheben, oder sie können den Versuchungen der Sinne nach unten zu den niederen *Chakras* folgen. Hier müssen zuerst die rajasischen Eigenschaften entwickelt werden, ehe *Sattva* zum Thema werden kann.« (Reinhard Kowalski 2004, S. 75 f.)

Die *Gunas* sind Kompasspunkte, mit deren Hilfe wir bestimmen können, wo wir uns auf dem Weg der Selbstverwirklichung befinden und wohin wir noch reisen müssen, um unser Ziel zu erreichen. Bei manchen Menschen ist offensichtlich, welche Eigenschaft dominiert, bei anderen kommt sie weniger stark zum Vorschein. Eine Möglichkeit, sich über die vorherrschende *Guna* klar zu werden, besteht darin, sich tiefsitzender Gewohnheiten bewusst zu werden. Die dominante *Guna* zeigt sich in unseren Vorlieben, Abneigungen und Verhaltensweisen.

Da jeder Mensch friedliche *Sattva*-Phasen, nervöse *Rajas*-Phasen und träge *Tamas*-Phasen hat, kommt es bei der Durchführung des Sonnengrußes zunächst darauf an, *Tamas* und *Rajas* abzubauen. *Tamas* dominiert in den frühen Morgenstunden, nach dem Schlaf. Aus diesem Grunde sollte der Sonnengruß zu dieser Tageszeit flott und voller Energie durchgeführt werden. Will der Praktizierende seine Nervosität, Spannungen oder Hyperaktivität *(Rajas)* dämpfen, um im Körper und Geist Ruhe zu erzeugen, sollte er langsam, sanft, ohne zu starken Krafteinsatz üben. Wird der Praktizierende von der *Sattva*-Qualität dominiert, wird der Sonnengruß zu einer dynamischen Meditationsübung, bei der Körper und Geist im Hier-und-Jetzt verweilen.

Die drei *Gunas*, die man auch als verschiedene Persönlichkeitsaspekte betrachten könnte, müssen erkannt und berücksichtigt werden, wenn wir zu einem gesunden Gleichgewicht kommen wollen. Sobald ein unerwünschter Persönlichkeitsaspekt wahrgenommen wird, wird es leichter, die Grenzen des Bewusstseins zu überschreiten und das Wesen des Menschen in seiner Komplexität in einem Mittelpunkt zu vereinen. Diesen nennt man *Atman*; das reine Sein, das Absolute, das *Atman*, das *Brahman*, das *Nirvana*, *Purusha*, das Transzendente', das Unsterbliche, mit welchem Namen man es auch immer bezeichnen mag, ist frei von soziokulturellen Einflüssen und steht im Gegensatz zu *Asmita*, der kleinen Persönlichkeit, die nichts weiter als ein Bündel von Konditionierungen ist. Das Wesen ist das unkonditionierte Selbst, das nur durch Ausgeglichenheit und Ruhe gefunden werden kann. Diese Kenntnis des Wesens erfordert eine Wendung nach innen und eine Kontrolle über die psychomentalen Erfahrungen. Nur durch Distanz zu diesen kommt es zur Wesensschau.

Ausgedehnte Studien oder höhere Bildung sind nicht unbedingt erforderlich zum wirklichen Erleben des Selbst. Sri Ramana Maharshi, der Heilige von Tiruvannamalai (Tamil Nadu), sagte von sich selbst, dass er nie etwas gelesen habe, und wer vieles wisse, auch vieles vergessen müsse, um das Selbst kennen zu lernen. In der Tat gibt es ein Stadium in der Entwicklung, wo es darauf ankommt, dass sich der spirituelle Schüler bemühen muss, zu vergessen, was er intellektuell gelernt hat. Das Wissen um das Selbst ist wirkliches Wissen, unvergleichbar mit dem Wissen durch Studieren. »Du kannst das Selbst nur mit dem Auge der Erkenntnis gewahren. Braucht man einen Spiegel, um sich als sich selbst zu erfahren? Das Selbst ist innen im schichtenreichen Leibe, Bücher sind äußeres Zeug. Um innen zum Selbst vorzudringen, muss man durch die Schichten der Person hinabtauchen und sie durchstoßen – was helfen Bücher außen?« (Heinrich Zimmer 2001, S. 145)

Wie alle Formen des Yoga hat auch der Hatha-Yoga ein Ziel: zum innersten Wesenskern des eigenen Selbst *(Atman)* zu gelangen, um Seins-Bewusstseins-Seligkeit *(Sat-Cit-Ananda)* zu erreichen. Glückseligkeit, der Zustand intensiven Glücks, steht für die Vereinigung all unserer emotionalen Kräfte. Negative Gefühle, wie Begierde, Angst, Hass, Besorgtheit oder Gewissensbisse sind von uns gewichen. Alle Energie, die wir in jene negativen Gefühle investiert haben, fließt nun auf positive Weise als Glückseligkeit in uns.

»Yoga bedeutet, anders gesagt, das Hineintreten in ein Bewusstsein, in dem man nicht mehr begrenzt bleibt durch das eigene kleine Ich, den persönlichen Geist, das persönlich Vitale oder Leibliche, sondern in Unio steht mit dem höchsten Selbst.« (Sri Aurobindo 1957, S. 125)

Setzt man die Methode des »Mindwatching«, d.h., der »Achtsamkeit des Geistes« in Verbindung mit dem Sonnengruß ein, bewirkt er, dass wir über die Grenzen der erkannten Aspekte unserer Persönlichkeit hinauswachsen. Wenn man *Surya Namaskar* ausführt und dabei gleichzeitig die wechselhafte Beeinflussung von Körper und Geist beobachtet, entsteht das ganz neue Gefühl, mit dem eigenen Körper und mit dem eigenen Selbst vereint zu sein.

Ohne Selbsterkenntnis können wir nicht über unseren Verstand hinauswachsen.

Jiddu Krishnamurti

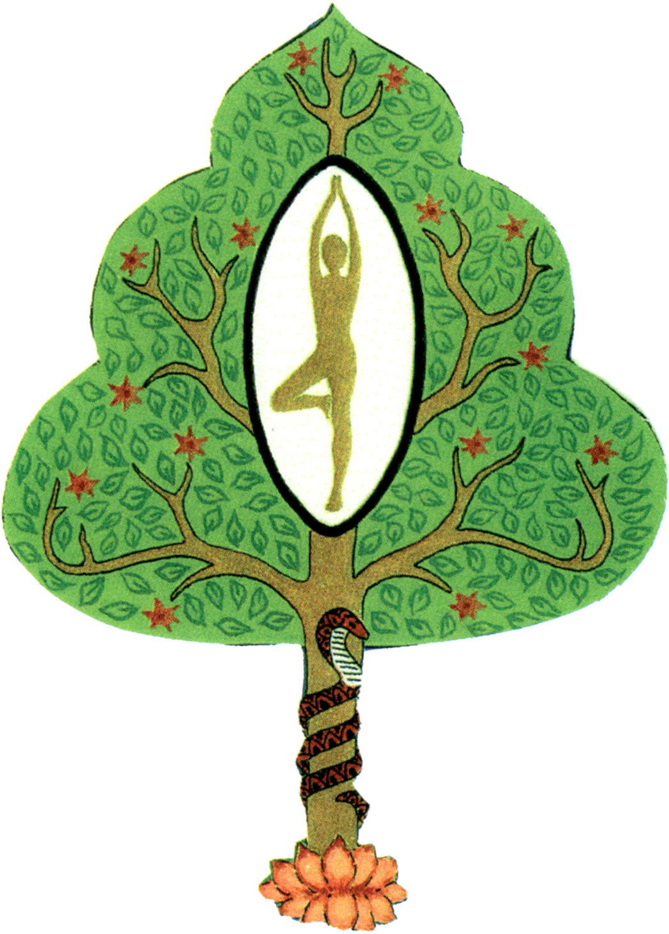

Die Wirbelsäule ist der Stamm unseres Lebensbaumes. Unten befinden sich die Wurzeln, Symbol für die endlosen Begierden. Erst wenn der Mensch die Unwissenheit und die Begierden in sich selbst samt den Wurzeln ausgerottet hat, vermag sich oben die Krone auszubreiten, die Entfaltung des höheren Bewusstseins.

Surya Namaskar und seine Wirkungen

Surya Namaskar erschliesst Ihnen in kurzer Zeit die Tore zu wundervoller Gesundheit, Kraft und Leistungsfähigkeit und langem Leben – Güter, die das Erbe eines jeden Menschen sind. Und es kostet Sie nichts, gar nichts, den Versuch zu wagen!

Rajah von Aundh

Der Sonnengruß mit seinen Körper- und Atemübungen wirkt auf den gesamten Organismus. Jeder Muskel, jede Sehne, jede Zelle, jedes Organ – alles profitiert von der belebenden Wirkung des Sonnengrußes. Er vermittelt Energie, gleichzeitig aber auch tiefe, innere Ruhe. Die Widerstandsfähigkeit des gesamten Körpers wird erhöht. *Surya Namaskar* kann von der Kindheit bis ins hohe Alter überall und jederzeit praktiziert werden. Es genügen zehn Minuten täglichen Übens, und man fühlt sich aktiver, frischer, beweglicher und willensstärker. Regelmäßig ausgeübt, stärkt er das physische und psychische Wohlbefinden.

Wer seinen Körper durch *Surya Namaskar* gesund und geschmeidig erhält, lässt in Organen und Geweben neue Zellen heranwachsen und kann dem Alterungsprozess entgegenwirken. Interessant ist, dass die

Ergebnisse der modernen Altersforschung mit den Entdeckungen der Yogis vor Jahrtausenden übereinstimmen. Sowohl für die Wissenschaftler als auch für die Yogis sind für die Beschleunigung des Alterungsprozesses folgende Faktoren anzusehen: Mangel an Bewegung, übermäßige physische und psychische Beanspruchung, unvollständige Ausscheidung, die zu chronischer Vergiftung des Organismus führt, die Anwesenheit von Fremdstoffen im Körper und der Zusammenbruch gewisser Lebenszellen. Während sich diese Zellen in der Jugend durch neues Wachstum ergänzen können, verlieren sie mit zunehmendem Alter diese Fähigkeit, werden mit Unreinheit belastet und sterben ab. Sind diese Zellen einmal abgestorben, kommt es zu einer Beschleunigung des Alterungsprozesses. Die alten Yogis waren sich dieser Tatsachen bewusst und entwickelten Techniken, den Körper gesund und frei von Infektionen zu halten, den Organismus durch verstärkte Ausscheidung zu reinigen und durch Atembeherrschung und Macht des Geistes die Zellen zu erneuern. Die Yogis behaupten, dass man den schöpferischen Lebensabschnitt um fünfundzwanzig Jahre verlängern könne, so dass man mit siebzig noch aussieht, als sei man fünfundvierzig. Diese Wirkungen werden durch Haltungen erzielt, die die endokrinen Drüsen, den Kreislauf, Nervenzentren und Verdauungsorgane beeinflussen und dadurch, dass man lernt, den Körper zu entspannen und wieder mit Energie aufzuladen und den Schlaf zu verbessern.

»Der Mensch ist so alt, wie er sich fühlt« – ein Sprichwort, das darauf hinweist, dass jugendliche Frische von der Beweglichkeit des Körpers und des Geistes abhängig ist. Psychiater und Gerontologen haben mittlerweile herausgefunden, dass körperliche Bewegung nicht nur die biochemischen Kreisläufe normalisiert, sondern neue Zellen im Gehirn sprießen lässt und der Gehirnverkalkung entgegenwirkt. Selbst hochbetagte Menschen können einen Teil ihrer Kraft erhalten, wenn sie sich regelmäßig körperlich betätigen.

Die Menschen in der westlichen Welt verschwenden Milliarden für Produkte der Anti-Aging-Industrie. Doch bisher haben alle Wunderkuren, Hormone, Pillen, Frischzellenspritzen etc. versagt. Es gibt nur einen Jungbrunnen – aber wer davon trinken will, muss sich anstrengen. Nur durch regelmäßige körperliche Aktivität kann man den biologischen Alterungsprozess aufhalten.

Surya Namaskar dehnt, reinigt und regt die Lungen an. Es kommt zu einem Ansteigen des Sauerstoffgehalts im Blut, was die allgemeine Lebenskraft und die Sauerstoffversorgung von Zellen und Gewebe in Körper und Gehirn verbessert. Erkrankungen der Atemwege können durch regelmäßiges Üben verhindert oder beseitigt werden. Da jede Stellung des Sonnengrußes von einem tiefen rhythmischen Atemprozess begleitet wird, können die Lungen von Ablagerungen verbrauchter Gase befreit und mit frischer, sauerstoffreicher Luft angefüllt werden.

Durch die intensiven Dehnungen und Streckungen der Vorder- und Rückseite des Körpers und durch die Verbindung mit der Atemtechnik werden Gifte und Schlacken aus dem Körper ausgeschieden, und überschüssige Harnsäure wird abgebaut. »Jede Störung der normalen Nierentätigkeit geht mit einem Ungleichgewicht im Salzhaushalt und einem erhöhten Stickstoffwechsel im Blut einher, was schwerwiegende Krankheiten zur Folge hat. Durch *Surya Namaskar* werden die Wirbelsäule und die Rückenmuskulatur auf solche Weise bewegt, dass ein Druck und eine sanfte Massage auf die Nieren erfolgt. Das regt ihre Tätigkeit an und erhöht ihre Durchblutung . . .*Bhujangasana, Ashtanga-Namaskara* und *Ashwa-Sanchalanasana* haben einen besonders starken Einfluss auf den Nierenbereich« (Swami Satyananda Saraswati 2000, S. 58)

Die Straffung der Bauchmuskeln setzt den Darm in Tätigkeit und verhindert somit Verstopfung und Verdauungsstörungen. Jede Vergiftung äußert sich in einer Reihe von physischen und psychischen Symptomen, die eine Reaktion auf die überlasteten Ausscheidungsorgane sind. Aus diesem Grunde hängt unsere Gesundheit ganz wesentlich davon ab, wie gut unsere Ausscheidungsorgane funktionieren.

Surya Namaskar verbessert auch das Aussehen und die Funktion der Haut. Durch den dynamischen Bewegungslauf »wird Schweiß erzeugt, der Kreislauf beschleunigt sich, und die Ausscheidung von Abfällen durch das Verdauungssystem und die Nieren erhöht sich. Durch diesen Reinigungsprozess erhält der Übende einen klaren, strahlenden Teint, was ein wichtiges Zeichen von Gesundheit ist.« (Swami Satyananda Saraswati 2000, S. 59 f.)

Surya Namaskar hilft auch bei Gewichtsabnahme. Überflüssige Fettpölsterchen werden durch das abwechselnde Strecken, Dehnen und Pressen der Muskeln abgebaut. Die Haut strafft sich – ohne Hungergefühl und Stress. Fest steht, dass es durch den Sonnengruß zu einem ausgewogenen Stoffwechsel kommt, das heißt, der Körper verfügt über mehr Energie und das Hungergefühl normalisiert sich.

Durch regelmäßiges Üben kann körperliche Steifheit, bedingt durch Muskelverspannungen, zu straff gespannte Sehnen und Bänder sowie toxische Ablagerungen in den Gelenken überwunden werden. *Surya Namaskar* führt zu Flexibilität und wirkungsvollem Muskeleinsatz.

Bedingt durch die Synchronisation von Bewegung und Atmung erhöht sich mit fortschreitendem Üben die Herzkapazität, der Blutdruck wird gesenkt, der Kreislauf stabilisiert sich, die Anfälligkeit gegenüber Arteriosklerose und Herzgefäßerkrankungen verringert sich, und das Risiko eines Herzinfarkts wird herabgesetzt. Blutgefäßerkrankungen, kalte Füße und Hände und allgemeine Müdigkeit können beseitigt werden. Auch der Lymphkreislauf, der von höchster Wichtigkeit beim Flüssigkeitsausgleich und beim Bekämpfen von Infektionen ist, wird gestärkt.

Surya Namaskar beeinflusst auch die psychische Verfassung des Menschen. Deshalb hat sich der Sonnengruß sogar im Rahmen der Psychotherapie als zusätzliche Unterstützung bewährt. Bei Langzeitübenden kann es durch den Sonnengruß zu einer Abschwächung von Depressionen und einer Verminderung von emotionaler Labilität kommen, da die Stoffwechselprozesse wirkungsvoll beeinflusst werden. Wissenschaftliche Studien belegen inzwischen, dass körperliche Bewegung den Austausch von Botenstoffen im Gehirn verbessert und dadurch Schwermut entgegenwirkt.

Surya Namaskar wirkt sich besonders günstig auf die Stabilität und Elastizität der Wirbelsäule aus, die durch die Bewegungsabläufe gedehnt und geschmeidig wird. Außerdem sorgt der Sonnengruß dafür, dass die wichtigen Zentren der Wirbelsäule an ihrem Ort bleiben. »Den alten ajurvedischen und yogischen Texten zufolge vereinigen verschiedene *Nadis* oder Energiebahnen sich an bestimmten Punkten entlang der Wirbelsäule. Diese Zentren, in denen die *Nadis* sich in Gruppen vereinen, sind für den Fluss von *Prana* und die Gesundheit des Menschen besonders wichtig.« (A. G. Mohan 2003, S. 53 f.)

Die Wirbelsäule, die Achse unseres Körpers, ist mit einem Baumstamm zu vergleichen, der die Äste in ihrer Position hält und es so dem Baum ermöglicht, »seine ihm eigene Gestalt zu bewahren. In gleicher Weise bestimmt die Wirbelsäule die Form des Rumpfes im menschlichen Körper. Aufgrund der Art, in der ihre zahlreichen Wirbel angeordnet und miteinander verbunden sind, bestimmt die Gestalt der Wirbelsäule durch ihre Bewegungen außerdem Form und Position der inneren Organe im vorderen Bereich des Rumpfes. Demzufolge kann jede Veränderung in Struktur oder Form der Wirbelsäule die Struktur oder die Funktion der verschiedenen Organe beeinflussen. Alle Organe des Körpers haben eine ganz bestimmte Form und nehmen eine ganz bestimmte Position in der Bauchhöhle ein. Diese Form und Position müssen stimmen, damit sie einwandfrei funktionieren können, denn strukturelle Probleme können sehr schnell zu funktionellen Problemen führen (und umgekehrt). Vom Standpunkt einer strukturellen, funktionalen und psychologischen Integration spielt die Wirbelsäule daher eine sehr wichtige Rolle.« (A. G. Mohan 2003, S. 45)

Die Wirbelsäule, die den Kanal unserer Lebensenergie darstellt, ist der Bereich, in dem sich viele Lebenssituationen widerspiegeln. So bringt eine gebeugte Haltung unsere psychische Last, unsere Ängstlichkeit oder unser mangelndes Selbstwertgefühl zum Ausdruck. »Die Form der Wirbelsäule hängt vom Alter und von der Psychologie eines Menschen ab. Mit zunehmendem Alter ist sie meist auch zunehmend gekrümmt. Dieser Prozess rührt von der Schwerkraft her: Im Lauf der Jahre wird die Wirbelsäule nach unten gezogen. Er betont die S-Form der normalen Wirbelsäulenkrümmung, die ihrerseits wiederum die Psyche eines Menschen beeinflusst. Die Wirbelsäule eines unterwürfigen Menschen hat in der Regel eine ganz andere Form als die eines aggressiven Menschen, der keine Konfrontation scheut. Während der unterwürfige Mensch eher mit gerundeten Schultern in sich zusammensackt, streckt der aggressive Mensch zumeist die Brust nach vorn. Die Form der Wirbelsäule spiegelt den gewohnheitsmäßigen geistigen Zustand wider. Ist der Geist aufmerksam, richtet die Wirbelsäule sich auf.

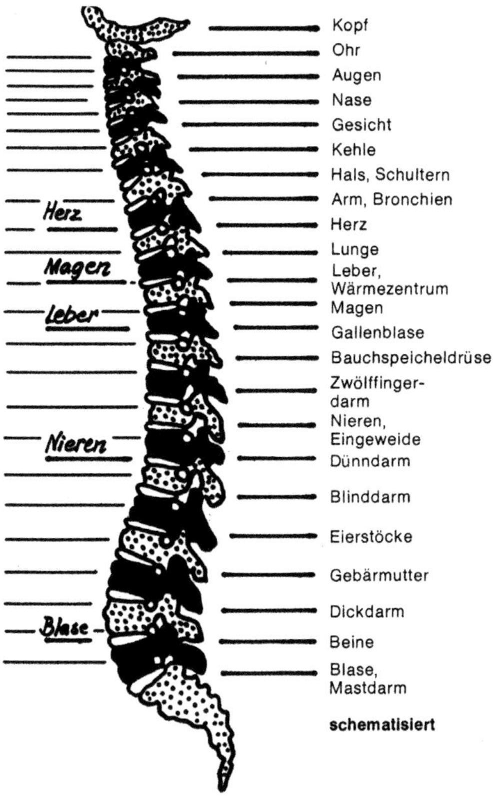

Durch Suriya Namaskar *werden die Flexibilität und Stabilität der Wirbelsäule, die Achse unseres physischen Körpers, gefördert.*

Ist er dagegen schwerfällig, sackt die Wirbelsäule in sich zusammen . . . Da die Wirbelsäule eng mit unserer Physiologie und auch mit unserer Psychologie verbunden ist, ist es äußerst wichtig, dass sie ihre richtige Form und Krümmung behält.« (A. G. Mohan 2003, S.54)

Wirbelsäulenerkrankungen werden in erster Linie den so genannten Zivilisationskrankheiten zugeordnet. »Die schleichenden Degenerationsschäden an der Wirbelsäule mit ihren verhängnisvollen Folgen sind der Preis für ein ‚künstliches' Leben, das bei hartem Pflaster, harten Schuhen beginnt, sich durch falsche Ernährung fortsetzt und bei allzu weichen Betten endet.« (Alois Raab 1977, S. 12)

In der modernen Medizin wird die Wirbelsäule auch als Reaktionsfeld erkrankter Organe betrachtet. »Vor allem bei folgenden Erkrankungen sollte auch an die Wirbelsäule gedacht werden: Kopf- und Armsymptome, Neuralgien, Brustbeschwerden, Magen- und Verdauungsstörungen, Ischias, Durchblutungsstörungen. Führende Wirbelsäulenforscher vertreten jedoch die Auffassung, dass Funktionsstörungen von der Wirbelsäule ausgehen und schließlich zu Organerkrankungen führen. »Wer sich die Tragweite solcher Erkenntnisse klar macht, wird nicht zögern, schon vorbeugend dafür zu sorgen, seine Wirbelsäule zu erhalten oder aber bei bereits bestehenden Schädigungen geeignete Maßnahmen zu ergreifen.« (Alois Raab 1977, S. 13 f.)

Die verschiedenen Haltungen von *Surya Namaskar* tragen dazu bei, dass die Wirbelsäule ihre korrekte

Form und Beweglichkeit bewahrt. Durch die Bewegungsabläufe des Sonnengrußes wird die Wirbelsäule maximal gedehnt, wodurch der Kreislauf in der gesamten Wirbelsäule und in allen Nervengeflechten angeregt wird. Das gesamte Nervensystem wird reguliert und stimuliert. In Verbindung mit richtiger Atmung erhält der Sonnengruß den Abstand zwischen den Wirbelsäulen-Zentren aufrecht; denn Körperbewegung und Atmung wirken sich auf die Wirbelsäule aus.

Insbesondere die Halswirbelsäule, der Nacken, der häufig verspannt und verkrampft ist, wird durch *Surya Namaskar* stimuliert. Ein verhärteter Nacken kann als Ausdruck von Unnachgiebigkeit gesehen werden. Durch die stärkere Durchblutung im Nacken- und Kopfbereich werden auch die Gehirnzellen stärker durchblutet, und das Gehirn wird mit wichtigen Nährstoffen versorgt, das wiederum wirkt sich positiv auf die Konzentrations- und Gedächtnisfähigkeit aus.

Besonders günstig wirkt sich der Sonnengruß auf das Hormondrüsensystem aus. Die endokrinen Drüsen produzieren Hormone, die in den Blutkreislauf abgegeben und durch das Blut an ferne Zielstandorte befördert werden. Die Hormone, die von diesen Drüsen abgesondert werden, dienen als chemische Boten, um Körperfunktionen, wie das Wachstum, den Stoffwechsel, die geschlechtliche Entwicklung und die Produktion von Sperma- und Eizellen, zu regulieren. Sie stimulieren die verschiedenen Organe und wirken als Mobilmacher.

Der Sonnengruß spielt eine wichtige Rolle bei der

Stimulierung der Hypophyse (Hirnanhangdrüse), die als Meisterdrüse bezeichnet wird. Sie reguliert die Tätigkeit der anderen Drüsen, stimuliert oder hemmt deren Absonderungen. Durch *Surya Namaskar* wird der Hypothalamus stimuliert, »der die Tätigkeit der Hypophyse reguliert, durch Erhöhung der Blutzufuhr zum Kopf und durch die Wirkungen auf das Nervensystem. Damit hat die Übung eine direkte und günstige Wirkung auf dieses lebenswichtige Zentrum und den ganzen Körper. Die Umkehr-*Asanas* üben den wirkungsvollsten Effekt aus.« (Swami Satyananda Saraswati 2000, S. 61)

Durch die Umkehrstellungen wird auch die Zirbeldrüse (Epiphyse) stimuliert, in der der Botenstoff Melatonin hergestellt wird, der für die Regulation des Rhythmus von Schlafen und Wachen verantwortlich ist. Melatonin verbessert das Schlafvermögen, das Gedächtnis und die Konzentration, stimuliert das Immunsystem und schützt das zentrale Nervensystem. Nach Swami Satyananda Saraswati »sind auch hier die Umkehrhaltungen führend, dieses Organ zu stärken.« (Swami Satayananda Saraswati 2000, S. 61) Die alten Griechen vermuteten in der Zirbeldrüse den Sitz der Seele, und wie die Yogis betrachteten sie diese Drüse als »Drittes Auge«, als so genanntes »Auge der Erleuchtung«, das der Verbindung von Mensch und Kosmos dienen soll. Ihrer Meinung nach bewirkt die vollständige Öffnung dieses Zentrums die Entwicklung höherer seelischer Fähigkeiten sowie die Entfaltung der Intuition, der Visualisationsfähigkeit und der Phantasie.

Menschen, die unter einer Fehlfunktion der Schilddrüse leiden, werden einen besonderen Nutzen aus dem Sonnengruß ziehen. Überfunktion der Schilddrüse zeigt sich durch eine übertriebene Beschleunigung aller Körperprozesse. Der Betroffene ist nervös, reizbar, überempfindlich, ständig hungrig, verliert aber gleichzeitig an Gewicht. Er leidet häufig an zu hohem Blutdruck und an nervösen Störungen. Unterfunktion der Schilddrüse macht sich in einer generellen Verlangsamung aller Körperprozesse bemerkbar. Der Betroffene ist lethargisch, träge, fettleibig, verfroren und leidet unter Verstopfung sowie niedrigem Blutdruck. Durch die Bewegungen von *Surya Namaskar* »wird die Halsregion abwechselnd zusammengedrückt und gestreckt. Damit wird eine normale und ausgewogene Absonderung dieser lebenswichtigen Drüse, die das Bindeglied zu *Vishuddha-Chakra* ist, angeregt.« (Swami Satyananda Saraswati 2000, S. 62)

Auch die Thymusdrüse, die ganz wesentlich am Aufbau des Immunsystems beteiligt ist, wird durch die geistige Haltung des Sonnengrußes stimuliert. In der Gebetshaltung *(Pranamasana)* »schicken wir *Prana* zum *Anahata-Chakra*, dessen physische Entsprechung die Thymusdrüse ist. Die Ausatmung zeigt das Abgeben an die Welt an; gleichzeitig ist die Haltung nach innen gekehrt und deutet darauf hin, dass wir in unser Inneres schauen, um uns zu vervollkommnen. Diese geistige Haltung kann die Thymusdrüse über das *Anahata-Chakra* beeinflussen und aktivieren.« (Swami Satyananda Saraswati 2000, S. 63)

Nicht zu unterschätzen ist die Wirkung von *Surya Namaskar* auf die Bauchspeicheldrüse, die das Hormon Insulin produziert. Eine unzureichende Insulinproduktion führt dazu, dass eine übermäßige Menge Zucker in das Blut freigegeben und durch den Urin ausgeschieden wird. Diese weitverbreitete Krankheit ist unter dem Namen Diabetes bekannt. Durch das Zusammenpressen der Bauchorgane, die auf die Bauchspeicheldrüse drücken, wird diese optimal massiert.

Das Sonnenzentrum *(Manipura-Chakra)*, das »Feuer des Lebens«, das mit der Bauchspeicheldrüse in Verbindung steht und diese wiederum mit der Leber als Stoffwechsel- und Entgiftungsorgan des Körpers, ist das Zentrum, das am häufigsten blockiert ist. Solange die beim Stoffwechsel produzierten Schlacken, wie die in den Körper eingeführten Gifte, und zwar über Dickdarm, Nieren, Leber, Lunge und Haut, ausgeschieden werden, ist unser Wohlbefinden gesichert. Die meisten Stellungen des Sonnengrußes strecken und ziehen die Bauchwände zusammen, wodurch die Entleerung des Darms am besten gefördert wird. Die besondere Eigenschaft des Sonnengrußes besteht darin, dass er den ganzen Verdauungskanal in Bewegung setzt. Bei keiner anderen Übungskombination finden wir Stellungen, bei denen die Bauchwände so gestreckt und zusammengezogen werden, dass die Entleerung von überflüssigen Stoffen bewirkt wird. Nicht nur die Verdauung wird durch ein gesundes *Manipura-Chakra* gefördert, sondern der gesamte Körper wird mit Lebensenergie *(Prana)* aufgeladen.

Manipura-Chakra ist der Sitz der Gefühle, die häufig bewusst oder unbewusst unterdrückt werden. Durch die Unterdrückung dieser Gefühle wird die Aktivität der anderen Körperzentren und damit auch die Funktion der endokrinen Drüsen blockiert. Dadurch wird der Körper langsam vergiftet. Jede Vergiftung des Körpers zieht die Gehirnfunktion in Mitleidenschaft. Ist der Körper entgiftet, so kommt es zu einer Steigerung der Konzentration sowie der intuitiven und kreativen Fähigkeiten.

Surya Namaskar stimuliert ebenfalls die Geschlechtsdrüsen und kräftigt sowohl das weibliche als auch das männliche Fortpflanzungssystem. Insbesondere die *Asanas* wie *Padahastasana, Ashwa-Sanchalanasana* und *Bhujangasana* wirken in diesem Bereich. Nach 50jähriger Erfahrung mit dem *Surya Namaskar* betont Sri Raja Rao, ein über 80jähriger Yoga-Meister aus Indien, die besondere Wirkung des Sonnengrußes auf Frauen. »Besonders für Frauen aber kann der Sonnengruß sehr segensreich sein. Die gesamte Haltung verbessert sich und damit das Selbstbewusstsein, denn innere und äußere Haltung bedingen sich. Die Haut wird geschmeidig, weich und klar. Die Brüste werden straffer und fester. Der Bauchumfang verringert sich. Der Uterus wird gestärkt, die Eierstöcke günstig beeinflusst. Menstruationsbeschwerden jeglicher Art verringern sich. Der Geburtsvorgang wird erleichtert, die Wehen weniger schmerzvoll. Die Quantität und Qualität der Muttermilch wird erhöht. Haarausfall und das Ergrauen der Haare wird um Jahre verzögert. Nägel und

Haarwuchs werden gefördert. Die Muskeln an Armen, Beinen, Waden, Oberschenkeln, Hüften und Bauch werden gestrafft und wohl geformt. Rheumatischen Beschwerden wird entgegengewirkt. Die gesamte Blutzusammensetzung wird verändert. Das Geheimnis von *Surya Namaskar* besteht in der Tatsache, dass es kein Organ gibt, keinen Muskel, keine Sehne, nicht eine einzige Körperstelle, die nicht von den Übungen positiv beeinflusst wird.« (Sri Raja Rao, zitiert in: Maruschi A. Magyarosy 1992, S. 41)

Der Sonnengruß erweist sich als besonders segensreich in den Wechseljahren, einer Zeit großer Umstellungen und Stimmungsschwankungen. Frauen, die unter diesen Problemen zu leiden haben, erwähnen stets die heilende Wirkung des Sonnengrußes. Sie fühlen sich ausgeglichener und lebensbejahender. Die für die Hormonerzeugung verantwortlichen Organe und Drüsen werden angeregt und dadurch die Symptome der Wechseljahre gemildert. Gerade in den Wechseljahren, in denen der Verlust des Monatsrhythmus ein Gefühl der Orientierungslosigkeit hervorrufen und unerklärliche Ängste auslösen kann, stellt das Sonnenritual auch eine wertvolle Orientierungshilfe in Bezug auf den inneren Rhythmus dar und hilft zudem auch, die eigene Trägheit zu überwinden. Auch wenn die Frau über den Wegfall der Periodenblutung noch so froh ist, so wird sie dennoch den Rhythmus vermissen. Fehlt dieser Rhythmus auf einmal, kann eine Leere entstehen, der es eine neue Struktur zu geben gilt. Das Sonnenritual vermag dem Leben Struktur und Ordnung zu geben.

Es ist ein Fixierpunkt am Tag, an dem man sich organisieren kann.

Positive Wirkungen sind vor allem auch bei Stress zu beobachten. Stress, die Krankheit unserer Zeit, bezeichnet einen Zustand, der uns allen bekannt ist: Nervosität, Überanstrengung, Verkrampftheit und Gereiztheit. Stress ist in hohem Maße die Ursache vieler Zivilisationskrankheiten wie auch für physische und psychische Probleme. Obwohl die Stressforschung, die vom kanadischen Forscher Hans Selye begründet wurde, zeigt, dass ein gewisses Maß an Stress im Sinne von Anforderung und Anstrengung für unser Leben wichtig ist und dass nur übermäßiger Stress unserem Organismus schadet, nennt man pauschal im Volksmund all das Stress, was uns zu sehr belastet und erschöpft.

Für den Yogi zeigt sich Stress immer als psychischer Konflikt, der einen Verlust von Energie zur Folge hat. Bereits vor zweitausend Jahren machte *Patanjali*, der Verfasser des *Yoga-Sutra,* spirituelle Unwissenheit, Egoismus, Begehren, Abneigung und Lebensdurst für Stress verantwortlich. Obwohl die Menschen zu *Patanjalis* Zeiten sicher nicht den Stress kannten, dem wir in unserer modernen Welt ausgesetzt sind, war auch ihr Alltag nicht stressfrei. »Die Menschen suchen bereits seit den Anfängen der Zivilisation Wege, mit Stress fertig zu werden. *Patanjalis* Beobachtung des Phänomens veranlasste ihn dazu, das *Yoga-Sutra* mit dem Satz ‚*Citta-Vrtti-Nirodha*' zu beginnen. Die Übersetzung hierfür lautet: ›Die Gedankenströme und mentalen Schwankungen regulieren, die den Stress verursachen.‹ Danach schildert er, wie der Weg des Yoga uns helfen kann, die Belastungen, die Stress verursachen, zu bewältigen.« (B. K. S. Iyengar 2001, S. 156)

Wird das sympathische Nervensystem, das den Körper in erhöhte Leistungsbereitschaft versetzt, ständig gefordert, verlernt der Körper, das parasympathische Nervensystem zu benutzen, das für seine Erholung und Regeneration zuständig ist. Ständige Erschöpfung, Konzentrationsstörungen, Angst, Verspannungen, die mit Schmerzen einhergehen, und sogar Depressionen können die Folge sein. »Die Bedeutung, die den mit Stress verbundenen seelischen Störungen in der westlichen Gesellschaft zukommt – darunter Depressionen und Angstzustände –, ist allgemein bekannt. Die Zahlen sind alarmierend: Klinische Untersuchungen legen nahe, dass hinter 50 bis 75 % aller Arztbesuche vor allem Stress steht und dieser Bezug auf die Sterblichkeit einen größeren Risikofaktor darstellt als Rauchen.« (David Servan-Schreiber 2004, S. 15)

Die verschiedenen Stellungen von *Surya Namaskar* fördern die Durchblutung aller Körperzellen und beleben auf diese Weise auch das Nervensystem und lassen es mit Stress besser umgehen. Besonders die intensive Dehnung des Zwerchfells *(Manipura-Chakra)* führt zu einem Abbau von Stress. »Nach der Lehre des Yoga ist das Zwerchfell der Sitz der Intelligenz des Herzens und das Fenster zur Seele. In Stresssituationen ist es jedoch zu angespannt, um sich beim Ein- und Ausatmen noch zu dehnen. Yoga-Übungen lösen dieses Problem, da sie das Zwerchfell intensiv dehnen und so elastischer machen. Jede Art von Stress, ob geistig, seelisch oder körperlich, kann so viel leichter bewältigt werden.« (B. K. S. Iyengar 2001, S. 20) Wie keine andere Körperregion gelten das Zwerchfell und die gesamte Bauchgegend als Seismograph für seelische und körperliche Ereignisse.

Stress existiert seit Menschengedenken. Schon die alten Weisen wussten, dass die Anforderungen des Alltags Körper und Geist schaden. Yoga löst den Geist von den Belastungen und lässt uns dem Stress gelassen begegnen.

B. K. S. Iyengar

Einflüsse auf das Energiesystem

Das Erwachen aus Unwissenheit und Täuschung, das Freiwerden von möglichst vielen Begrenzungen und schließlich das Erlangen kosmischen Bewusstseins – das sind die Ziele des Kundalini-Yoga.

Swami Sivananda Radha

Kosmische Energie

Alle yogischen Techniken beschäftigen sich hauptsächlich mit dem Fließen und Vermehren der Lebensenergie, die einen wichtigen Schlüssel zum spirituellen Wachstum darstellt. Diese Lebensenergie kann durch physische und psychische Spannung, durch übermäßige Anstrengung oder auch durch unzureichende Erholung gehemmt werden. Umgekehrt reguliert das Loslassen von physischen und psychischen Spannungen den *Prana*-Fluss.

Prana ist die Erscheinungsform der *Shakti*, der weiblichen kosmischen Libido, die in der sichtbaren, physischen, psychischen und materiellen Welt wirkt. Diese *Shakti* wird symbolisch als aufgerollte Schlange

(Kundalini) im untersten *Chakra* am Beckenboden dargestellt. Wird die *Kundalini,* die Urkraft, die sinnbildlich für die in jedem Menschen wirkende spirituelle Kraft steht, mittels der Techniken des Yoga erweckt, dann beginnt sie über die vertikale Achse des Körpers aufzusteigen und dem Scheitelpunkt zuzustreben, wo der Gott *Shiva* im obersten *Chakra (Sahasrara-Chakra)* als reines Bewusstsein sitzt, um sich mit ihr zu vereinigen. Dieser Vorgang bewirkt, dass sich die profane Welt auflöst, was bedeutet, dass dem Menschen sein innerstes Wesen *(Atman)* enthüllt wird. Alle Gegensätze von Gut und Böse, Ich und Du, Leben und Tod sind das ewige spontane Spiel der *Shakti,* die alles hervorbringt und wieder verschwinden lässt. Der Prozess der Erweckung der Energie vollzieht sich durch Wahrnehmung der Emotionen als Teil der kosmischen Energie.

Energie ist die Vitalkraft unserer Existenz, die sowohl unsere innere Welt als auch die äußere Welt der Erscheinungen durchdringt. Jeder Mensch bringt seine Energie durch Gefühle, Körperhaltungen, Entscheidungen, Gestik und Stimmlage zum Ausdruck. Energie lebt in unserer Atmung. Wenn sie sich verändert, verändern sich auch unsere Gefühle und Wahrnehmungen der Welt. Wird unsere Energie von heftigen Emotionen überlagert, nimmt sie ab, und wir erleben dies als Unausgewogenheit in unserem Körper und Geist. Unsere Kraft kann sich nur dann entfalten, wenn wir von solchen Blockaden befreit sind.

Nach Ansicht des tantrischen Yoga manifestiert sich die kosmische Energie in den einzelnen *Chakras,* die entlang der Wirbelsäule, von unten nach oben aufsteigend, mit einer wachsenden Zahl von Lotosblättern dargestellt werden. Diese sind vier-, sechs-, zehn-, zwölf-, sechzehn-, zwei- und schließlich tausendblättrig dargestellt. Der tausendblättrige Lotos befindet sich nach den tantrischen Texten bereits außerhalb des Körpers in der Mitte über dem Scheitel und symbolisiert den Schritt zum kosmischen Bewusstsein, in dem die Dualität aufgehoben ist. Die *Chakras* wurden von den Yogis auch als Wirbel des Lebens beschrieben. Später verglich man sie mit neuronalen Netzen oder Hormonsystemen. So wird das erste, unterste, *Chakra* mit den Nebennieren verbunden, das zweite mit den Keimdrüsen, das dritte mit der Bauchspeicheldrüse, das vierte mit der Thymusdrüse, das fünfte mit der Schilddrüse, das sechste mit der Hirnanhangdrüse (Hypophyse) und mit der Zirbeldrüse (Epiphyse). Für das siebte *Chakra* gibt es keine körperliche Entsprechung, da es als das höchste Bewusstsein angesehen wird. »Wer das *Sahasrara* wahrhaftig und in seiner ganzen Fülle erfahren hat, wird in den *Samsara* nicht mehr wiedergeboren, denn er hat durch ein solcherart erworbenes Wissen alle ihn daran fesselnden Ketten gesprengt. Sein irdischer Aufenthalt beschränkt sich nur noch auf das Erschöpfen des bereits begonnenen, aber noch nicht völlig aufgebrauchten *Karma*. Er beherrscht alle *Siddhis,* er ist erlöst bei lebendigem Leib *(Jivanmukta)* und erlangt bei der Auflösung seiner physischen Hülle die körperlose Befreiung *(Moksha)*.« (Arthur Avalon 1994, S. 89)

Die *Chakras* sind als Durchgangspunkte für die Nervenbahnen *(Nadis)* von großer Bedeutung. Als die zwei wichtigsten *Nadis* werden in der hinduistisch-tantrischen Literatur *Pingala* und *Ida* genannt, die vom Naseneingang ausgehend entlang der Wirbelsäule verlaufen. *Pingala* beginnt am rechten, mit der Sonnenenergie in Verbindung stehenden Nasenloch und *Ida* am linken mit der Mondenergie in Verbindung stehenden Nasenloch. »In seiner Tätigkeit erscheint das *Prana* als zwei polare Energieströme, die *Pingala* (männlich) und *Ida* (weiblich) genannt werden. Ist der Mensch wach und tätig, dann fließt *Prana* durch *Pingala*. Dort herrscht *Raja-Guna* vor, weshalb der Geist angetrieben und rastlos ist. Schläft der Mensch, dann fließt das *Prana* durch *Ida,* wo *Tamas-Guna* vorherrscht und den Geist lethargisch macht. Wenn aber das *Prana* durch die Kraft des Yoga *Ida* und *Pingala* verlässt und in die von *Sattva-Guna* beherrschte *Sushumna* zurückkehrt, dann wacht die *Kundalini-Shakti,* der Geist wird ruhig und konzentriert, und wirkliche Meditation und Erfahrung des Selbst beginnt.« (Walter Schwery 1988, S. 114)

Der Tantriker zielt auf die Vereinigung der beiden in den *Nadis* fließenden Kräfte, die in der *Sushumna,* einem hohlen Kanal in der Wirbelsäule, zur Feuerenergie der *Kundalini*-Glut verschmelzen.

Die Vereinigung von *Ida* und *Pingala,* von weiblich und männlich, von Extraversion und Introversion, von Ein- und Ausatmen, Schöpfung und Vernichtung, entspricht in der Psychologie von C. G. Jung dem »Verschmelzen in reiner Energie«. In diesem Zustand verlieren die Gegensätze zwischen innen und außen (Introversion und Extraversion) ihre Schärfe,

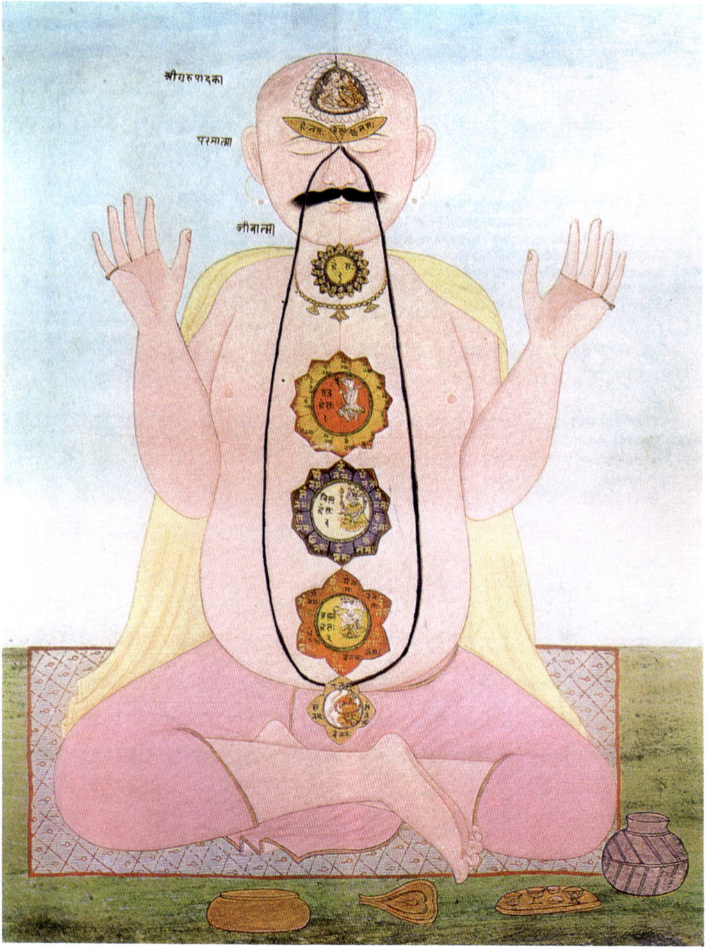

Die sechs Chakras und die zwei wichtigsten Nadis – Pingala (rechts) und Ida (links) –, die vom Naseneingang ausgehend entlang der Wirbelsäule verlaufen. (Kangra, ca. 1820)

»um schließlich mit dem zu verschmelzen, was Jung als ›reine Energie‹ bezeichnete.« (Walter Schwery 1988, S. 136) Dies kann nur geschehen, wenn das individuelle Bewusstsein und die Libido danach streben, zum kosmischen Bewusstsein beziehungsweise zur kosmischen Energie zurückzukehren.

Die kosmische Energie ist in gewisser Weise das, was der Psychoanalytiker Wilhelm Reich (1897–1957) als die »Orgon-Energie« bezeichnete, eine den ganzen Kosmos durchdringende Ursubstanz. Diese Energie, die sich im ganzen Organismus des Menschen und auch in seinen Gefühlen manifestiert, »fließt in wellenförmigen Bewegungen, und ihre grundlegende Dynamik ist das Pulsieren, d.h. die Kontraktion und Expansion, die sich in Atmung und Orgasmus ausdrückt.« (Walter Schwery 1988, S. 133)

Nach Ansicht von B. S. Goel kann die kosmische Energie »nur vom kosmischen Bewusstsein selbst angezogen und kontrolliert werden. Es wird durch einen Menschen repräsentiert, dessen drittes Auge geöffnet ist. Nur wenn er die kosmische Energie kontrolliert, kann das individuelle Ich endgültig von allen seelischen Problemen und Krankheiten geheilt werden. Dies wird in der Regel erst möglich, wenn sich der Mensch ernsthaft auf spirituelle Praktiken einlässt, nachdem ihn ein selbstverwirklichter Mensch, ein geistiger Lehrer, richtig darin eingeführt hat. Dann reinigt die aktivierte, kontrollierte *Kundalini* langsam und stetig das Herz und die gesamte Psyche des Menschen von allen Unreinheiten.« (B. S. Goel 1989, S. 59) Dies bedeutet, dass die *Kundalini* nur durch eine yogische Lebensweise erweckt wird. »Psychologisch ausgedrückt würde das heißen, dass Sie sich dem Unbewussten nur auf eine Weise nähern können, nämlich mit einem geläuterten Geist, der richtigen Einstellung und durch himmlische Gnade, und das ist *Kundalini*. Etwas in Ihnen, ein innerer Drang, muss Sie dahin führen. Wenn Sie das nicht haben, ist der Prozess unecht.« (C. G. Jung 1998, S. 80)

Das Aufsteigen der *Kundalini* verursacht eine Dynamisierung der psychischen Kräfte und Potenzen, eine Verwandlung der erdgebundenen physischen Kräfte und Triebe in spirituelle Energien. Der tantrische Yoga will dem Menschen seine physischen und psychischen Energien bewusst machen und eine Wandlung auf einer höheren Ebene des bewussten Daseins erreichen, das nicht mehr von der Objektwelt gezeichnet ist.

Der Weg zur Sonne, zur Erleuchtung, zum »Tausendblättrigen Lotos« *(Sahasrara-Chakra)* führt den Praktizierenden über die Leiter der sechs *Chakras*, die mit verschiedenen Entwicklungsstufen verglichen werden können.

Für C. G. Jung sind die *Chakras* »Symbole für weitverzweigte und komplexe psychische Tatbestände, die wir anders als bildlich noch gar nicht ausdrücken können. Die *Chakren* sind darum so wertvoll für uns, weil sie einen wirklichen Versuch darstellen, eine symbolische Theorie der Psyche zu geben. Die Psyche ist etwas so ungeheuer Kompliziertes, sie besteht aus so weiten Gebieten uns unbekannter Faktoren, ihre verschiedenen Aspekte greifen ineinander über und sind miteinander so verflochten, dass wir beständig Symbole brauchen müssen, um darzustellen, was wir davon wissen. Jede Theorie darüber wäre verfrüht, weil sie nur an Einzelheiten hängen bleibt und den Zusammenhang aus dem Auge verlieren würde . . . Deshalb sind die *Chakren* für uns eine wertvolle Wegbegleitung in dieses dunkle Gebiet; denn der Osten, und speziell Indien, hat immer versucht, das Ganze der Psyche zu verstehen. Er hat eine Institution des Selbst, deshalb sind ihm das Ich und das Bewusstsein nur mehr oder weniger unwesentliche Teile davon. Uns erscheint das alles sehr fremd; denn wir sind ganz identisch mit unserem Vordergrund, mit dem Bewusstsein.« (C. G. Jung 1998, S.128 f.)

Jung entdeckte im *Kundalini-Yoga* ein Modell für die Entwicklungsphasen zu einem höheren Bewusstsein. Seine Interpretation der *Chakras* als Symbole der Persönlichkeitsreifung betrachten viele als Meilensteine für das Verständnis des östlichen Denkens. Jungs psychologische Deutung des *Chakra*-Systems ist einer der besten Beiträge, so dass sich heute sogar indische Gelehrte auf diese Betrachtungen beziehen.

»Man kann in den Erfahrungen der *Kundalini* wohl das Wirken eines Archetyps vermuten, nämlich des Urbilds der Verlorenheit und des Drangs nach Heimkehr der menschlichen Seele . . . Die Heimkehr der Seele strebt nun der *Kundalini-Yoga* an, indem er mit bestimmten Methoden diese schlafende Energie weckt. Sie wird ihm zur Führerin zurück zum Paradies, dem Zustand jenseits der Gegensätze, den er verloren hat.« (Walter Schwery 1988, S. 108)

Surya Namaskar besitzt ebenso wie andere Asanas eine ausgleichende Wirkung auf die *Chakras* und die ihnen entsprechenden Hormondrüsen. Es ist bekannt, dass die Hormonaktivität unser Wohlbefinden und unsere emotionale Stabilität stark beeinflusst. Die Verbindung zwischen der kosmischen Energie und dem physischen Körper findet in den *Chakras* statt. Die kosmische Energie individualisiert sich sozusagen in diesen Zentren. Die Konzentration bei der Durchführung des Sonnengrußes richtet sich auf die drei wesentlichen Energiezentren, den Bauch-, den Brust- und den Kopfbereich. Jedes Zentrum symbolisiert verschiedene Energien. So wird dem Bauchbereich *(Manipura)* die Sonnenenergie zugeordnet, die die Kraft zum Handeln symbolisiert. Ähnlich den Strahlen der Sonne breiten sich vom Sonnengeflecht die Nervenfasern im gesamten Bauchraum aus. Der Kopfbereich *(Ajna-Chakra)* steht für die mentalen Energien, und das Herz-*Chakra (Anahata)* ist der Sitz der Gefühle. Sind diese drei Zentren erwacht, wird der Mensch das Leben mit Energie, Enthusiasmus und Hingabe meistern. Seine Lebensfreude wächst und alles scheint ihm besser zu gelingen. Die Lebensenergie, die durch übermäßige Passivität oder übertriebene psychische Spannung gehemmt werden kann, wird stimuliert und harmonisiert.

»*Surya Namaskar* ist eine Übungsreihe, die uns wie eine Batterie auflädt. Unsere Lebensfreude wächst, alles geschieht gewandter und gelingt besser. *Surya Namaskar* scheint vor allem aus zwei Gründen entwickelt worden zu sein: zum einen, um körperliche Gesundheit und damit eine harmonische Lebensweise aufrechtzuerhalten; zum anderen, um auf Techniken von *Kundalini-Yoga* und auf spirituelles Erwachen vorzubereiten.« (Swami Satyananda Saraswati 2000, S. 36)

Durch die Ausführung von *Surya Namaskar* »berühren wir alle *Chakras* des Körpers außer *Muladhara-Chakra.* Auf diese Weise blühen die anderen *Chakras* langsam auf und werden auf das Erwachen von *Kundalini* aus *Muladhara* vorbereitet. Der Körper sollte kräftig und gesund sein, denn wenn *Muladhara* erwacht, werden starke unbewusste Kräfte freigesetzt. *Surya Namaskar* bereitet den Körper auf dieses Ereignis vor, indem es seine Vitalität erhöht. Wenn die Zeit gekommen ist, können andere Übungen hinzugezogen werden, um *Muladhara* zu erwecken.« (Swami Satyananda Saraswati 2000, S. 26)

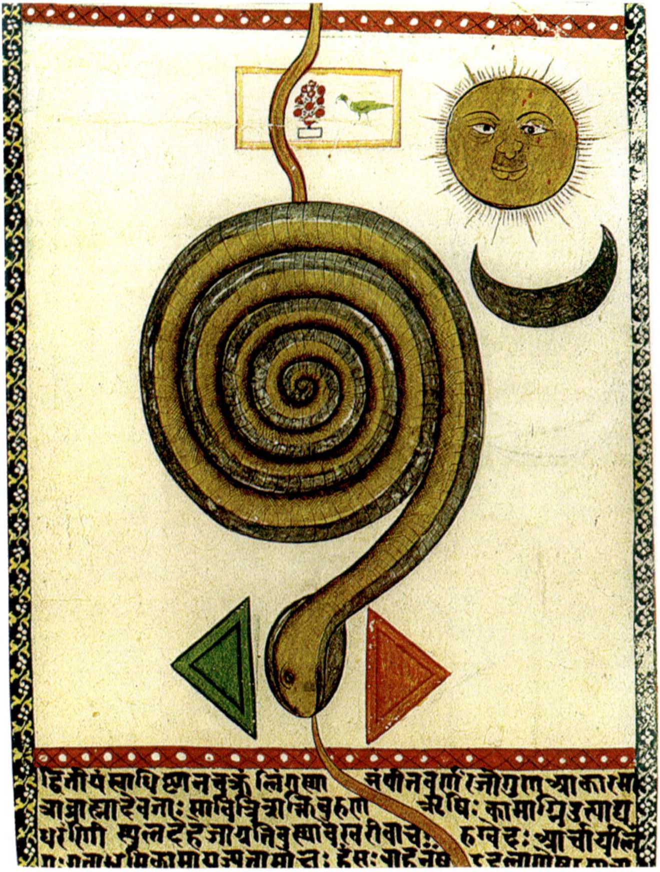

Die Schlange ist ein Symbol der im Verborgenen schlummernden Kräfte des menschlichen Geistes. Die Schlangenkraft (Kundalini) befindet sich am unteren Ende der Wirbelsäule im Muladhara-Chakra. Die aufsteigende Kundalini durch die einzelnen Chakras erzeugt eine innere Hitze, die als »mystisches Feuer« bezeichnet wird. In ihrem stufenweisen Aufstieg öffnet sich eine Bewusstseinsschicht nach der anderen, und es werden dem Yogi die verschiedenen Kräfte und Visionen zuteil. Erreicht sie das Gehirn, so ist der Zustand der Einheit erreicht. Die Sonne oben rechts symbolisiert »Ha«, die positive Energie, und der Mond »Tha«, die negative Energie.

Einflüsse auf das Energiesystem

Dank des Lichts einer Lampe oder dank der Sonnenstrahlen erkennen wir die einzelnen Teile des ganzen Raums, ebenso erkennen wir Shiva, dank seiner Energie

Vijnana Bhairava Tantra

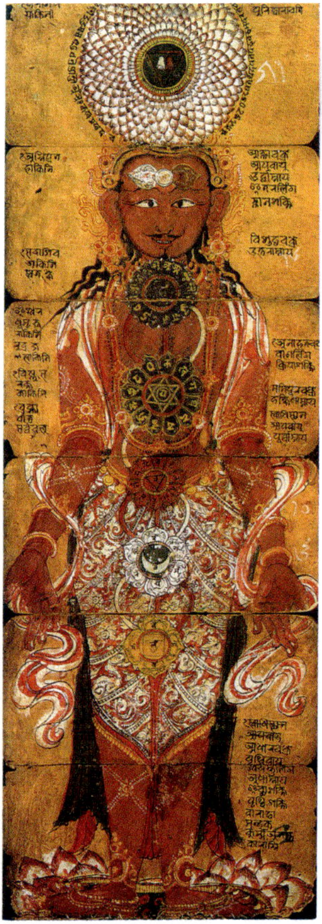

Die verschiedenen Chakras nach der Yoga-Philosophie. Im obersten Chakra, im tausendblättrigen Lotos, vollzieht sich der Sieg des Geistes über die Materie. (Nepal, 17.Jh.)

Die Chakras und ihre Symbole

Von Chakra zu Chakra – von Grund bis zum Scheitel – als ob ein Blitz entflammte – bis zum großen Erwachen.

Bhaivara Tantra

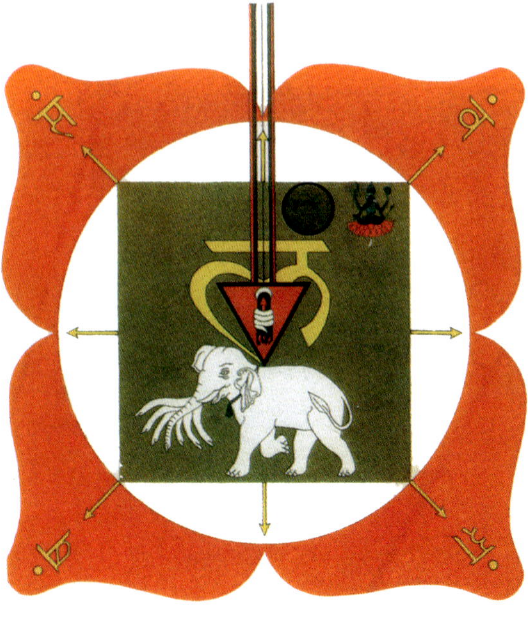

Muladhara-Chakra

Lokalisierung:	an der Basis der Wirbelsäule zwischen After und Geschlechtsorganen
Körperliche Entsprechung:	Plexus sakralis, alles Feste wie Wirbelsäule, Dick- und Enddarm, Mastdarm, Anus, Rektum, Knochen, Beine, Füße, Zähne, Nägel, Blutbildung und Zellenaufbau, Nebennieren (Bildung von Adrenalin und Noradrenalin)
Farbe:	Lotos: Ockergelb – Symbol der fruchtbaren Erde; Blütenblätter: Scharlachrot – die Farbe, die esoterisches Wissen symbolisiert
Anzahl der Blütenblätter:	vier (die vier Himmelsrichtungen). Die Blütenblätter, die mit den Sonnenstrahlen verglichen werden können, stellen die Verbindung zwischen den einzelnen Energiezentren her.
Aspekt von Prana:	*Apana*, der sich im Unterleib bewegt und die Abgabe von Ausscheidungsstoffen reguliert
Symbolische Form:	Quadrat, Symbol der Erde, der materiellen Welt, Stabilität. Im Inneren des Quadrats befindet sich

ein Dreieck, das mit der Symbolik der Zahl Drei verbunden ist, die in Indien die drei Aspekte der Schöpfungskraft symbolisiert. *Brahma* steht für den schöpferischen Aspekt, *Vishnu* für den bewahrenden Aspekt und *Shiva* für den zerstörenden Aspekt. Weist die Spitze des Dreiecks nach unten, so ist das Dreieck ein Symbol für die weibliche Energie (*Shakti*), das weibliche Geschlecht (*Yoni*), die Gebärmutter, aus der alles, was sich im Leben manifestiert, hervorgeht. Das *Lingam* (Phallus), Symbol des männlichen Geschlechts, befindet sich in der Mitte des Dreiecks. Es kommt im Leben darauf an, dass die beiden Energien von *Yoni* und *Lingam* harmonisch ineinander überfließen.

Sinneswahrnehmung: Geruch

Element: Erde

Symbolisches Tier: Elefant, Symbol der Vitalität, Weisheit und Willenskraft. Der Elefant »stellt den ungeheuren

Drang dar, der das menschliche Bewusstsein unterstützt, die Macht, die uns dazu zwingt, eine bewusste Welt zu bilden. Bei den Indern symbolisiert der Elefant die domestizierte Libido . . . Er bedeutet die Willenskraft, die Fähigkeit zu tun, was man tun will.« (C. G. Jung 1998, S. 115)

Bija (Keimsilbe): *LAM*

Aspekt im menschlichen Leben: Sinnlichkeit, Triebhaftigkeit, Lebensfreude, Lebenskraft, Ärger, Gier, bewusstes persönliches Dasein. In diesem *Chakra* liegt die Chance zum spirituellen Leben, das von hier ausgehend einem bewussten Aufgehen im geistigen Bereich zustrebt. Es kommt darauf an, die *Kundalini* aus ihrem Dornröschenschlaf zu erwecken, um ihren Aufstieg durch die einzelnen *Chakras* zu ermöglichen. Im *Muladhara* sind wir mit den Wurzeln, die unser körperliches Leben auf dieser Erde darstellen, verfangen. »Wir schlagen Wurzeln, wir produzieren Wurzeln, wir sind im Boden verwurzelt, und es gibt für uns kein Entkommen, denn wir müssen dort sein, solange wir leben.« (C. G. Jung 1998, S. 90) *Muladhara* stellt die Welt der Illusion (*Maya*) dar, d.h., der Mensch identifiziert sich mit der Welt der Erscheinungen. Mangelnde Aktivität in diesem *Chakra* äußert sich als ein Mangel an Individualität, während die Überbetonung eine egoistische Sinnlichkeit zur Folge hat und uns auf die materiellen Dinge fixiert.

Männlicher Aspekt des Göttlichen:

Brahma, der als Gestalter des Universums und Wächter der Welt gilt. Sein hervorstechendes Merkmal sind seine vier Köpfe. Eine Zeit lang soll er sogar fünf Köpfe besessen haben. Eine Legende besagt, dass *Brahma*, nachdem er sich eine Partnerin geschaffen und sich in sie verliebt hatte, das schüchterne Mädchen (*Sarasvati*) durch seine feurigen Blicke so beschämte, dass es sich ihm zu entziehen suchte. Wohin es aber floh, nach links, nach rechts oder rückwärts, jedes Mal erwuchs *Brahma* ein neuer Kopf. Als das

Mädchen sich schließlich zum Himmel erhob, entstand *Brahmas* fünfter Kopf. *Brahma* vermählte sich mit *Sarasvati*, und dies war der Ursprung der Menschheitsgeschichte. In seinen Händen hält *Brahma* einen Dreizack *(Trishula)*, Symbol für Körper, Rede und Geist, eine Kokosnuss- oder Kürbisschale (*Kamandalu*), einen Rosenkranz (*Mala*), und mit der vierten Hand führt er die Geste der Furchtabwendung (*Abhaya-Mudra*) aus. Die mit Wasser gefüllte Kokosnussschale symbolisiert Fruchtbarkeit und Reichtum und der Rosenkranz den ewigen Zyklus der Zeit.

Weiblicher Aspekt des Göttlichen:

Devi Dakini, die »Überbringerin der ewig reinen Einsicht«. In ihren Händen hält sie einen Speer (*Shula*), Symbol der weiblichen Energie, einen Stab mit Totenkopf (*Khatvanga*), das Symbol des reinen und leeren Geistes, ein Schwert (*Khadga*), Symbol der Weisheit, der Kraft der Zerstörung und des Sieges über die Unwissenheit sowie einen mit Wein gefüllten Trinkbecher (*Chashaka*).

Der Wein symbolisiert den göttlichen Geist, den man nur in kleinen Schlucken trinken darf, um den göttlichen Nektar bewusst in sich aufzunehmen.

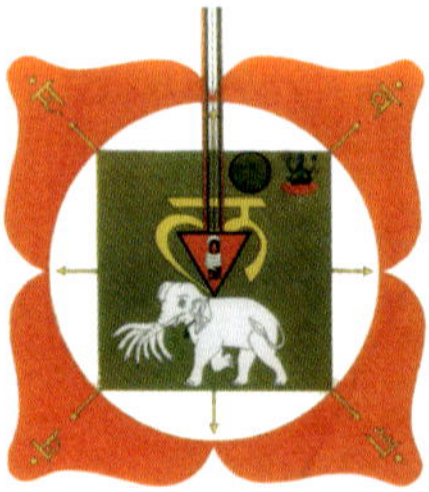

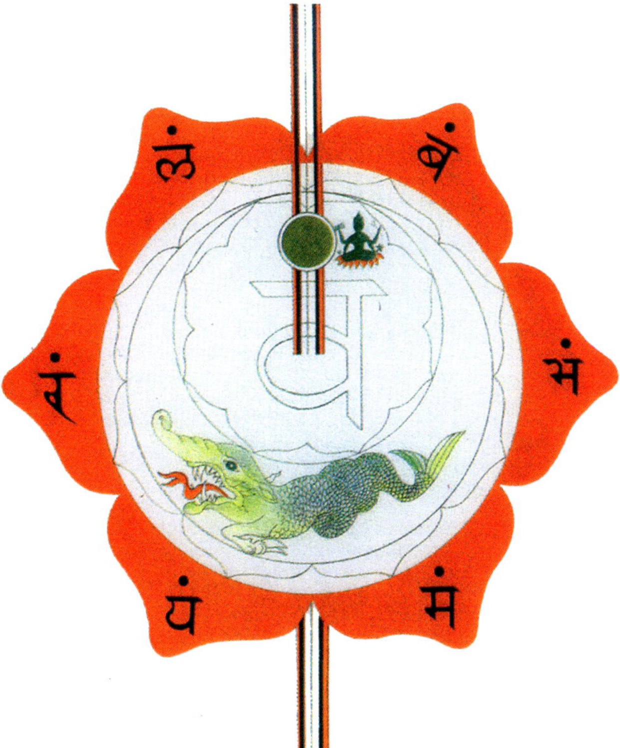

Svadhisthana-Chakra

Lokalisierung:	unter dem Nabel, in der Höhe des Kreuzbeins
Körperliche Entsprechung:	Plexus lumbalis, Beckenraum, Kreuzbeinbereich, Geschlechts- und Unterleibsorgane, Nieren, Blase, alles Flüssige wie Blut, Lymphe, Verdauungssäfte, Sperma, Immunsystem, Keimdrüsen
Farbe:	Lotos: Schneeweiß – Symbol des Todes, der der Wiedergeburt vorangeht. Blütenblätter: Hellrot – die hellere Färbung als das dunklere Rot des vorhergehenden *Chakras* deutet darauf hin, dass die Energie hier schon erwacht ist.
Anzahl der Blütenblätter:	sechs. Die Zahl Sechs symbolisiert das Gleichgewicht zwischen Wasser und Feuer. Dadurch wird darauf hingewiesen, dass das *Svadhisthana-Chakra*, das *Chakra* des Wassers, in Verbindung mit dem darüber liegenden *Chakra*, dem *Manipura-Chakra*, dem *Chakra* des Feuers, steht.
Aspekt von Prana*:*	*Apana* (siehe *Muladhara*)

Symbolische Form:	Halbmond, Symbol für das zyklische Werden und Vergehen allen Seins, das Weibliche, die Fruchtbarkeit, Extrovertiertheit und Introvertiertheit.
Sinneswahrnehmung:	Geschmack
Element:	Wasser
Symbolisches Tier:	Krokodil, Leviathan, Symbol für die Lebenskraft, die Imagination, das Unbewusste. »Beim Übergang von *Muladhara* zu *Svadhisthana* zeigt die Macht, die uns bis dahin ernährt hat, ein völlig anderes Gesicht: Was der Elefant in der bewussten Welt war, ist nun das Ungeheuer in der Tiefe. Auf der Erde ist der Elefant das größte und stärkste Tier, der Leviathan ist das größte und schrecklichste Tier unten in den Wassern. Aber es handelt sich um ein und dasselbe Tier: Die Macht, die uns zur Bewusstheit zwingt und die uns in der bewussten Welt unterstützt, erweist sich als der ärgste Feind, wenn wir zum nächsten Zentrum kommen. Denn hier verlassen wir die-

se Welt, und alles, was uns dazu bringt, an ihr festzuhalten, wird zu unserem schlimmsten Feind. Der größte Segen in dieser Welt wird zum größten Fluch im Unbewussten.« (C. G. Jung 1998, S. 115) Der Weg zu jeder Höherentwicklung führt durch das Wasser, mit dem Risiko, von *Makara*, dem Wasserungeheuer, verschluckt zu werden. Um der seelischen Erneuerung willen muss der Mensch ins Wasser gehen, d.h., er wird ins Unbewusste gestoßen, um gereinigt zu werden. »Heutzutage sprechen wir statt von Meer oder Leviathan von Analyse, die ebenso gefährlich ist. Man taucht ins Wasser, macht dort die Bekanntschaft mit Leviathan, und das ist dann entweder die Quelle der Wiedergeburt oder der Zerstörung.« (C. G. Jung 1998, S. 75)

Bija (Keimsilbe): *VAM*

Aspekt im menschlichen Leben: Sexualtrieb, Phantasie, Kreativität, Sitz des Unbewussten. Es ist der Bereich, in dem wir unser Ego überwinden und uns von dem Schleier der Unwissenheit (*Avidya*) befreien können. Dieses *Chakra* sorgt sowohl für den Abbau und das Ausscheiden von Nahrungsmitteln als auch für die Eliminierung psychischer Giftstoffe. Eine zu geringe Aktivität dieses *Chakras* führt zu sexuellen Problemen, während eine Überaktivität zu einer völligen Dominanz der Sexualität führen kann.

Männlicher Aspekt des Göttlichen:

Vishnu, der Welterhalter und die Verkörperung von Gnade und Güte, wird von vielen Hindus als der universelle Gott angesehen. Meist wird er als Jüngling mit blauer Hautfarbe und gelbem Gewand dargestellt. Blau symbolisiert die Ewigkeit, die unendliche Ruhe, Gelb die Standhaftigkeit und Weisheit. Die Attribute *Vishnus* sind eine Muschel (*Shanka*), Symbol der fünf Elemente (Raum, Luft, Feuer, Wasser, Erde), ein Rad (*Chakra*), Symbol des Geistes und der sich ewig erneuernden Existenzen, eine Keule (*Gada*), Symbol des ursprünglichen Wissens und des individuellen Daseins, und eines Lotos (*Padma*), Symbol des spirituellen Ziels.

Weiblicher Aspekt des Göttlichen:

Sarasavati oder *Rakini*. *Shakti Rakini* steht für die Intelligenz auf dieser Ebene. Sie hält in ihren Händen einen Lotos (*Padma*), einen Dreizack (*Trishula*), eine Trommel und eine Streitaxt (*Tanka*). Der Dreizack symbolisiert die Einheit von Körper, Rede und Geist, der Lotos den Sieg über das Selbst, der nur durch großen Willenseinsatz zu erringen ist, die Trommel den Urlaut, der alles Entstehen und Vergehen in Gang bringt, und die Streitaxt ist ein Symbol dafür, dass man sich im Leben alles erkämpfen muss.

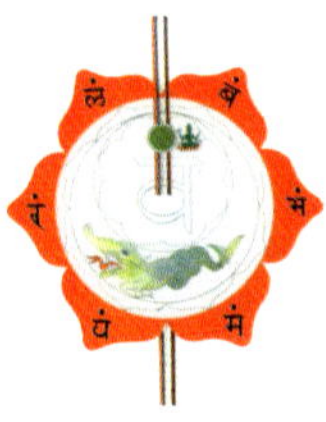

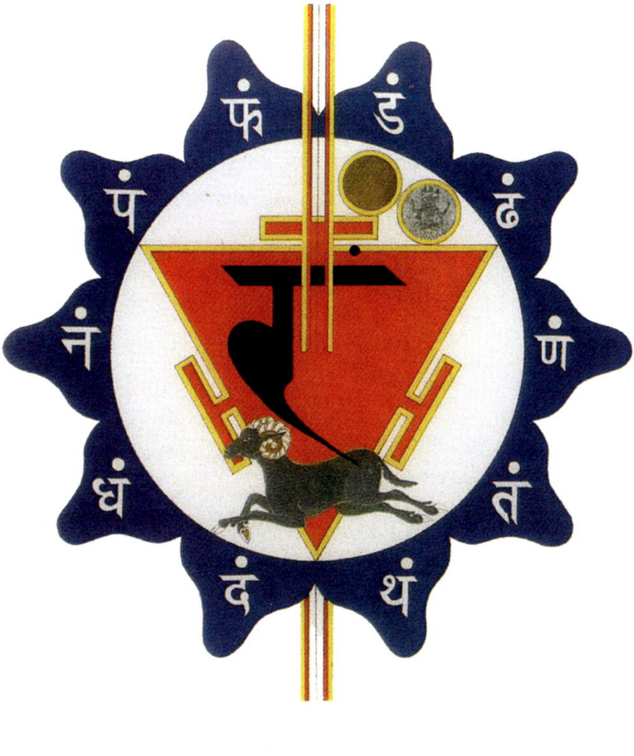

Manipura-Chakra

Lokalisierung:	im Bereich des Sonnengeflechts, in der Höhe des Bauchnabels
Körperliche Entsprechung:	Plexus solaris, unterer Rücken, Bauchhöhle, Magen, Leber, Milz, Gallenblase, Verdauungssystem, vegetatives Nervensystem, Bauchspeicheldrüse
Farbe:	Lotos: Rot wie das der untergehenden Sonne – Symbol der Leidenschaft, der Stärke, der Vitalität, die Farbe des Lebens; Blütenblätter: Bleigrau – die bleigraue Farbe symbolisiert die ersehnte Fruchtbarkeit, so wie ein bleigrauer Himmel Regen verspricht.
Anzahl der Blütenblätter:	zehn. Symbol für die Schöpfungskraft
Aspekt von Prana:	*Samana*, zuständig für die Umwandlung der Energie durch den Stoffwechsel.
Symbolische Form:	ein abwärts weisendes Dreieck, das darauf hinweist, dass die Energie nach unten strebt. Deshalb ist es wichtig, die aufsteigende *Kundalini* über diesen Bereich hinwegsteigen zu lassen (z.B. mittels der Übung *Uddiyana-Bandha*).

Sinneswahrnehmung: Sehen

Element: Feuer

Symbolisches Tier: Widder, Symbol für Durchsetzungsvermögen, Machtgelüste, Lebenskraft, Beharrlichkeit, starke Emotionen. Der Widder, der dem Feuergott *Agni* geweiht ist, gehört in der Astrologie zum Mars, dem feurigen Planeten der Leidenschaft und Impulsivität. Er stellt aber nicht mehr die unbesiegbare Macht des Elefanten oder Krokodils dar, sondern »ist ein Opfertier, ein relativ kleines Opfer – nicht das große Opfer des Stieres, sondern das kleinere der Leidenschaften. Das heißt, es ist nicht besonders schwierig, die Leidenschaften zu opfern. Das kleine schwarze Tier, das sich nun gegen uns richtet, ist nicht mehr das Ungeheuer der Tiefe wie im vorherigen *Chakra*; die Gefahr ist kleiner geworden. Unsere eigenen Leidenschaften stellen tatsächlich eine geringere Gefahr dar als die, im Unbewussten zu ertrinken. Es ist viel schlimmer, sich seiner Leidenschaften nicht bewusst zu sein, als unter ihnen zu leiden. Genau das wird mit Aries, dem Widder, ausgedrückt; er ist ein kleines Opfertier, vor dem man sich nicht zu fürchten braucht, weil er nicht mehr die Kraft des Elefanten oder des Leviathan hat. Die schlimmste Gefahr ist überwunden, wenn man sich seiner tiefsten Begierden und Leidenschaften bewusst geworden ist.« (C. G. Jung 1998, S. 116)

Bija (Keimsilbe): *RAM*

Aspekt im menschlichen Leben: Sitz der Vitalität und der Willenskraft, Bereich des Ego, der Aggression und der Macht. In diesem Bereich geht es auch um die Sublimierung der Leidenschaften wie Wut und Aggression, also um Moral und Ethik, um altruistisches Handeln und um das Transzendieren des Ego. Dieses *Chakra*, das in Verbindung mit *Agni*, dem Gott des Feuers, steht, wird als Verdauungs- und Läuterungsfeuer und als Motor unserer Tatkraft angesehen. *Manipura,* die Juwelenfülle, ist das Feuerzentrum, der Ort des Sonnenaufgangs. In diesem *Chakra* ist der ganze Reichtum der Sonne erhalten, den der Mensch durch das Hineingehen ins Wasser (Unbewusste) erlangt hat. Begierden, Leidenschaften, Sexualität, Machtstreben brechen aus, wenn wir die Bekanntschaft mit dem Unbewussten gemacht haben. »Sie kommen also nun in die Welt des Feuers, wo die Dinge glühend heiß werden. Nach der Taufe kommen Sie direkt in die Hölle. Und hier haben wir die Paradoxie des Ostens: die Hölle ist auch die Juwelenfülle. Was sind die Leidenschaften und die Emotionen? Sie sind die Quelle des Feuers, da ist die Fülle der Energie. Ein Mensch, der nicht in Brand steht, ist nichts; er ist flach, lächerlich, zweidimensional. Er muss brennen, auch wenn er sich zum Narren macht. Irgendwo muss eine Flamme sein, sonst gibt es kein Licht, keine Wärme, nichts. Das ist sicherlich sehr unangenehm, es ist schmerzhaft, konfliktreich, anscheinend eine reine Zeitvertreibung; auf jeden Fall ist es gegen jede Vernunft. Doch die verflixte *Kundalini* sagt: ›Das ist Juwelenfülle, hier ist die Energiequelle.‹« (C. G. Jung 1998, S. 95 f.) Diese im

Manipura erzeugte Energie setzt der Yogi bewusst zu bestimmten Zwecken ein. Durch bestimmte Übungen wird durch diese Energie eine innere Hitze erzeugt, die die Unwissenheit und Selbstsucht verbrennt. Tibeter betrachten dieses *Chakra*, den Feuerlotos, als Ort zur Umwandlung der Energien. Die fünf Geistesgifte Unwissenheit, Zorn, Stolz, Leidenschaft und Hass werden hier in die fünf Weisheiten der fünf transzendenten Buddhas umgeformt. *Manipura-Chakra* sorgt für eine Verbesserung der Energieaufnahme und der Energiebereitstellung durch positiven Verlauf des Verdauungsvorgangs. Durch ein besseres »Verdauen« dessen, was von außen auf Körper und Geist einwirkt, hat der Mensch die Chance gesund zu bleiben. Eine geringe Aktivität in diesem Zentrum führt zu Kraft- und Lustlosigkeit, ein Überschuss zu Gier und Aggressivität.

Männlicher Aspekt des Göttlichen: *Vishnu*, der den männlichen Aspekt der nicht entfalteten Energie darstellt. In seinen Händen hält er einen Rosenkranz (*Mala*) und eine Feuerwaffe (*Shakti*), die die transformierende Kraft der Weisheit darstellt. Mit seinen zwei anderen Händen führt er die Wunschgewährungsgeste (*Varada-Mudra*) und die Furchtabweisungsgeste (*Abhaya-Mudra*) aus.

Weiblicher Aspekt des Göttlichen:

Lakini (*Lakshmi*), Gattin des Gottes *Vishnu*, die den weiblichen Aspekt der entfalteten Energie darstellt. *Lakshmi*, die Göttin der Schönheit, des Überflusses und des Glücks, gilt als die freundliche, Leben spendende Urmutter. In ihren Händen hält sie ein Donnerkeil-zepter (*Vajra*), Symbol für die Unzerstörbarkeit des Selbst, und eine Feuerwaffe (*Shakti*), die die Kraft der Zerstörung symbolisiert. Mit ihren zwei anderen Händen führt sie die Wunschgewährungsgeste (*Varada-Mudra*) und die Furchtabweisungsgeste (*Abhaya-Mudra*) aus.

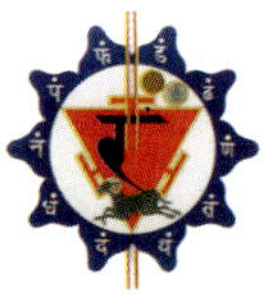

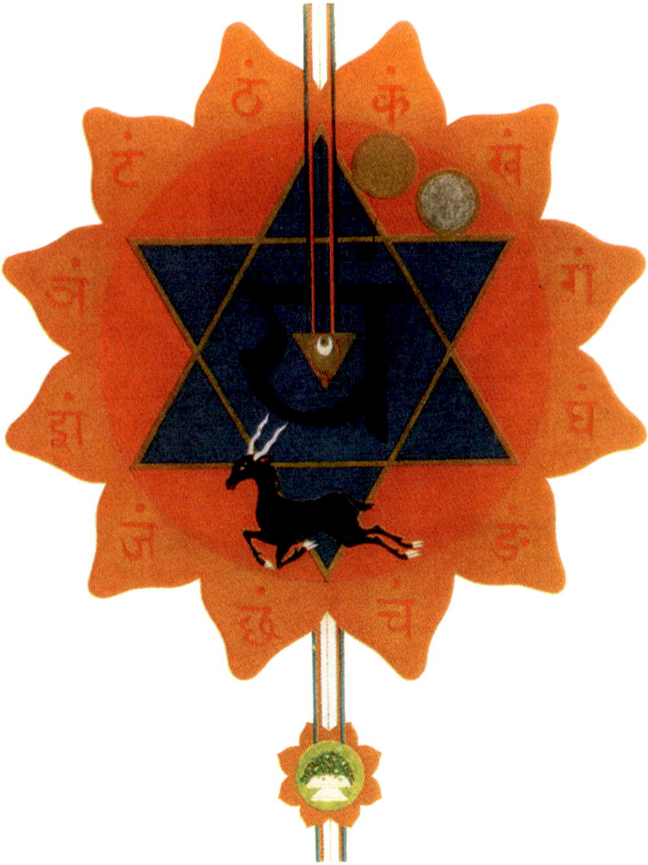

Anahata-Chakra

Lokalisierung:	in der Höhe des Herzens, in der Mitte der Brust
Körperliche Entsprechung:	Plexus cardiacus, Herz, oberer Rücken mit Brustkorb und Brusthöhle, unterer Lungenbereich, Blutkreislauf, Haut, Immunsystem, Thymusdrüse
Farbe:	Lotos: rauchfarben, neblig; Farbe der Blütenblätter: Zinnober oder orange – Farbe der Befreiung des Geistes von der Materie
Anzahl der Blütenblätter:	zwölf. Die Anzahl der zwölf Blätter symbolisiert das Ende eines Zyklus.
Aspekt von Prana:	*Vyana,* zuständig für die Verteilung der der Luft und der Nahrung entzogenen Energie mittels des Kreislaufs und der Nerven.
Symbolische Form:	Sechseck; in Form von zwei sich von oben und unten durchdringenden Dreiecken symbolisiert es die Versöhnung des weiblichen und männlichen Prinzips. Alle unsere Dualitäten, wie Spiritualität und Materialismus, Handeln und Meditation, männ-

lich und weiblich, Sensibilität und Tatkraft, ja und nein, gut und böse, werden im Herzraum, der in der Yoga-Tradition als wichtigster Ort der Meditation betrachtet wird, aufgehoben.

Sinneswahrnehmung: Gefühl

Element: Luft

Symbolisches Tier: Antilope, Symbol für Sprunghaftigkeit, Lebhaftigkeit, Schönheit und Intelligenz des Herzens. Obwohl die Gazelle auf der Erde lebt, ist sie beinahe schwerelos. Die Gazelle, die beim Laufen mit ihren überaus schlanken Beinen kaum den Boden berührt, »hat schon einen Teil der Erdenschwere verloren. Sie zeigt auch an, dass in *Anahata* das Psychische ein flüchtiger Faktor, nämlich schwer zu fassen ist.« (C. G. Jung 1988, S. 117)

Bija (Keimsilbe): *YAM*

Aspekt im menschlichen Leben: Liebe, Hingabe, Mitgefühl. C. G. Jung wies darauf hin, dass der *Purusha* (Selbst) im Herzzentrum das erste Mal sichtbar wird. Dies ist ein Hinweis auf ein Wesen, das einen umschließt und größer und bedeutungsvoller ist als das kleine Ego. Die Kenntnis des *Purusha* (Selbst) erfordert eine Wendung zum Herzen und eine Kontrolle über die psychomentalen Erfahrungen. Eine geringe Aktivität in diesem Zentrum führt zu mangelnder Sensibilität gegenüber unseren Mitmenschen, während eine Überbetonung eine Hypersensibilität zur Folge hat. Ist dieses Zentrum blockiert, so empfindet der Mensch Kälte im Umgang mit anderen Menschen. Die Öffnung dieses *Chakras* begünstigt die Fähigkeit zur selbstlosen Liebe. Hinweise auf das Herz sind bereits im *Rigveda* zu finden: »Das Herz befähigt den Menschen, in tiefe Geheimnisse und Mysterien einzudringen, das Herz ist das Organ, mit dem man sehen kann, was dem physischen Auge verwehrt bleibt.« Das Herz wird immer mit dem Gefühl verbunden, weil Gefühlszustände das Herz beeinflussen. Überall auf der Welt findet sich die Assoziation zwischen Herz und Gefühl. Hat man kein Gefühl, so »hat man kein Herz«, oder wenn man keinen Mut besitzt, so ist man nicht »beherzt«. »Wir sagen zum Beispiel, dass wir etwas im Kopf, aber nicht im Herzen wissen. Zwischen Kopf und Herz liegt eine enorme Distanz; zehn, zwanzig, dreißig Jahre oder ein ganzes Leben könnte dazwischen liegen. Sie wissen vielleicht seit vierzig Jahren etwas im Kopf, das Ihr Herz nie berührt hat. Doch erst, wenn Sie es im Herzen begriffen haben, nehmen Sie Notiz davon.« (C. G. Jung 1998, S. 97)

Männlicher Aspekt des Göttlichen:

Ishu, der Weltherrscher, der als freundlicher Aspekt des Gottes *Shiva* gilt. Mit seinen Händen führt er die Wunschgewährungsgeste (*Varada-Mudra*) und die Furchtabweisungsgeste (*Abhaya-Mudra*) aus.

Weiblicher Aspekt des Göttlichen:

Kakini, die »Erheiternde und Gutes Verheißende«. Zwei ihrer vier Hände führen die Geste der Wunschgewährung (*Varada-Mudra*) und die der Furchtabweisung (*Abhaya-Mudra*) aus, in den anderen zwei Händen hält sie einen Stab mit Totenkopf (*Khatvanga*) und eine Schlinge (*Pasha*), die jede Art von Verblendung und Bösem fesselt

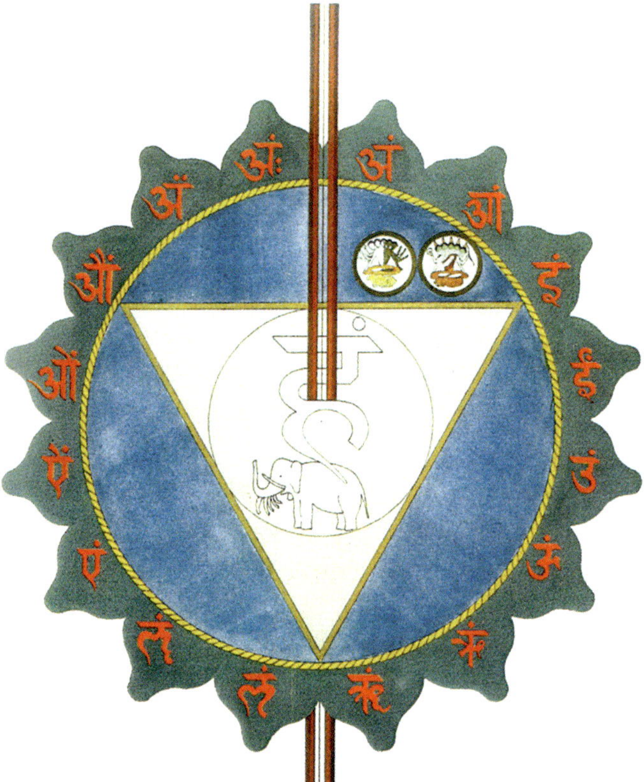

Vishuddha-Chakra

Lokalisierung:	in der Mitte des Halses
Körperliche Entsprechung:	Plexus cervicalis, Hals-, Nacken-, Kieferbereich, Kehlkopf, Speiseröhre, Bronchien, oberer Lungenbereich, Schultern, Arme und Hände, Stoffwechsel, Nervensystem, Schilddrüse
Farbe:	Lotos: Weiß wie das des Vollmonds – Symbol für Transparenz; Blütenblätter: Rauchgrau mit roten Streifen
Anzahl der Blütenblätter:	sechzehn. Die Zahl Sechzehn weist auf das Gleichgewicht hin, das durch die innere Wandlung erzielt wird.
Aspekt von Prana:	*Udana*, zuständig für die Kontrolle der Energie durch das Nervensystem und die endokrinen Drüsen
Symbolische Form:	Triangel symbolisiert in diesem *Chakra* die Einheit von Körper, Geist und Sprache bzw. die Einheit der drei *Gunas* (*Tamas, Rajas, Sattva*).
Sinneswahrnehmung:	Gehör

Element:	Äther
Symbolisches Tier:	schneeweißer Elefant symbolisiert in diesem *Chakra* Reinheit und höchste Erkenntnis. Während der Elefant im *Muladhara* die Macht der bewussten Welt symbolisiert, versinnbildlicht er im *Vishuddha* »die Dinge, die wir für sehr luftig, höchst irreal und flüchtig halten, nämlich den menschlichen Gedanken. Es ist, als mache der Elefant nun aus unseren Begriffen eine Wirklichkeit. Wir sehen ein, dass unsere Begriffe nur Phantasien, Produkte unseres Gefühls und Verstandes sind – Abstraktionen oder Analogien, die durch kein physikalisches Phänomen gestützt werden.« (C. G. Jung 1998, S. 120) In diesem *Chakra* kommt die Kraft des Elefanten den psychischen Realitäten zu Hilfe, die unser Verstand oft nur als bloße Abstraktionen betrachtet. Psychische Tatsachen stellen im *Vishuddha* eine Realität dar.
Bija (Keimsilbe):	*HAH*

Aspekt im menschlichen Leben:

die Kunst des Zuhörens, Kommunikationsfähigkeit. In diesem *Chakra* wird der *Prana*-Kraft durch die Sprache Ausdruck verliehen. Können Atem und Laut ungehindert strömen, so befindet sich der Mensch in Verbindung mit dem Kosmischen. In der Stimme und im Atem offenbart er sich in seiner jeweiligen Einstellung und Haltung. Im vollen Ausströmen des Atems zeigt sich sein Vertrauen zum Leben. Verhalten ist der Atem bei demjenigen, der sich selbst und seinem Leben misstraut. Ein Mensch, der in Ausdruck und Atmung beschränkt ist, ist von seinem Wesen abgeschnitten. *Vishuddha-Chakra* reguliert nicht nur die lautliche Äußerung, sondern auch die Mimik und Gestik, also alles, was als menschliche Äußerung gelten kann. *Vishuddha-Chakra*, der Ort des Hörens, der Stimmbildung und der Sprache, wird auch als »das Reinigende« bezeichnet, weil die Sprache ein Mittel ist, den Geist zu klären. Der Mensch, der in die Sphäre dieses *Chakras* eingetreten ist, hat durch die Läuterung der Sinne gelernt, dass alles Streben nach äußeren Dingen sinnlos ist. Er konzentriert sich auf die innere Suche nach Erlösung. In diesem *Chakra* ist *Purusha* nicht mehr eine blasse Ahnung, sondern die letzte Wirklichkeit. »Wir haben in *Anahata* schon ein größeres Gesichtsfeld, wir nehmen *Purusha* wahr. Aber wir trauen der Gewissheit einer psychischen Existenz noch nicht ganz, und darum haben wir *Vishuddha* noch nicht erreicht.« (C. G. Jung 1998, S. 110) Erst im *Vishuddha* kommt es zu einer außergewöhnlichen Schau des *Purusha*. »Denn *Vishuddha* bedeutet genau das, was ich gesagt habe: die volle Erkenntnis des psychischen Seins als das grundlegende Wesen der Welt, und das nicht mittels Spekulation, sondern durch wirkliche Erfahrung.« (C. G. Jung 1998, S. 111)

Männlicher Aspekt des Göttlichen: der ewige *Shiva* (*Sadashiva*). In diesem Erscheinungsbild hat *Shiva* fünf Gesichter und zehn Arme. Seine fünf Köpfe symbolisieren die fünf kosmischen Akte der Schöpfung: die Schöpfung, Erhaltung,

Vernichtung, Verhüllung und Erlösung. Die fünf verschiedenen Erscheinungsweisen werden auch als die fünf Weltprinzipien der *Samkhya*-Doktrin angesehen. Dem entsprechend zeigt sich *Shiva* als der »Neugeborene«, der »Gereinigte«, der »Herr der Mitte«, als das »höchste Wesen« und als der »Nichtschreckliche«. Die Zahl Fünf steht auch für die fünf Elemente und die fünf Erkenntnisorgane. Eine seiner zehn Hände führt die Furchtabweisungsgeste *(Abhaya-Mudra)* aus, und in den anderen trägt er die große Schlange *(Nagendra)*, Symbol der Versuchung, den Stachelstock *(Ankusha)*, Symbol des spirituellen Ansporns, den Dreizack *(Trishula)*, dessen Spitzen die Eigenschaften der Gottheit als Schöpfer, Erhalter und Zerstörer versinnbildlichen, die Feuerwaffe *(Dahana)*, die die transformierende Kraft der Weisheit versinnbildlicht, die Glocke (*Ghanta*), Symbol der Vergänglichkeit, den Donnerkeil (*Vajra*), ein Symbol für das Starke, Harte, Unzerstörbare, das Schwert (*Kripana*), Symbol für die Unterscheidungsfähigkeit, die Streitaxt (*Tanka*) und die Schlinge (*Pasha*),

Symbol für die Befreiung von Unwissenheit.

Weiblicher Aspekt des Göttlichen:

Shakti Shakini, die »reiner als der Nektar Ozean« ist, wird als Spenderin von Wissen und übernatürlichen Fähigkeiten (*Siddhis*) betrachtet. Ihre fünf Gesichter symbolisieren die Veredelung der fünf Sinne. In ihren vier Händen hält sie den Stachelstock *(Ankusha)*, die Schlinge *(Pasha)* sowie Pfeil *(Bana)* und Bogen *(Dhanus)*. Mit dem Stachelstock wird man zur Aktivität angespornt und mit der Schlinge vermag man sich von der Unwissenheit *(Avidya)* zu befreien. Pfeil und Bogen stehen für die zwei Aspekte der menschlichen Existenz. Der Bogen symbolisiert den Todestrieb und der Pfeil den Liebestrieb.

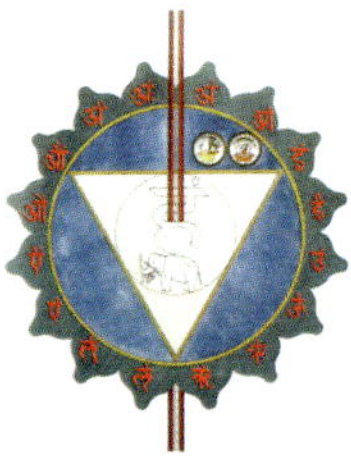

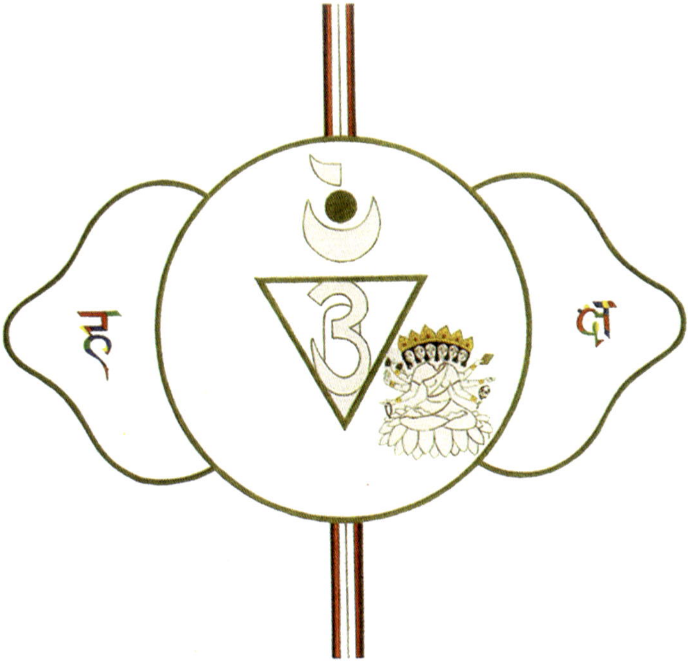

Ajna-Chakra

Lokalisierung:	zwischen den Augenbrauen
Körperliche Entsprechung:	Plexus carotis, Sinnesorgane, Augen, Ohren, Nase, Zunge, Haut, Nebenhöhlen, Gehirn, Hypophyse (Hormon- und Nervensystem) und Epiphyse, die manchmal als ein Überrest des Dritten Auges betrachtet wird.
Farbe:	Lotos: Strahlendes Weiß – Symbol für die Klarheit des Geistes, die Macht der Meditation; Blütenblätter: Weiß
Anzahl der Blütenblätter:	zwei. Die beiden Blütenblätter symbolisieren die Auflösung der Dualität und das Erwachen der Intelligenz, außerdem die Zirbeldrüse sowie *Ida* und *Pingala*, die sich an dieser Stelle vereinigen.
Aspekt von Prana:	*Prana-Vayu*, der die Aufnahme von Energie über die Atmungsorgane, die Verdauungsorgane und über die Haut regelt. Er bewegt sich im Brustraum.
Symbolische Form:	Kreis, Symbol für Vollkommenheit auf höchster Ebene. Im Kreis befindet sich ein Dreieck, der Sitz

des *Atman* (Selbst), der in der heiligen Silbe *OM* zum Ausdruck kommt.

Sinneswahrnehmung:	feinstoffliche Sinne (*Siddhi*)
Element:	Geisteskräfte (*Manas*)
Symbolisches Tier:	keins. Dieses Zentrum, das wie ein Samenkorn mit Flügel an den Seiten aussieht, enthält kein Tier. »Das bedeutet, dass es dort keinen psychischen Faktor gibt, nichts, was sich gegen uns richten könnte.« (C. G. Jung 1998, S. 122)
Bija (Keimsilbe):	*OM*
Aspekt im menschlichen Leben:	Unterscheidungsfähigkeit, Intuition, sechster Sinn. Die vollständige Öffnung dieses Zentrums verhilft zu Unterscheidungsfähigkeit und Intuition, aus der Glück und Freude erwachsen. *Ajna-Chakra* symbolisiert auch das Dritte Auge, das verborgene Dinge erschaut, die dem gewöhnlichen Menschen verwehrt sind. Es vermag nicht nur gleichzeitig Vergangenheit, Ge-

genwart und Zukunft zu erblicken, sondern auch Unheil abzuwehren. Ist der Yogi in dieses *Chakra* eingetreten, so besitzt er erstaunliche psychische Kräfte, was man gemeinhin den »sechsten Sinn« nennt. Eine Beeinträchtigung dieses Zentrums hat unklare Gedanken zur Folge und die Unfähigkeit, intuitiv Sachverhalte aufzunehmen.

Männlicher und weiblicher Aspekt des Göttlichen:

Shakti Hakini symbolisiert den Aspekt der Vereinigung der entfalteten und der nichtentfalteten Energie. Sie hat sechs Köpfe und sechs Arme. Die sechs Gesichter weisen darauf hin, dass der Geist stärker und schärfer geworden ist, und die sechs Arme sind ein Symbol für hoch entwickelte Fähigkeiten. In ihren Händen trägt sie eine Trommel (*Damaru*), die den Urlaut darstellt, der alles Entstehen und Vergehen in Gang setzt, einen Rosenkranz (*Mala*), Symbol für den ewigen Rhythmus der Zeit, einen Stab mit Totenkopf (*Khatvanga*), Symbol für die Vergänglichkeit, und ein Buch (*Vidya*), Symbol für das ewige Wissen. Mit den zwei anderen Händen führt sie die Furchtabweisungsgeste (*Abhaya-Mudra*) und die Wunschgewährungsgeste (*Varada-Mudra*) aus.

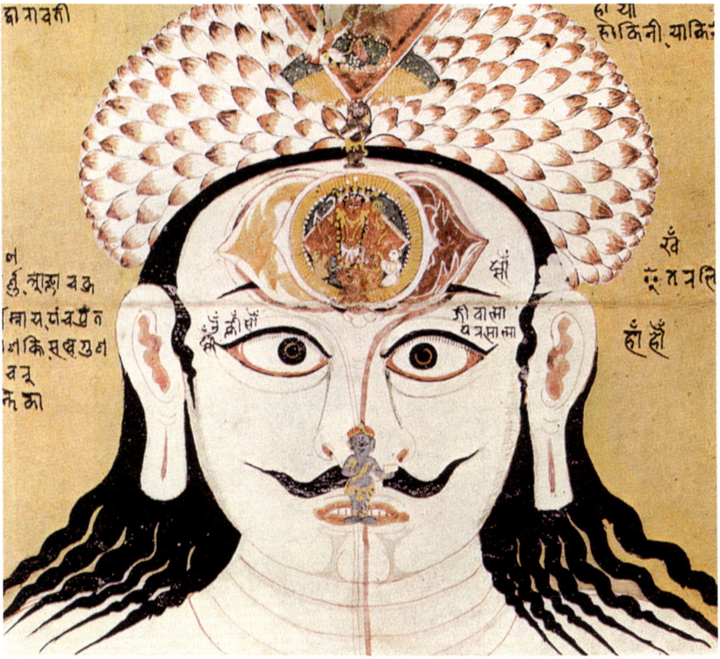

Sahasrara-Chakra

(Nepal, 17.Jh.)

Lokalisierung:	oberhalb der Fontanelle am Kopf (*Brahmarandra*)
Körperliche Entsprechung:	keine
Farbe:	Lotos: strahlendes Weiß mit roten Streifen; Blütenblätter: Weiß
Anzahl der Blütenblätter:	tausend. Die Zahl Tausend symbolisiert in Indien das, was sich jenseits unserer normalen Wahrnehmungsfähigkeit befindet. Sie gehört dem Transzendenten, dem Unendlichen an.
Aspekt von Prana:	kein
Symbolische Form:	keine
Sinneswahrnehmung:	keine
Element:	kosmisches Bewusstsein
Symbolisches Tier:	keins
Bija (Keimsilbe):	die ewige Stille
Aspekt im menschlichen Leben:	Selbst, der Zustand der Einheit. Das Aufblühen des tausendblättrigen Lotos vollzieht sich

jenseits aller Worte und Begriffe und zerstört endgültig den Schleier der Unwissenheit (*Avidya*). *Sahasrara*, das Kronen-*Chakra,* »ist ein rein philosophisches Konzept, das für uns keine Bedeutung hat, da es jenseits jeglicher Erfahrungsmöglichkeit liegt. Im *Ajna* gibt es noch die Erfahrung des Selbst, das offensichtlich vom Objekt, Gott, unterschieden ist. In *Sahasrara* begreift man, dass es diesen Unterschied nicht mehr gibt; da ist Gott nicht mehr, sondern nur noch *Brahman*. Weil alles eins ist, kann man es nicht mehr erfahren; es gibt kein Gegenüber, keine Zwei. Es ist im Schlafzustand, es ist nicht, es ist *Nirvana*.« (C. G. Jung 1998, S. 123)

Aspekt des Göttlichen: Dieser Raum wird in der shivaitischen Tradition als Vereinigung von *Shiva* und *Shakti* gesehen.

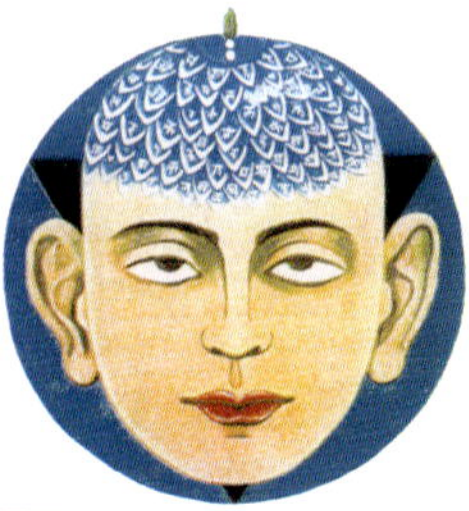

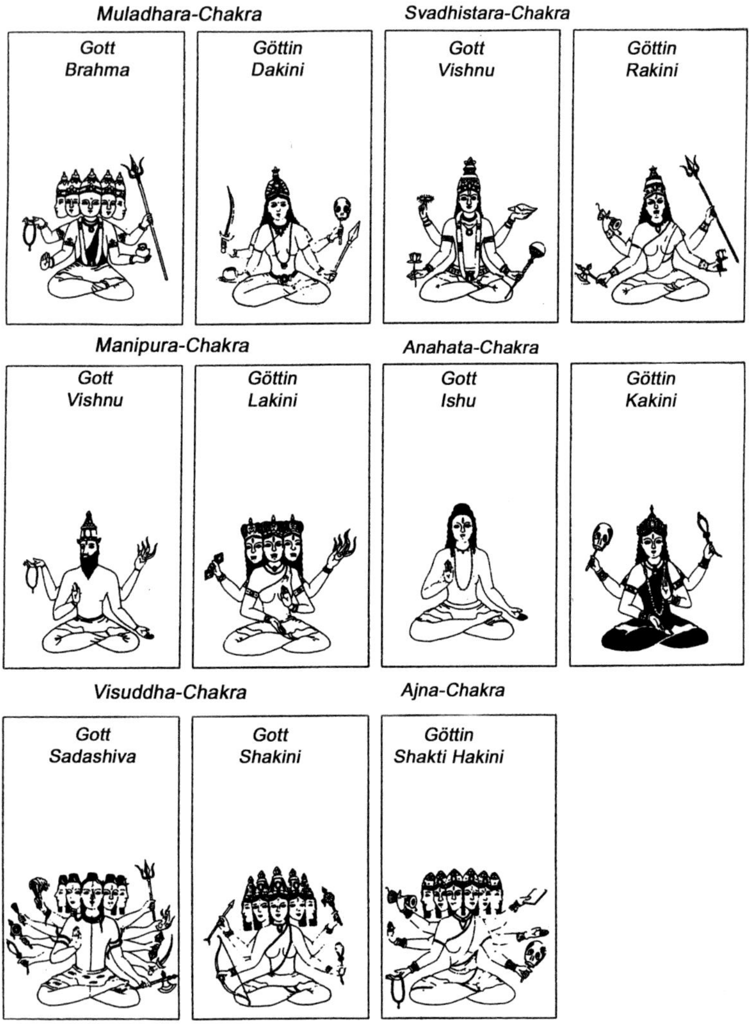

Die Gottheiten in den einzelnen Chakras

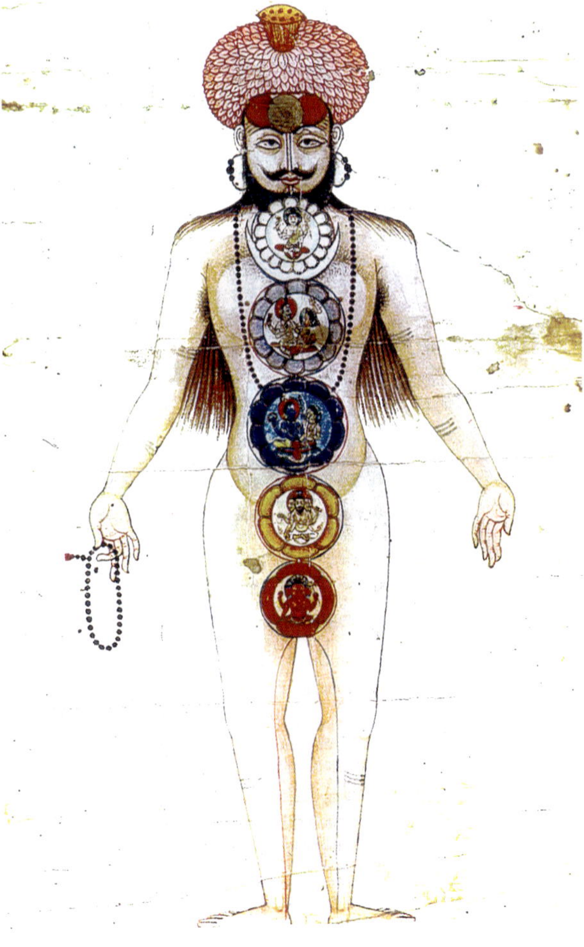

Die verschiedenen Chakras nach der Yoga-Philosophie.

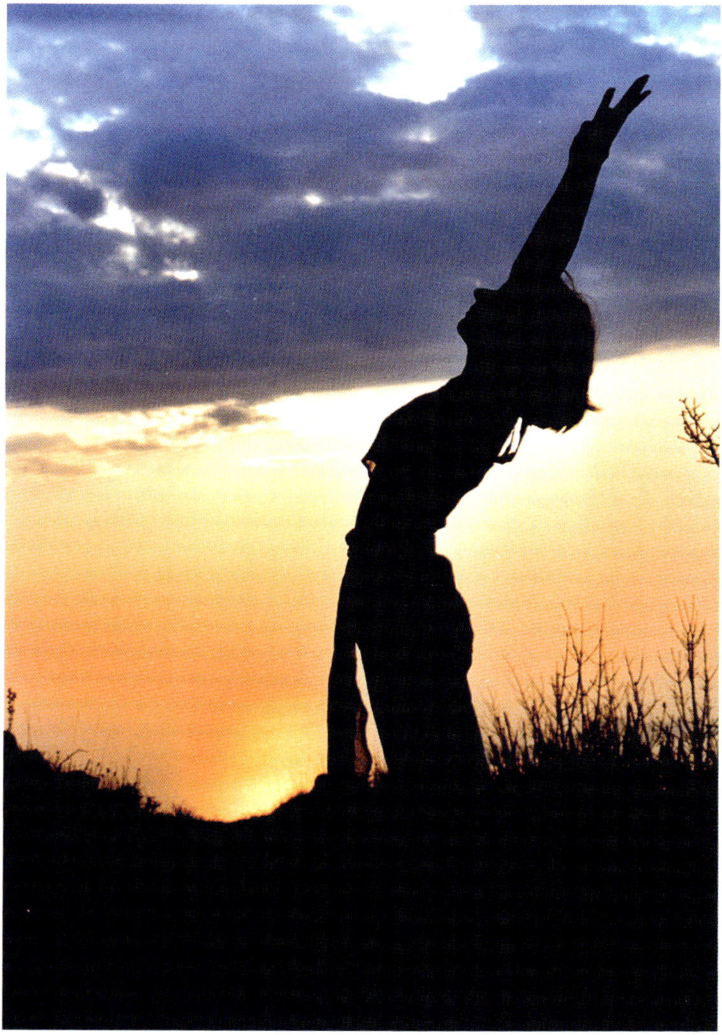

Licht?
Du musst nur aus dem Schatten heraustreten, dann erblickst du es.

Hermann Hesse

Praxis des Sonnengrußes

Wichtige Hinweise

Eine Übungspraxis wird nur dann Erfolge zeigen, wenn wir sie über einen langen Zeitraum ohne Unterbrechung beibehalten, wenn sie von Vertrauen in den Weg und von einem Interesse, das aus unserem Inneren erwächst, getragen ist.

Yoga-Sutra

Die frühe Morgenstunde ist nach Ansicht der Yogis die geeignetste Zeit für die Übung des Sonnengrußes, da es beim Sonnenaufgang bestimmte Schwingungen gibt, die das innere Erwachen des Geistes fördern. Die intensive Belebung des ganzen Körpers wirkt sich positiv auf den gesamten Tagesrhythmus aus. Wirkungsvoll ist es auch, wenn der Sonnengruß zweimal täglich geübt wird, unmittelbar nach dem Aufstehen und abends vor dem Abendessen. Der Magen sollte leer sein.

Führen Sie den Sonnengruß niemals vor dem Schlafengehen aus, da der Körper mit Energie aufgeladen und das Einschlafen erschwert wird.

Die letzte Mahlzeit sollte mindestens zwei Stunden vor Beginn der Übungen eingenommen werden. Wer sein Gewicht reduzieren will, sollte auch unmittelbar danach nichts essen. Ein Glas warmes Wasser mit ein paar Tropfen Zitronensaft fördert die Entschlackung. Blase und Darm sollten vor dem Üben entleert worden sein.

Lassen Sie sich nicht vom Üben abhalten, auch wenn Sie abgespannt, müde oder erregt sind, da Ihnen der Sonnengruß schon nach kurzer Zeit neue Energie verleiht.

Wählen Sie bequeme Kleidung, die Ihren Körper nicht einengt.

Benutzen Sie eine rutschfeste Unterlage, und üben Sie barfuß.

Als Übungsort eignet sich ein gut durchlüfteter Raum. Im Idealfall wird der Sonnengruß in der freien Natur, der aufgehenden Sonne zugewandt, durchgeführt.

Empfehlenswert ist, ein Bild mit einer großen Sonne in Augenhöhe aufzustellen. Bei jeder Grundhaltung sollten Sie den Blick darauf richten, damit Sie sich mit Ihrer inneren Sonne verbinden können.

Lassen Sie sich bei der Ausführung Zeit, und führen Sie den Gruß mit langsamen, fließenden und gleichmäßigen Bewegungen, ohne Zwang aus. Die Bewegungen müssen ineinander übergehen wie bei einem Tanz.

Lassen Sie die Augen ohne Anstrengung geöffnet.

Der Übungszyklus sollte stets in einem bestimmten Atemrhythmus ausgeübt werden. Auch eine Verbindung mit bestimmten *Mantras* ist möglich. Jede Bewegung entspricht einem Atemzug. Das rhythmische Ein- und Ausatmen intensiviert die harmonisierende Wirkung des Sonnengrußes.

Atmen Sie während der gesamten Ausführung gleichmäßig durch die Nase.

Üben Sie in der ersten Woche drei *Surya-Namaskar*-Runden. Im Laufe der Zeit, wenn Ihre körperliche Stärke zunimmt, werden Sie mühelos täglich 12–15 Runden ausführen können. Steigern Sie die Länge Ihrer Übungszeit nach und nach.

Sie können die Übungsweise variieren, indem Sie den Zyklus mit langsamen Bewegungen beginnen und im Laufe des Übens den Rhythmus beschleunigen. Diese Übungsweise hat eine stärkende Wirkung auf den Herzrhythmus und wirkt insgesamt stärkend auf körperlicher Ebene.

Bleiben Sie stets in der Gegenwart verhaftet, und konzentrieren Sie sich beim Üben auf die Empfindungen im ganzen Körper. Seien Sie sich dessen bewusst, dass die Energie in den Teil des Körpers geht, auf den Sie Ihre Aufmerksamkeit lenken.

Konzentrieren Sie sich auf den Gedanken, dass jede Bewegung einem besonderen Muskel oder Teil Ihres Körpers dient.

Stellen Sie keine zu hohen Anforderungen an sich selbst. Üben Sie nur innerhalb der Grenzen Ihrer eigenen Kraft. Der Sonnengruß sollte nie anstrengen, sondern im Gegenteil wohltuende Frische vermitteln.

Eine längere Entspannung von etwa 10 Minuten sollten Sie regelmäßig am Ende Ihres Übungsprogramms durchführen.

Surya Namaskar sollte in den folgenden Fällen nicht praktiziert werden:

- bei chronischen oder akuten Rückenschmerzen
- bei degenerativen Veränderungen der Wirbelsäule
- bei Entzündungen im Bauchbereich
- bei Hernien
- nach Operationen
- im fortgeschrittenen Stadium der Schwangerschaft

Der Surya-Namaskar-Zyklus

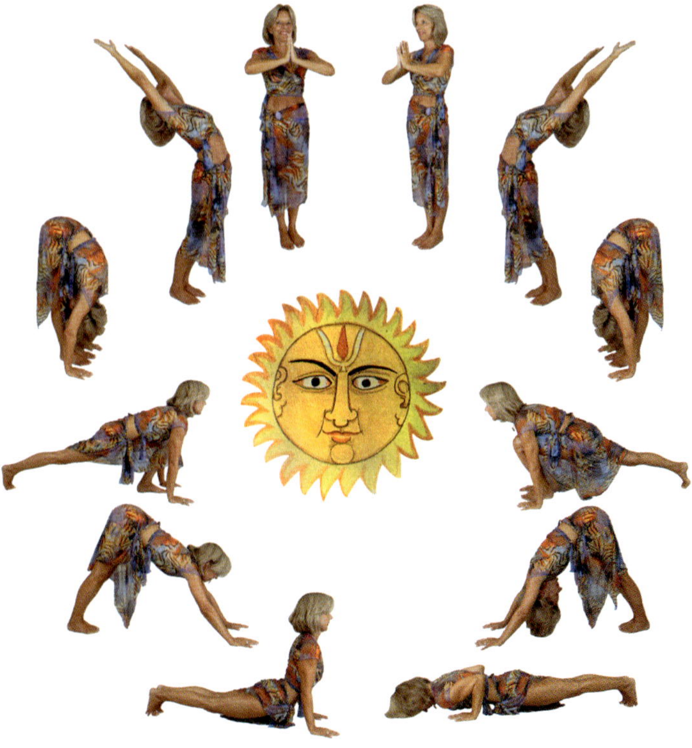

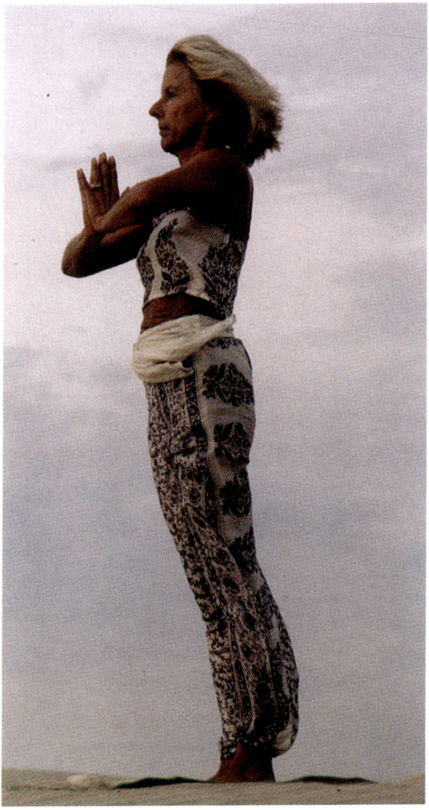

Position 1 – Pranamasana (Gebetshaltung)

Stehen Sie aufrecht und stellen Sie Ihre Füße hüftweit parallel auseinander. Führen Sie die Hände zur Brust, bis sich die Handflächen berühren. Stehen Sie kerzengerade.
Ihr Gesicht ist entspannt und gelöst. Nehmen Sie drei tiefe Atemzüge. Stellen Sie sich dabei vor, wie Sie sich der Sonne öffnen und Sie mit jedem Atemzug ihre Energie in Ihren Körper strömen lassen. Konzentrieren Sie sich auf den Herzbereich (Anahata-Chakra).

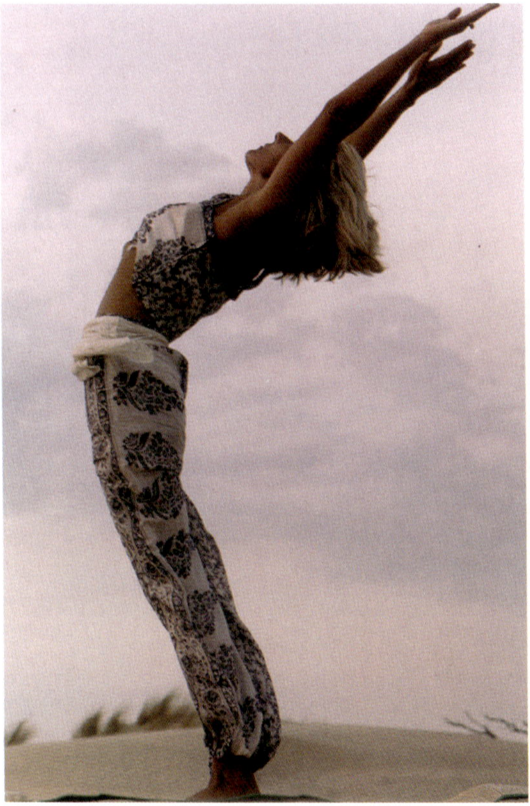

Position 2 – Hasta-Utthanasana (Armstreckung)

Einatmen. Während Sie beide Arme über den Kopf strecken und den Kopf und den Oberkörper nach hinten beugen, denken Sie an die Leben spendende Luft, die in Ihre Lunge dringt. Konzentrieren Sie sich auf den Hals (Vishuddha-Chakra).

Dehnen Sie von den Zehenspitzen bis in die Fingerspitzen die gesamte Vorderseite Ihres Körpers und werden Sie sich dieser Dehnung bewusst.

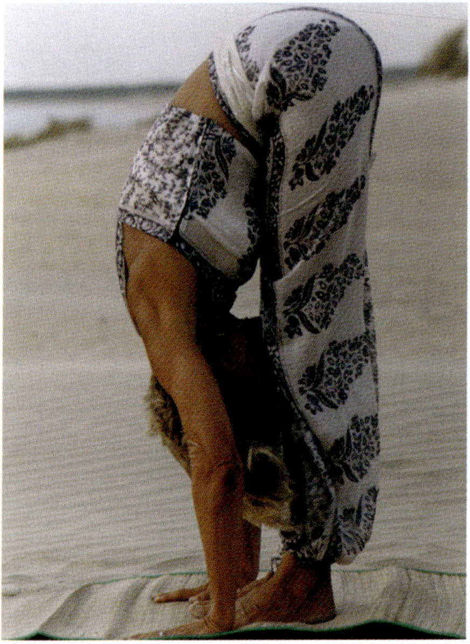

Position 3 – Padahastasana (Hand-/Fußhaltung)

Ausatmen. Atmen Sie so gründlich aus, dass alle Luft aus Ihren Lungen ausgestoßen wird. Beugen Sie sich aus der Haltung der gestreckten Arme nach vorne und legen Sie die Hände (oder die Fingerspitzen, wenn dem Körper noch die Flexibilität fehlt) neben die Füße. Ihre Handflächen bleiben dort während der Ausführung von Surya Namaskar unverändert liegen. Wenn Sie es schaffen, berühren Sie die Knie mit der Stirn. Ziehen Sie den Bauch ein (Uddiyana-Bandha) und den inneren und äußeren Sphinkter des Anus zusammen (Mula-Bandha). Konzentrieren Sie sich auf das Steißbein (Svadhisthana-Chakra). Spüren Sie die Dehnung der gesamten Rückseite Ihres Körpers, von den Fersen, über die Beine, das Becken, den Rücken, bis in den Nacken.

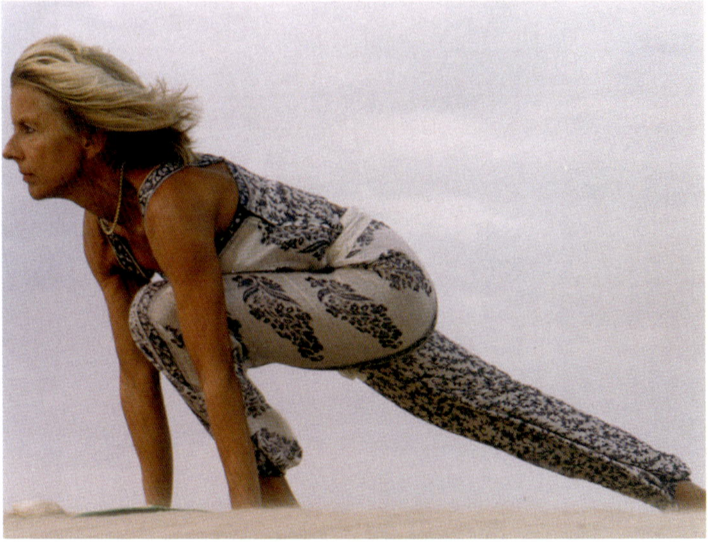

Position 4 – Ashwa-Sanchalanasana (Reiterhaltung)

Einatmen. Lassen Sie Ihr rechtes Bein nach hinten gleiten. Während Sie es strecken, beugen Sie gleichzeitig das linke Bein, ohne den linken Fuß zu bewegen. Auch die Arme bleiben vollständig gestreckt. Die Handflächen halten den Körper im Gleichgewicht. Der Blick ist nach vorn gerichtet. Seien Sie sich der Streckung vom Oberschenkel aus über die Vorderseite des Körpers bis hinauf zum Stirnzentrum bewusst. Konzentrieren Sie sich auf die Stirn (Ajna-Chakra).

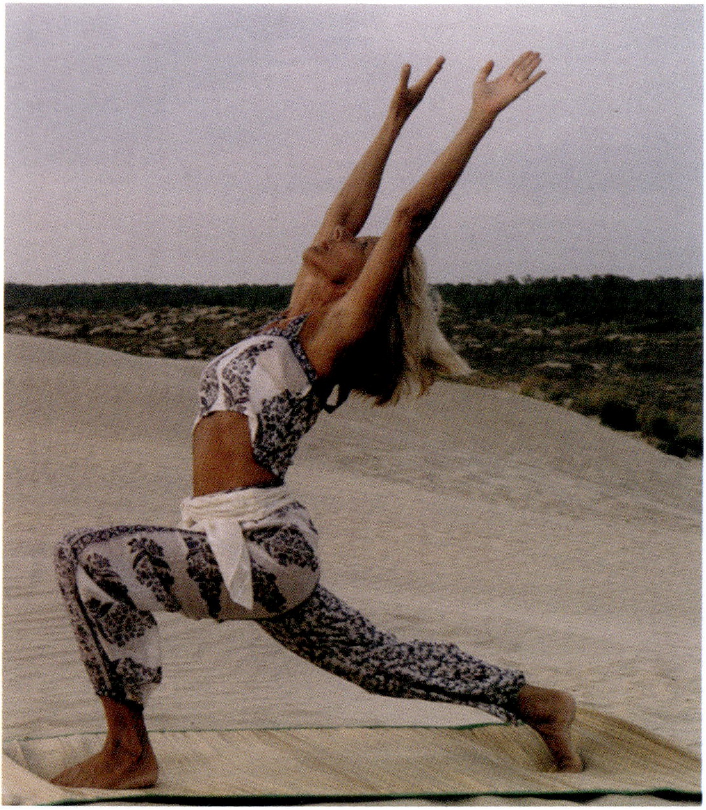

Variante der Position 4 – Virabhadrasana (Haltung des Helden Virabhadra)

Einatmen. Strecken Sie Ihr rechtes Bein nach hinten. Beugen Sie das linke Bein. Richten Sie sich auf und führen Sie Ihre gestreckten Arme über den Kopf und bringen Sie ihn und den Oberkörper nach hinten. Konzentrieren Sie sich auf den Stirnbereich (Ajna-Chakra). Erleben Sie in dieser Stellung den Ausdruck von Kraft und Hingabe.

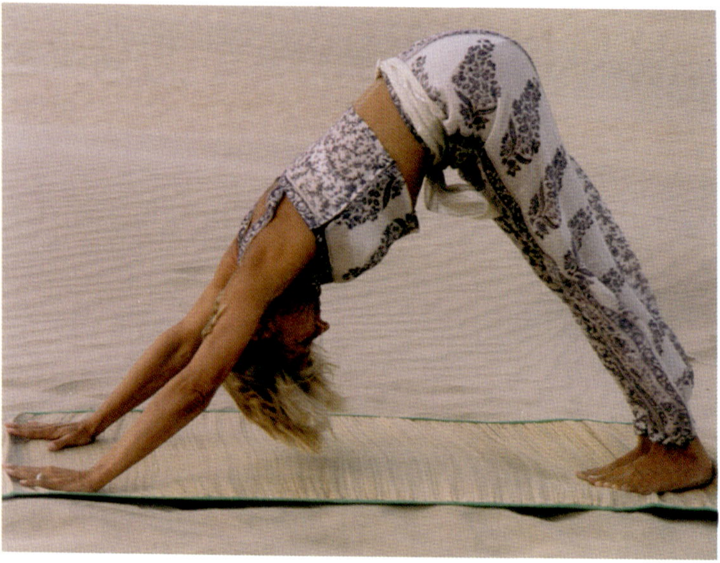

Position 5 – Adho-Mukha-Shvanasana (Hundehaltung mit dem Blick nach unten)

Ausatmen. Strecken Sie das linke Bein nach hinten neben das rechte Bein. Ihre Hände bleiben in der gleichen Stellung. Strecken Sie dann das Gesäß möglichst weit nach oben und neigen Sie den Kopf nach unten (Blick auf den Bauchnabel oder die Knie). Drücken Sie das Kinn auf das Schlüsselbein (Jalandhara-Bandha). Die Beine sind gestreckt und gerade, die Fersen berühren, wenn möglich, den Boden. Es ist ratsam, am Anfang die Fersen nicht auf den Boden zu zwingen. Man warte, bis jegliches Gefühl übermäßiger Anspannung der Muskeln und Sehnen hinter Knien und Fesseln verschwunden ist. Achten Sie auch darauf, dass Ihre Arme völlig gestreckt sind. Ihr Körper beschreibt ein umgekehrtes V. Lenken Sie Ihre Aufmerksamkeit auf den Hals (Vishuddha-Chakra).

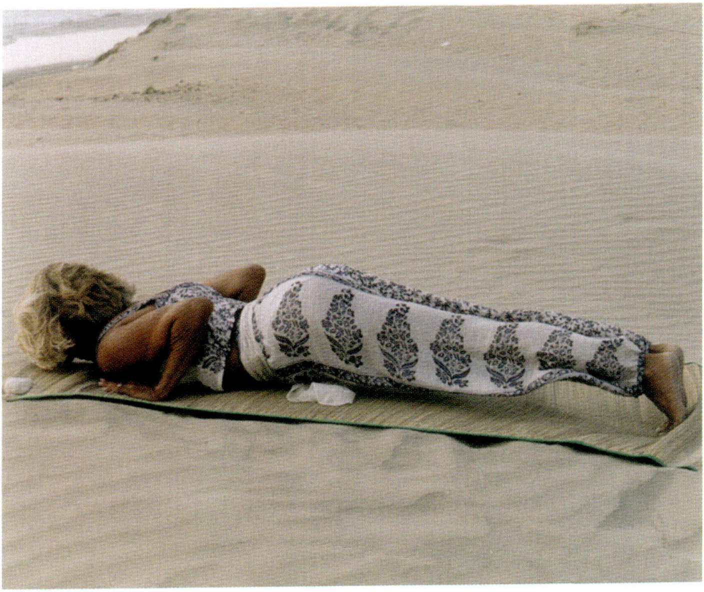

Position 6 – Ashtanga-Namaskara (Gruß mit acht Gliedern)

Atem anhalten. Beugen Sie die Arme und senken Sie Ihren Körper behutsam zum Boden, bis Ihr Kinn und Ihre Brust – nicht aber Bauch und Hüften – den Boden berühren. Die Hände liegen neben dem Brustkorb und die Zehenspitzen berühren den Boden. Richten Sie Ihre Aufmerksamkeit auf den Nabelbereich (Manipura-Chakra).

Sollte Ihnen diese Ausführung nicht möglich sein, bringen Sie Ihren Körper aus der Haltung des Hundes so zum Boden, dass außer den Zehenspitzen, Händen, Brust, Kinn oder Stirn auch die Knie den Boden berühren.

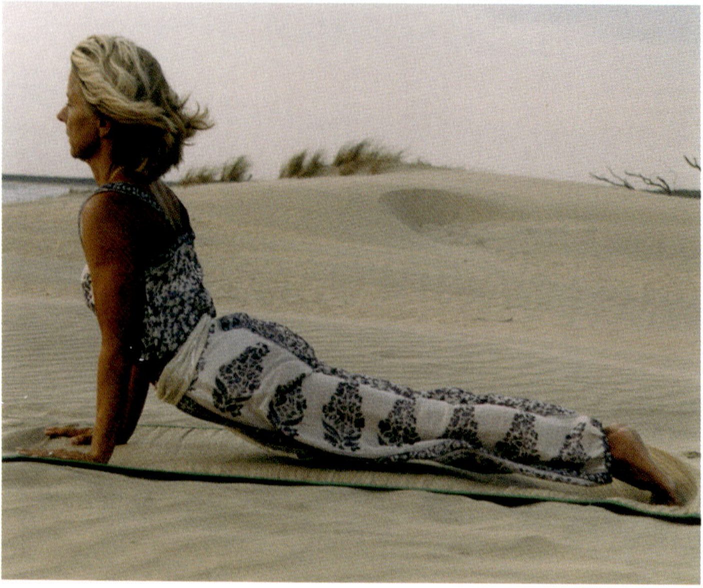

Position 7 – Bhujangasana (Kobrahaltung)

Einatmen. Strecken Sie Ihre Arme und heben Sie den Oberkörper von der Taille nach oben. Die Kraft der Aufrichtung kommt aus der Muskulatur des oberen Rückens. Nur Ihre Hände und Zehen berühren den Boden. Der Blick ist nach vorn gerichtet. Weiten Sie Ihren Brustkorb, und konzentrieren Sie sich auf das Steißbein (Svadhisthana-Chakra). In dieser Haltung wird das ganze Körpergewicht von den Armen getragen.

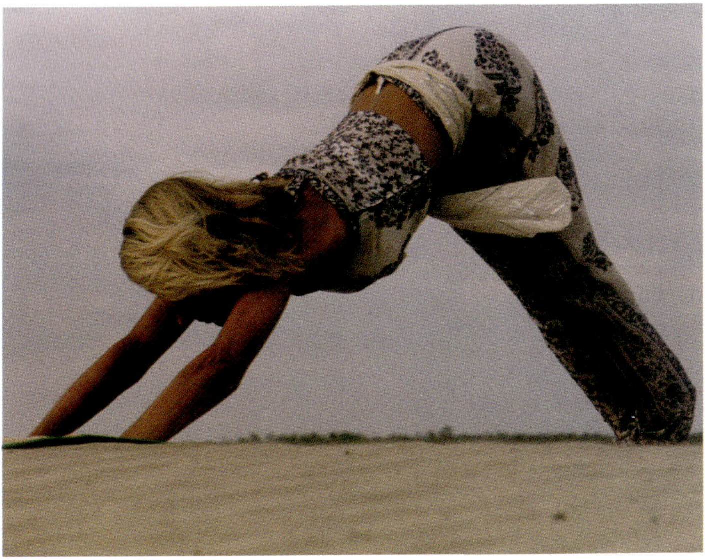

Position 8 – Urdhva-Mukha-Shvanasana (Hundehaltung mit dem Blick nach oben)

Ausatmen. Heben Sie Ihre Hüften und Ihr Gesäß so weit wie möglich nach oben. Verlagern Sie das Gewicht auf die Fußballen und achten Sie darauf, dass Sie die Arme durchstrecken. Der Kopf ist ein wenig gehoben, der Blick nach vorn gerichtet, die Fersen berühren, wenn möglich, den Boden. Sind die Muskeln hinter Knien und Fesseln bis aufs Äußerste angespannt, wissen Sie, dass die Haltung richtig durchgeführt ist. Richten Sie Ihre Aufmerksamkeit auf den Hals (Vishuddha-Chakra).

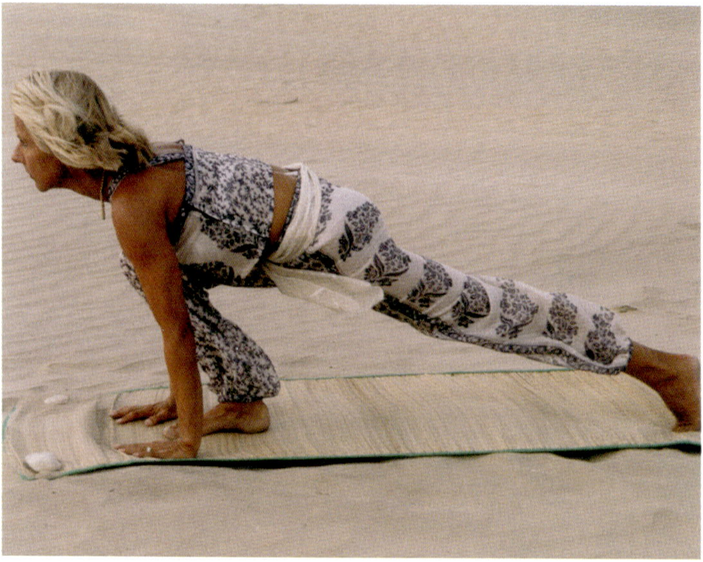

Position 9 – Ashwa-Sanchalanasana (Reiterhaltung)

Einatmen. Bringen Sie den rechten Fuß zwischen oder in die Nähe der Hände. Ihr rechtes Bein ist gebeugt, Ihr linkes Bein ist nach hinten gestreckt. Spüren Sie die Dehnung der Innenseite Ihres rechten Oberschenkels. Der Blick ist nach vorn gerichtet. Konzentrieren Sie sich auf die Stirn (Ajna-Chakra).

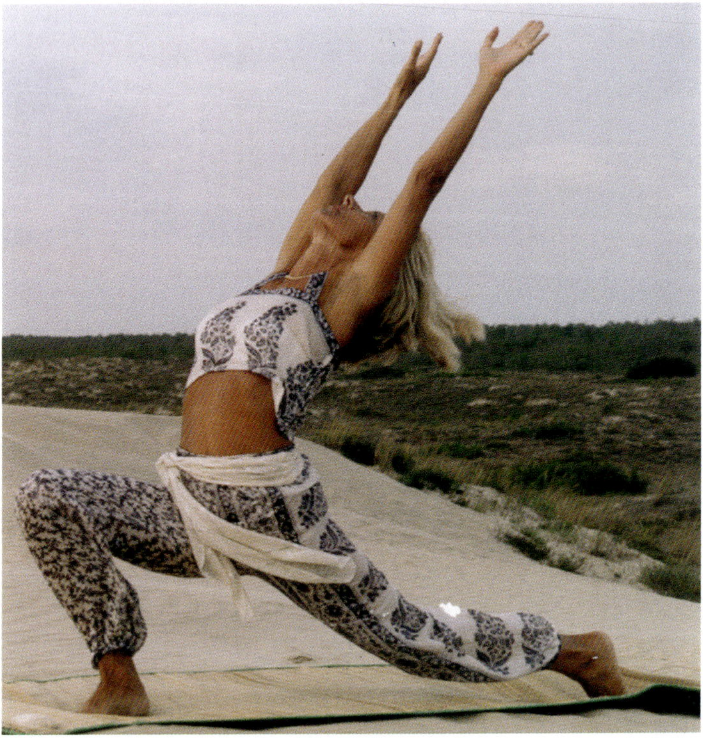

Variante der Position 9 – Virabhadrasana (Haltung des Helden *Virabhadra*)

Einatmen. Bringen Sie Ihr rechtes Bein mit einem weiten Schritt nach vorn. Ihr rechtes Bein ist gebeugt, Ihr linkes Bein ist nach hinten gestreckt. Richten Sie sich auf und führen Sie Ihre gestreckten Arme über den Kopf und bringen Sie ihn und den Oberkörper nach hinten. Richten Sie Ihre Aufmerksamkeit auf den Stirnbereich (Ajna-Chakra). Spüren Sie die Weite in Ihrem Brustraum.

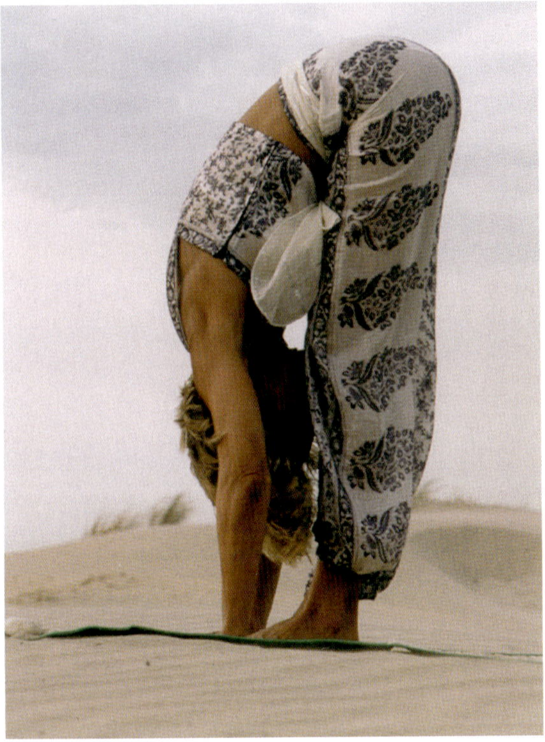

Position 10 – Padahastasana (Hand-/Fußhaltung)

Ausatmen. Bringen Sie Ihren linken Fuß zwischen die Hände oder in ihre Nähe und beugen Sie sich langsam aus den Hüften nach vorn. Strecken Sie beide Beine und versuchen Sie, die Knie mit der Stirn oder Nase zu berühren. Diese Stellung ist leichter, wenn Sie den Bauch einziehen und alle verbrauchte Luft gründlich ausstoßen. Ziehen Sie Ihre Bauchdecke an (Uddiyana-Bandha) und den inneren und äußeren Sphinkter des Anus zusammen (Mula-Bandha). Richten Sie Ihre Aufmerksamkeit auf das Steißbein (Svadhisthana-Chakra).

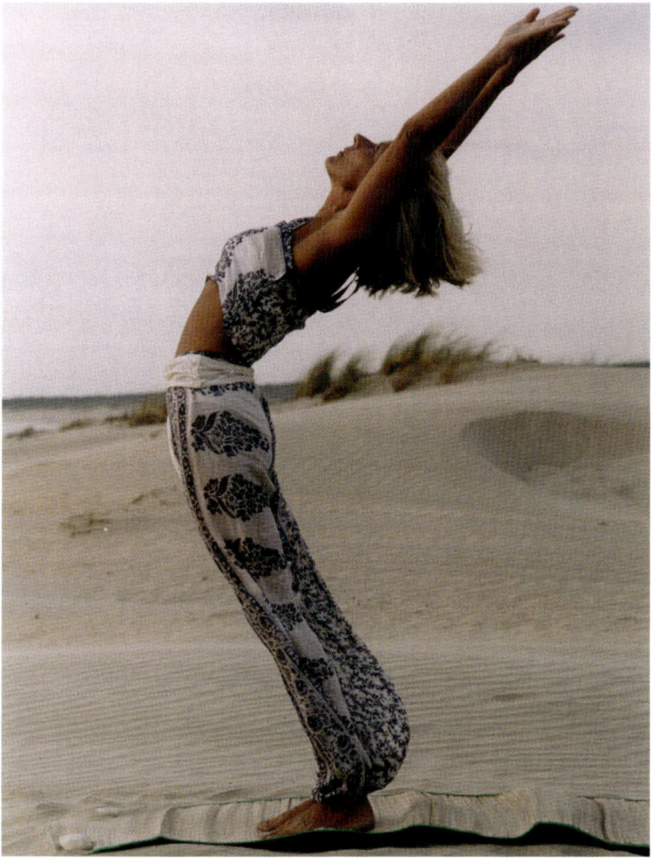

Position 11 – Hasta-Utthanasana (Armstreckung)

Einatmen. Strecken Sie Ihre Arme über den Kopf und bringen Sie ihn und den Oberkörper leicht nach hinten. Öffnen Sie sich bewusst der Sonne und spüren Sie ihre Energie und ihr Licht in Ihren Körper strömen. Entspannen Sie Ihre Gesichtsmuskeln und richten Sie Ihre Aufmerksamkeit auf den Hals (Vishuddha-Chakra).

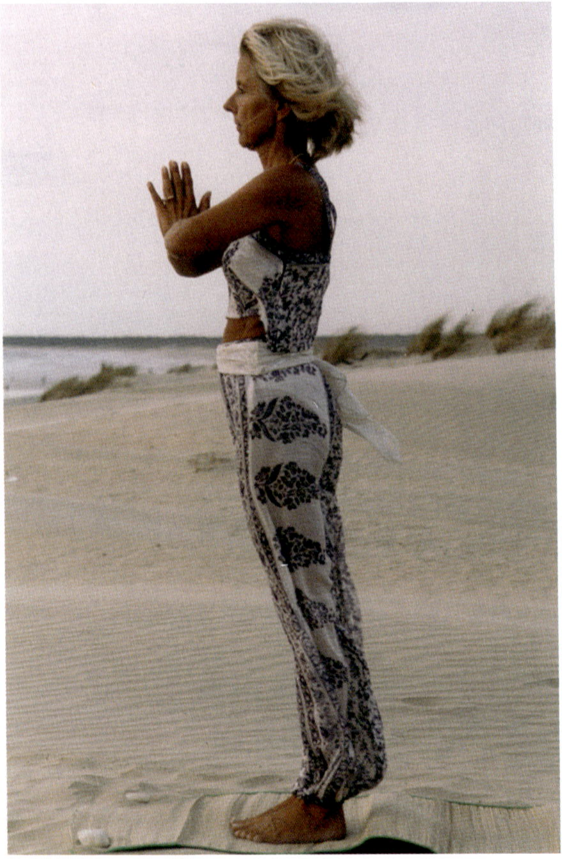

Position 12 – Pranamasana (Gebetshaltung)

Ausatmen. Lassen Sie Ihre Arme sinken und falten Sie die Hände vor der Brust. Spüren Sie, wie die Sonnenenergie in Ihren gesamten Körper strömt. Sammeln Sie die Aufmerksamkeit im Herzbereich (Anahata-Chakra). Atmen Sie einige Male tief durch, bevor Sie mit der nächsten Runde beginnen. An dieser Stelle können Sie das von Ihnen gewählte Mantra oder die Affirmation rezitieren.

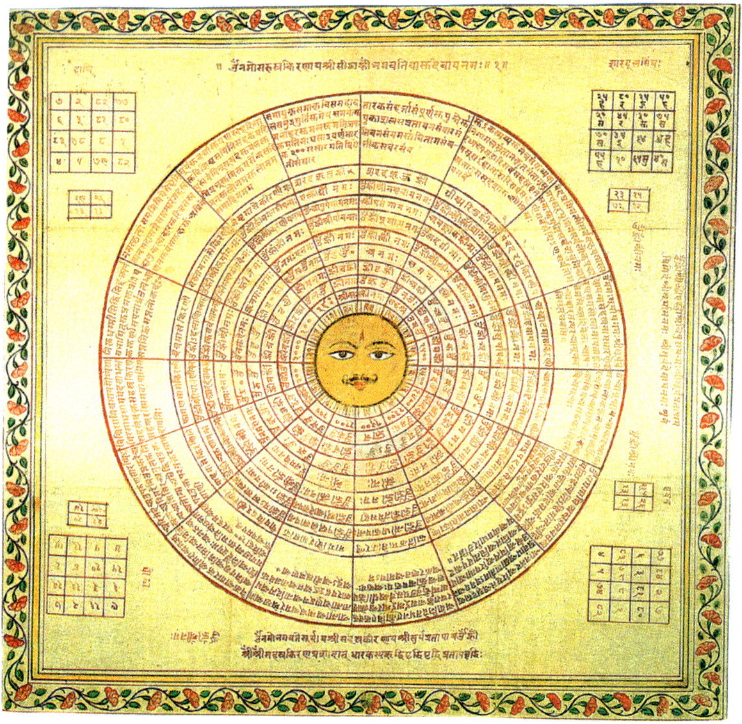

Die äußere Sonne dringt in die Tiefe der äußeren Finsternis, der Tod ist Unbewusstheit. Es ist die Unbewusstheit gegen alles, was sich regt, gegen alles, was atmet, gegen alles, was Licht mit sich bringt, das Leben zulässt. Der Tod ist ein Nein, ein ungeheures Nein gegen das höchste Licht, gegen die Sonne der Wahrheit.

Sri Aurobindo

Sonnengruß-Variante aus Nepal

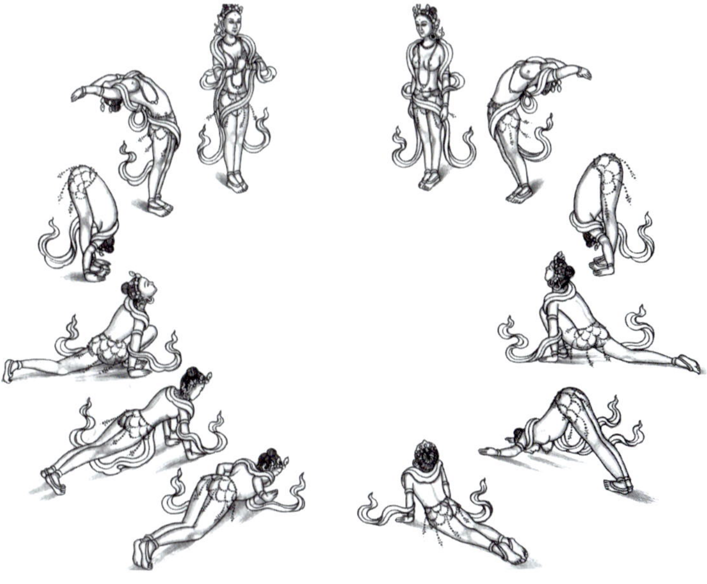

Sonnengruß

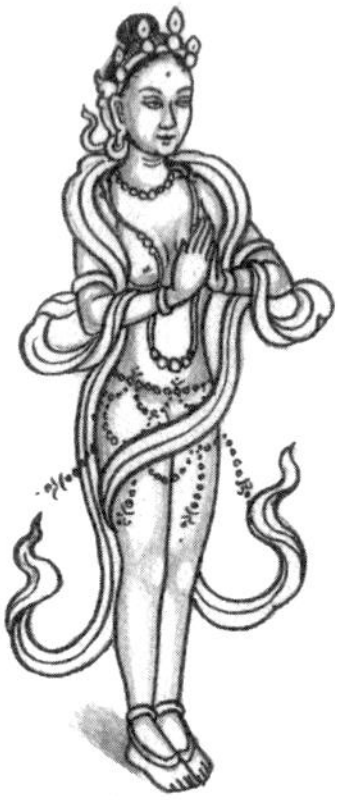

Position 1

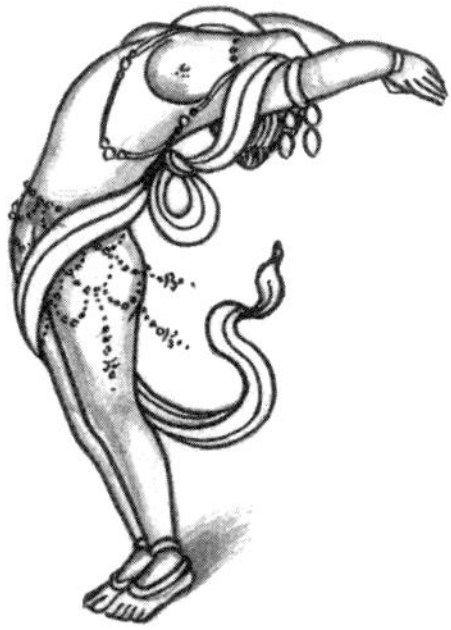

Position 2

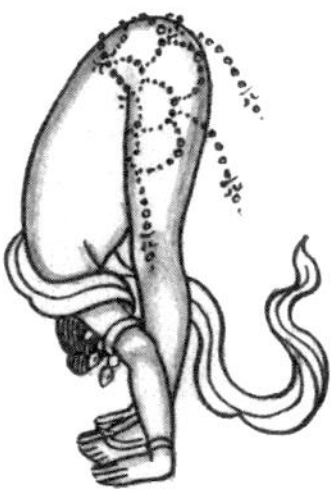

Position 3

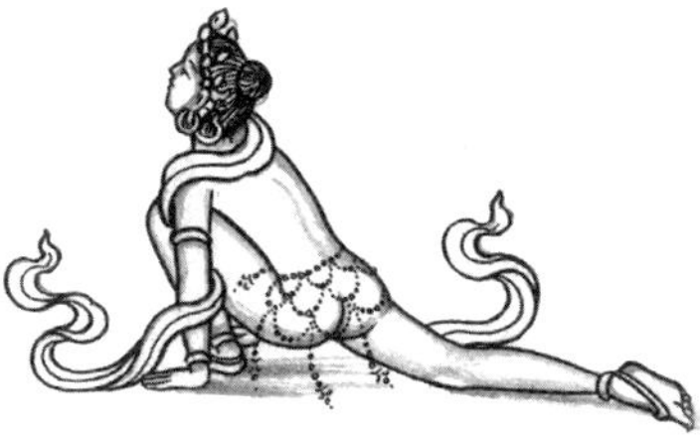

Position 4

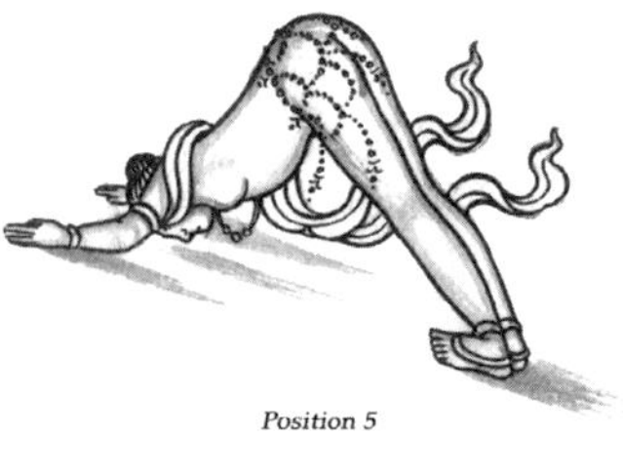

Position 5

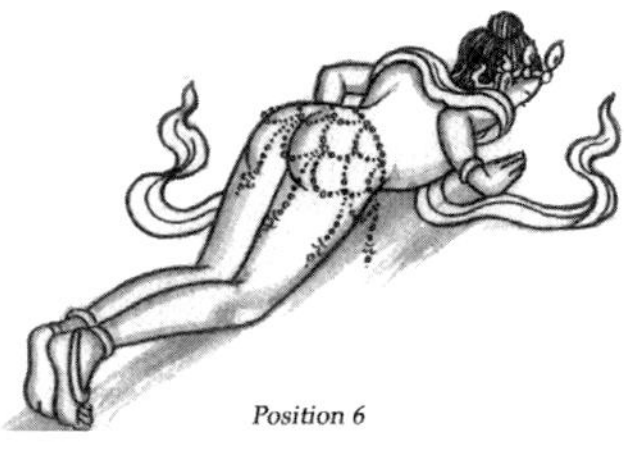

Position 6

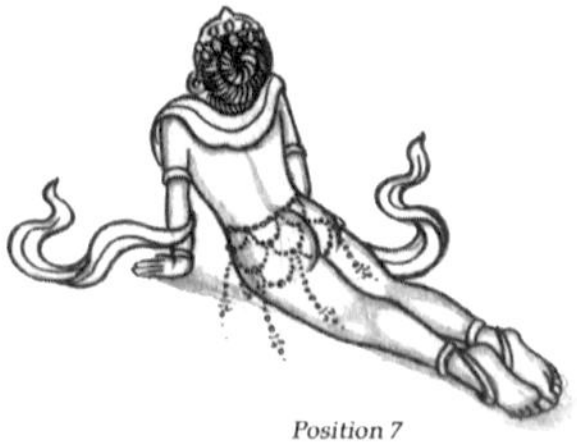

Position 7

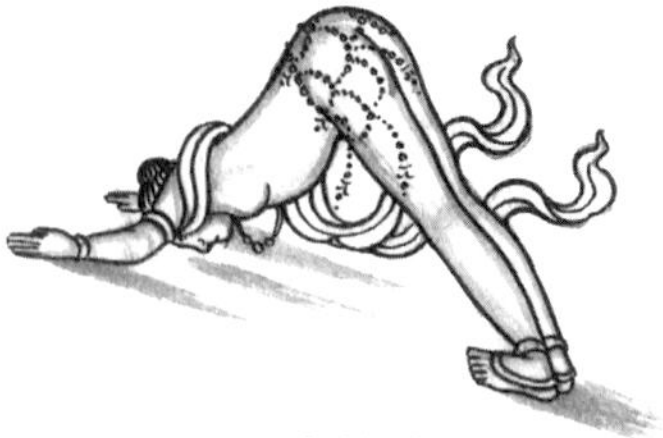

Position 8

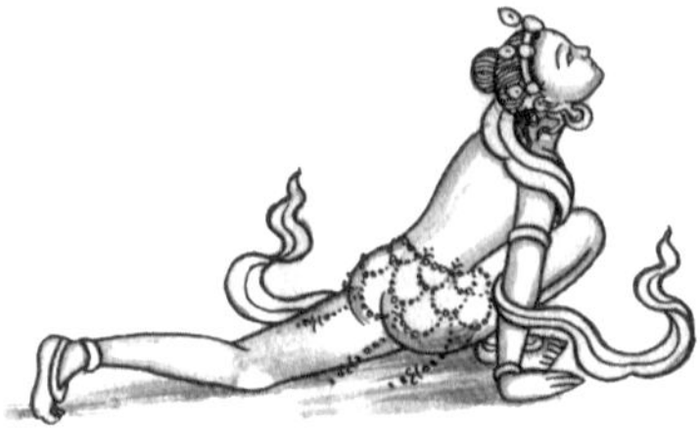

Position 9

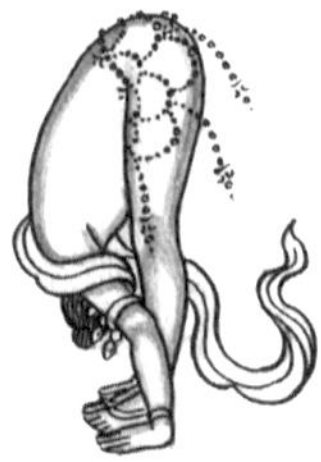

Position 10

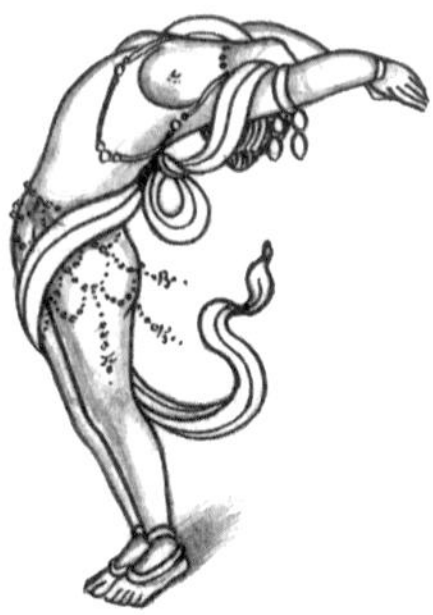

Position 11

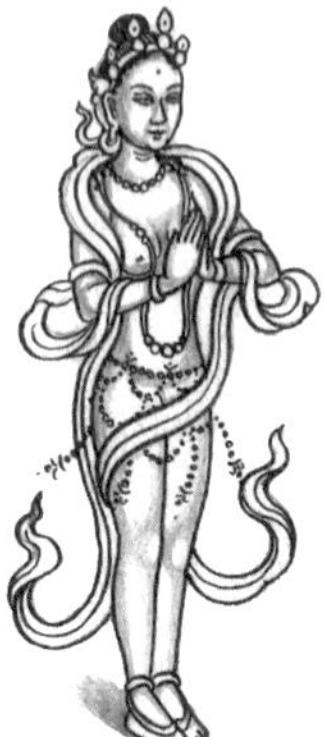

Position 12

Entspannung in der Rückenlage (Shavasana)

Auf dem Boden mit dem Rücken in voller Länge zu liegen wie ein Leichnam, wird Shavasana genannt. Die Übung lindert die Erschöpfung, die von den anderen Asanas hervorgerufen wird, und bringt dem Geist Ruhe.

Hatha-Yoga-Pradipika

Nachdem Sie 6, 12, 18 oder auch 24 Runden *Surya Namaskar* durchgeführt haben, legen Sie sich zum Ausruhen in die *Shavasana*-Position. Unentbehrliche Grundlage jeder körperlichen Übung im Yoga ist die Entspannung, die sich nur dann entwickeln kann, wenn die inneren Spannungen des Körpers, der Gedanken und der Gefühle gelöst werden.

Wer sich in der Technik der Entspannung übt, kann innerhalb weniger Minuten abschalten und sich regenerieren. In der integralen Entspannung von Körper, Geist und Seele findet der Mensch zu seiner natürlichen Ordnung zurück. Spannung ist Kräfteverschleiß; nur durch entspanntes Leben können wir Kräfte für das Wesentliche sammeln.

Wenn Sie in der Lage sind, den Zustand der Entspannung zu erreichen, vergeuden Sie keine wertvolle Lebensenergie. Ihr Geist ist frei von Stress und mit Gleichmut erfüllt.

B. K. S. Iyengar

Die Entspannung wird gewöhnlich in der Totenstellung *(Shavasana)* durchgeführt. Man liegt auf dem Rücken, die Beine sind leicht gespreizt, die Füße auseinander gestellt, und die Arme liegen locker neben dem Körper. Die Handinnenflächen sind nach oben gerichtet. Der Hinterkopf liegt auf dem Boden, die Augen sind geschlossen.

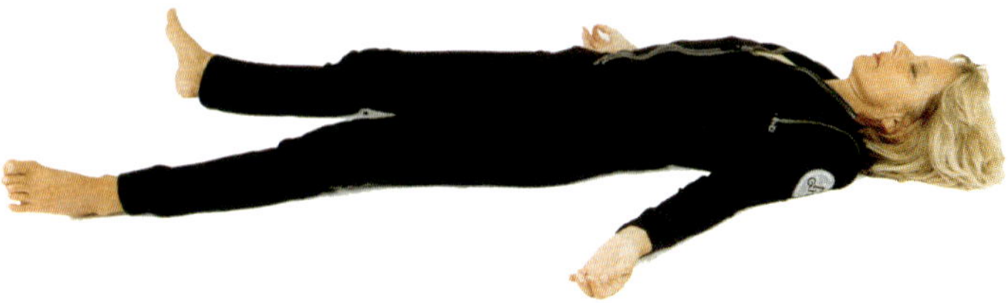

Entspannung in der Rückenlage

Das Sanskritwort *shava* bedeutet wörtlich *Tod* und mag zunächst befremdlich klingen. Doch bringt dieser Begriff das Wesentliche der Yoga-Tiefenentspannung zum Ausdruck, nämlich dass man nicht nur wie ein Toter auf dem Rücken liegt, sondern dass alle Ichimpulse, alle Gedanken- und Gefühlsbewegungen völlig fehlen. Denn erst wenn diese »ganz abgeklungen sind, können sich bis in unbewusste Tiefen und bis in vegetative Bereiche hinein Verspannungen lösen, kann sich die rechte Spannung einstellen und können sich Kräfte ordnen und ausgleichen.« (Anneliese Harf 1978, S. 53)
Die Hinduphilosophie unterscheidet:

den Geisteszustand eines Reichen vor seinem Tode,
den eines Armen,
den eines Erleuchteten.

Der Reiche beunruhigt sich über die Verteilung seines Reichtums, der Arme quält sich mit nicht erfüllten Wünschen, der Erleuchtete ist leer und begierdelos. Er ist in Harmonie mit sich und dem Kosmos. Diesen dritten Zustand gilt es, in der Totenstellung *(Shavasana)* zu suchen.

In gewisser Hinsicht ist *Shavasana* eine Vorstufe zur Meditation, weil diese Haltung bewirkt, Unruhe des Körpers und des Geistes hinter sich zu lassen.

Ausführung

Legen Sie sich auf den Rücken. Entspannen Sie sich. Die Arme liegen locker neben dem Körper, die Beine leicht gespreizt, die Fußspitzen etwas nach außen gerichtet, und die Handinnenflächen zeigen nach oben. Das Kinn ist ein wenig angezogen, die Augen sind geschlossen. Beginnen Sie damit, auf alle Geräusche zu achten, die von außen kommen. Legen Sie ihnen keine Bedeutung bei.

Entspannen Sie zuerst Ihr rechtes Bein, dann Ihr linkes Bein, Ihren rechten Arm, Ihren linken Arm. Lenken Sie Ihre Aufmerksamkeit in Ihr rechtes Bein, in das linke Bein, in den rechten Arm, in den linken Arm. Entspannen Sie Ihren Oberkörper, Ihren Hals, Kopf, Nacken und die Schultern. Entspannen Sie den ganzen Rücken und das Gesäß. Werden Sie sich aller noch verbliebenen Anspannungen in Ihrem Körper bewusst. Beobachten Sie Ihr Gesicht, Ihre Stirn. Entspannen Sie Stirn, Augenlider, Wangen, Mund, Kinn, Hals, Brust und den Bauch. (Drei Rundgänge)

Werden Sie sich Ihres Atems bewusst. Ihre Atmung sollte nun ruhiger geworden sein, und Sie fühlen, wie der Atem aus der Tiefe und Stille Ihres Wesens kommt. Synchronisieren Sie jetzt das Mantra *Soham* mit Ihrem Atem. Wenn Sie einatmen, sprechen Sie im Geiste die Silbe *So*, wenn Sie ausatmen, die Silbe *Ham*. Vermeiden Sie alle Assoziationen, alle Gedanken und Gefühle. Alles, was sich in Ihr Bewusstsein drängt, wird durch *Soham* (»Ich bin das«) ersetzt. Denken Sie vom Beginn der Einatmung bis zur Stille nach der Ausatmung nur *Soham*. Atmen Sie langsam und ruhig, ohne Anstrengung. Ihr Bewusstsein ist derart vom *Mantra Soham* erfüllt, dass kein Raum mehr für andere Gedanken bleibt. Bleiben Sie völlig entspannt, jedoch hellwach und sagen Sie sich im Geiste mit jedem Atemzug *Soham*. Mit der Silbe *So* strömt Ihr Atem vom Bauchnabel bis zum Hals, und mit *Ham* fließt er vom Hals zum Becken hinab. Führen Sie diese Übung einige Minuten lang durch.

Richten Sie Ihre Aufmerksamkeit nun völlig auf die Ausatmung. Beginnen Sie mit der Ausatmung und sprechen Sie im Geiste die Silbe *Ham*. Wenn Sie einatmen, wiederholen Sie die Silbe *So*. Aus dem *Mantra Soham* wird jetzt das *Mantra Hamso*. Mit der Silbe *Ham* fließt der Atem vom Hals bis zum Bauchnabel, und mit *So* steigt er vom Bauchnabel bis zum Hals. Konzentrieren Sie sich unablässig auf das *Mantra Hamso*, so dass keine Gedanken, Bilder oder Assoziationen in Ihr Bewusstsein treten. Wenn Sie das *Mantra* einmal ausgelassen haben, weil Ihre Gedanken abgeschweift sind, können Sie es beim nächsten Atemzug wieder aufnehmen. Schwindet das *Mantra* langsam dahin und fühlen Sie nur noch den Atem, so bedeutet dies, dass Sie ruhig geworden sind. Das *Mantra* ist dazu da, Ihren Geist zu zentrieren, und es schwindet häufig, während der Tiefenentspannung, in der es nicht mehr gebraucht wird. Das *Mantra Soham*, das dem natürlichen Geräusch der Atmung entspricht, wird auch als die Wissenschaft von *Prana* bezeichnet, die aller Atmung zu Grunde liegt. Bereits in den *Upanishaden* wird auf die Bedeutung dieses *Mantras* hingewiesen.

Rufen Sie nun ein Gefühl der Wärme in Ihrem ganzen Körper hervor. Fühlen Sie diese Wärme. Es ist ein heißer Sommertag, Sie liegen draußen in der Sonne. Fühlen Sie, wie die Sonnenstrahlen Sie erwärmen. Ihr rechtes Bein ist warm und gut durchblutet, Ihr linkes Bein ist warm und gut durchblutet. Ihr rechter Arm ist warm und gut durchblutet, Ihr linker Arm ist warm und gut durchblutet. Ihre Füße sind warm und gut durchblutet, Ihre Hände sind warm und gut durchblutet. Fühlen Sie die Wärme in Ihrem Rücken. Ihr Rücken ist sehr warm. Ihr Oberkörper ist warm und gut durchblutet. Werden Sie sich der Wärme in Ihrem gesamten Körper bewusst.

Visualisieren Sie nun einen Ort, der Ihnen Ruhe, Entspannung oder Geborgenheit vermittelt. Bleiben Sie nun für einen Moment an diesem Ort. Sie fühlen sich entspannt und völlig ruhig, sicher, locker und glücklich.

Lenken Sie dann Ihre Aufmerksamkeit nach außen. Nehmen Sie die Geräusche wahr, die von außen kommen. – Pause – Werden Sie sich Ihres gesamten Körpers bewusst. Ihr Körper liegt entspannt auf dem Boden, und Sie atmen langsam und regelmäßig. – Pause – Bewegen Sie dann langsam Ihre Finger, Ihre Zehen, drehen Sie den Kopf ein wenig nach rechts und links. Strecken Sie Ihre Arme und Beine aus und atmen Sie einige Male tief durch. Bleiben Sie noch für einen Moment liegen und öffnen Sie dann die Augen.

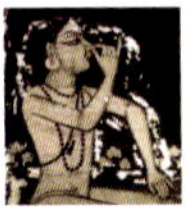

Nadi-Shodana

Wer auf diese Weise übt, abwechselnd durch das rechte und das linke Nasenloch atmend, beseitigt alle Unreinheiten im System der Nadis innerhalb von drei Monaten.

Hatha-Yoga-Pradipika

Im Anschluss an *Surya Namaskar* können Sie auch *Nadi-Shodana* ausführen, eine der bekanntesten Atemformen des Yoga. Es handelt sich um eine Wechselatmung, die zum Ziel hat, die *Nadis* (Nervenbahnen) zu reinigen. Diese Übung bringt den *Prana*-Strom ins Gleichgewicht und regelt ihn, indem er durch beide Nasenlöcher strömt und das Netz der *Nadis* von Blockaden befreit und unsere Energien ausgleicht.

Nadhi-Shodana gilt aufgrund ihres Reinigungseffekts als Grundübung des *Pranayama*.

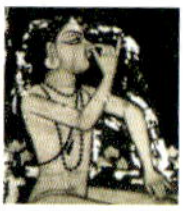

Ausführug

- Setzen Sie sich in den Meditationssitz, Ihre linke Hand liegt auf dem Knie.
- Legen Sie den Mittel- und Zeigefinger der rechten Hand zwischen die Augenbrauen. Der Daumen liegt am rechten Nasenloch. Schließen Sie das rechte Nasenloch mit dem Daumen.
- Atmen Sie durch das linke Nasenloch ein und nach einer Atempause auch wieder durch dieses Nasenloch aus. Dies geschieht rhythmisch und ohne Ton fünfmal hintereinander.
- Halten Sie jetzt mit dem Ringfinger das linke Nasenloch zu und atmen Sie durch das rechte Nasenloch ein (fünfmal).

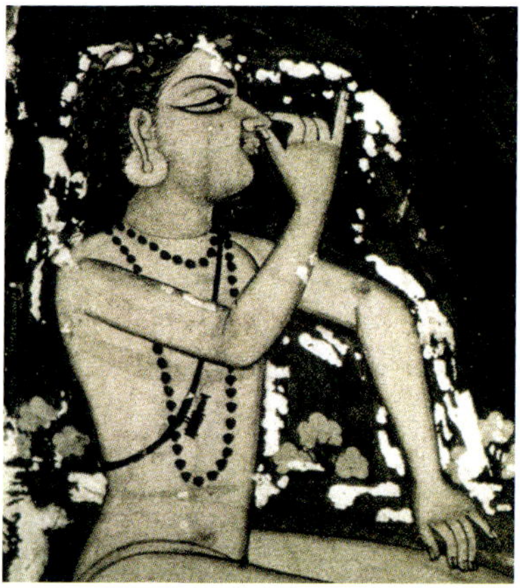

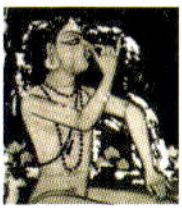

Variationen

- Schließen Sie mit dem rechten Daumen das rechte Nasenloch und atmen Sie durch das linke Nasenloch ein. Schließen Sie dann mit dem Ringfinger das linke Nasenloch und atmen Sie dann durch das rechte Nasenloch aus. Atmen Sie durch das rechte Nasenloch ein und schließen Sie es dann wieder mit dem rechten Daumen. Atmen Sie durch das linke Nasenloch aus. Führen Sie diese Übung Ihrem Rhythmus entsprechend zehnmal hintereinander aus.
- Schließen Sie mit dem Daumen das rechte Nasen loch und atmen Sie durch das linke Nasenloch ein. Halten Sie dann beide Nasenlöcher zu, und halten Sie den Atem fünf Sekunden an *(Antara-Kumbhaka)*. Atmen Sie dann durch das rechte Nasenloch aus und auch wieder ein. Schließen Sie dann die beiden Nasenlöcher und halten Sie den Atem wieder an *(Antara-Kumbhaka)*. Atmen Sie dann durch das linke Nasenloch aus.
- Der Atem kann auch nach dem Ausatmen kurz angehalten werden.

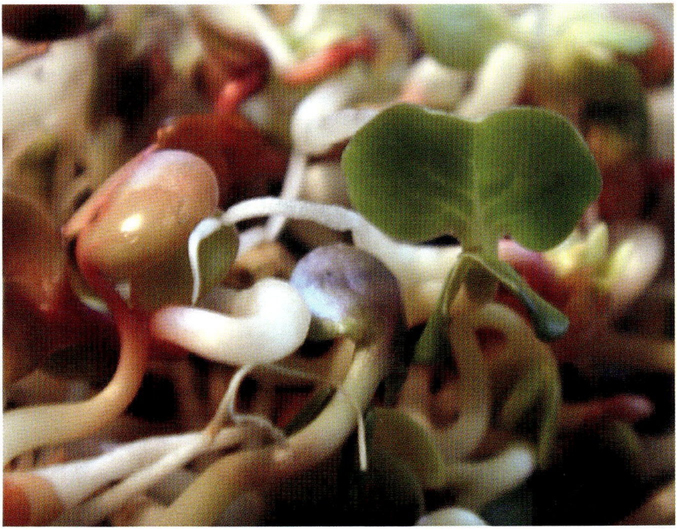

Die Yoga-Ernährung

Die drei Eigenschaften

Reine Nahrung bewirkt die Reinigung der inneren Natur.

Swami Sivananda

Bereits die alten Weisen Indiens betonten, dass unser körperliches und geistiges Wohlbefinden von der Qualität und Quantität unserer Ernährung abhänge. Man solle ein richtiges Maß an Nahrung zu sich nehmen, und dies richte sich beim Einzelnen nach der Kraft seines »Verdauungsfeuers« *(Agni)*, der dem Körpersystem innewohnenden Hitze. *Agni* oder *Pitta* ist für die Transformation verantwortlich, während *Vata (Luft)* die ‚Aufgabe der Verteilung' übernimmt. »Daher ist für eine gesunde Lebensweise das reibungslose Funktionieren von beiden, *Agni* und *Vata*, von entscheidender Bedeutung. Es ist wichtig, dass *Agni* auf angemessene Weise im System aufrechterhalten wird. Gemeinsam sind *Agni* und *Vata* für Erschaffung (sie entnehmen die Essenz der Nahrung), Erhaltung (Verteilung) und Zerstörung (Beseitigung von Abfallprodukten) verantwortlich. Zusammen mit *Agni* ›kocht‹ *Vata* die Nahrung, verteilt die Essenz und beseitigt, was nicht benötigt wird. *Agni* und *Vata* sind daher der Schlüssel für eine gute Gesundheit.« (A. G. Mohan 2003, S. 50)

Die häufigste Ursache für Verdauungsstörungen ist schlechte Ernährung wie Weißmehlprodukte, fettige Nahrungsmittel, Süßigkeiten, zu wenig Obst, Gemüse und Flüssigkeit. Auch Stressfaktoren wie Schlaflosigkeit, Erschöpfungszustände und Ängste können sich negativ auf die Verdauung auswirken.

Das Verdauen einer Mahlzeit sollte der indischen Auffassung gemäß nicht mehr als sieben Stunden in Anspruch nehmen (höchstens zwei Stunden im Magen und fünf Stunden im Dünndarm). Im Dünndarm werden die Nährwerte entzogen, was noch übrig bleibt, ist Schlacke – Kot. Die Schlacke wird in den Dickdarm abgeschoben und wandert langsam dem Ausgang zu. Beträchtlich viele Gründe sprechen dafür, diese Schlacken so rasch wie möglich auszuscheiden, denn nach zwölf Stunden werden sie zu einer gefährlichen Giftquelle im Darm. Die Gasentwicklung nimmt dem Darm die Spannkraft und führt zu dem höchst unangenehmen Innendruck auf das Sonnengeflecht. Durch Selbstvergiftung aufgrund von Darmträgheit kommt es zu vorzeitiger Alterung.

Nach der ayurvedischen Lehre werden die Stärke und Qualität des Verdauungsfeuers unter anderem vom Lauf der Sonne und den Jahreszeiten beeinflusst. Mittags ist die Verdauungskraft am stärksten, morgens und abends am schwächsten. In der Hitze des Sommers braucht man weniger zu essen als in der Kälte des Winters. Frühjahr und Herbst sind Zeiten der Umstellung, Anpassung und Reinigung. Entschlackungskuren eignen sich deshalb am besten zu diesen Jahreszeiten.

Die Weisen Indiens teilten die Nahrungsmittel in reine *(Sattva)*, in aufputschende, erregende *(Rajas)* und schwere *(Tamas)* ein. Diese drei Eigenschaften *(Gunas)* umfassen jegliche Existenz, alles Geschehen und selbstverständlich auch unsere Nahrung.

Für jeden Yoga-Praktizierenden eignet sich am besten die sattvische Ernährung. Sie besteht aus Getreide, Vollkornbrot, frischem Obst und Gemüse, frischen Säften, vollwertiger Milch, Joghurt, Butter und Käse, Hülsenfrüchten, Sojaprodukten, Nüssen, Mandeln, Samen, Honig und Kräutertee. Diese leichten Nahrungsmittel erhöhen die Kraft des »Verdauungsfeuers«. Frisches Obst und Gemüse sind unsere besten Vitamin- und Mineralquellen. Die Enzyme aus frischen Produkten regen unseren Körper an, Enzyme zu produzieren, die als Katalysatoren im Körper wirken und verschiedene Körperfunktionen auslösen. Rohes Gemüse und Obst enthalten neben Enzymen, Mineralien und Vitaminen Ballaststoffe, die für die Verdauung wichtig sind. Frisch gepresste Obst- und Gemüsesäfte stimulieren ebenfalls die Lebenskraft und steigern unsere Vitalität.

Obst und Gemüse sind kondensiertes Sonnenlicht. Wer Obst und Gemüse isst, nimmt in indirekter Weise Sonnenlicht auf.

Omraam Mikhaël Aivanhov

Nüsse und Samen gehören zu denjenigen Lebensmitteln, die die meisten vitalen und lebensstärkenden Kräfte besitzen. Die Nüsse sollten jedoch nie geröstet, sondern roh gegessen werden, da durch das Rösten die Enzyme getötet und die Vitamine zerstört werden. In richtiger Kombination versorgen uns Nüsse und Samen mit Eiweiß von höchster Qualität. In vielen Kulturen werden sie seit ältester Zeit konsumiert, um die Sexualkraft zu erhalten, wiederherzustellen und zu erhöhen.

Sattvisches Essen verleiht Energie, hat einen angenehmen Geruch und erweckt die Lebensgeister. Die sattvische Ernährung liefert die optimale Grundlage zum Aufbau gesunder und leistungsfähiger Körpergewebe.

Zur *Rajas*-Nahrung gehören Stimulanzen, wie Kaffee und Tee, scharfe Gewürze sowie Fisch, Eier, Salz und Schokolade. Eine rajasische Nahrung reizt den Körper und macht den Geist unruhig.

Die *tamasische* Nahrung besteht aus Fleisch, Alkohol, Tabak, künstlichen Süßigkeiten, Zwiebeln, Knoblauch und fermentierten Lebensmitteln wie Essig. Die *Tamas*-Nahrung vergiftet den Körper, dessen Ausscheidungsorgane durch die Einnahme von Stimulanzen erheblich gestört sind. Die Abwehrkräfte schwinden, der Geist wird trüb, Trägheit, Lustlosigkeit, schlechte Laune, Stress, Konzentrationsprobleme und innere Unruhe treten ein. Die tamasische Nahrung putscht den Körper auf, versorgt ihn aber nur mit einer Scheinenergie. Diese Nahrung führt letztlich zu einer Störung des physischen Gleichgewichts, was wiederum zu emotionalen Störungen führt. Weil bei jeder emotionalen Erregung Adrenalin ans Blut abgegeben wird, werden die Ausscheidungsorgane unterbrochen, d.h., die Vergiftung und die damit verbundenen emotionalen Störungen nehmen zu.

»In der heutigen Zeit muss alles sehr schnell gehen, auch das Kochen und das Essen. ›Junkfood‹, Konserven und fertig verpackte Lebensmittel haben einen negativen Einfluss auf unseren Körper. Nach einer sattvischen Mahlzeit ist unser Geist genauso unaufmerksam wie vor dem Essen, aber nach rajasischen oder tamasischen Mahlzeiten ist er benommen und träge. Es ist also gleichermaßen wichtig, den Geist gesund und den Körper wohl ernährt zu halten.« (B. K. S. Iyengar 2001, S. 159)

Die Hälfte des Magens sollte mit Nahrung gefüllt werden, ein Viertel mit Wasser, und ein Viertel sollte leer bleiben, um Pranayama ausüben zu können. Zu Beginn sollte ein Yoga-Übender auf bittere, saure, salzige, scharfe und gebratene Nahrung, Joghurt, schwere Gemüse, Wein, Kokosnüsse und überreife Jackfruits verzichten.

Gheranda-Samhita

Ernährung für jeden Typ

Gutes Essen reinigt den Organismus, verleiht Stärke und Energie, fördert die Gesundheit und klares Denken, erhält das Leben.

Upanishaden

Ayurveda, die altindische Gesundheitslehre von Körper und Psyche, die vor Tausenden von Jahren entwickelt wurde, empfiehlt den bestimmten Körper-Seele-Typen eine bestimmte Ernährungsweise. Diese Typologie basiert auf Energien und Elementen, die in uns vorherrschen: Den drei biologischen »Säften«, die als *Doshas* bezeichnet werden. Sie stellen ein psycho-physisches Modell dar, den Körper und die Psyche zu harmonisieren. *Vata* (Luft), das mit *Prana*, der Lebenskraft, zusammenhängt, ist die bewegende, energetische Kraft, die alle Körperfunktionen in Gang hält. *Pitta* (Galle) ist die transformierende Kraft, die für die Verdauung, die Wärme und Wahrnehmung zuständig ist. *Kapha* (Wasser) ist die anhaltende Kraft, die die Hauptmasse des Körpers ausmacht und alle Gewebe versorgt.

Die *Dosha*-Typen lassen sich am besten mit Hilfe ihrer Entsprechung zu den Elementen verstehen. Der *Vata*-Typ, der von der Luft beherrscht wird, leidet aufgrund seiner wechselhaften, luftigen Natur unter Stimmungsschwankungen. Er gilt als nervös, lebhaft, unruhig, kreativ, spontan, flexibel, unbeschwert, sensibel und heiter. Sein Denken ist luftig und bewegt. Er besitzt einen zarten Körperbau, schmale Lippen, eine kleine Nase und flinke wache, bewegliche Augen. Sein Bewegungsmuster ist leicht, schnell, veränderlich und gestenreich. Seine bevorzugten Sinnesorgane sind die Ohren und die Haut. Sein Puls ist schwach und bewegt sich wie eine Schlange (80–100 Pulsschläge pro Minute). Ist *Vata* aus dem Gleichgewicht, so wird der Betroffene durch Stress, Gedankendrang, Schlafstörungen, unregelmäßige Mahlzeiten und psychische Probleme erregt. Andere *Vata*-Überlastungen sind Stuhlverstopfungen, Blähungen, Spannungskopfschmerzen, Verspannungen im Bereich der Schulter-Nacken-Muskulatur, nervöse Herzbeschwerden, Krämpfe, trockene Haut und Schleimhäute. Die nervliche Überreiztheit kann häufig, trotz ausreichenden Essens, zur Gewichtsabnahme führen.

Der *Pitta*-Typ, der vom Feuer dominiert wird, hat eine feurige, scharfsinnige, aggressive, humorvolle, vitale, mutige und eigensinnige Natur. Sein Puls ist stark und bewegt sich wie ein hüpfender Frosch (70-80 Pulsschläge pro Minute). Er liebt die Herausforderung, hat Durchsetzungsvermögen und übernimmt gerne Verantwortung und Führungspositionen. Er besitzt ein markantes Profil, leuchtende bis feurige Augen und einen scharfen Blick. Des *Pittas* Sinn ist das Auge. Er besitzt einen Blick für das Schöne und durchschaut Situationen und Menschen sehr schnell. Ist *Pitta* gestört, dann gibt es dafür typische Anzeichen: Entzündungen, Hautausschläge, frühzeitiges Ergrauen der Haare und Haarausfall, Galle- und Leberleiden, gerötete Augen und Schilddrüsenüberfunktion.

Der *Kapha*-Typ, der vom Wasser dominiert wird, charakterisiert sich durch Zufriedenheit, Verlässlichkeit, Ausdauer und Schwerfälligkeit. Sein Körperbau ist kräftig, er hat runde freundliche Augen, große Lippen, fettige Haut und Haare. Seine Bewegungen sind langsam und ruhig. Seine bevorzugten Sinnesorgane sind die Nase und der Gaumen. Sein Puls ist langsam und stetig und bewegt sich wie ein langsam auf und ab gleitender Schwan auf dem Wasser (60–70) Pulsschläge pro Minute). *Kapha*-Störungen zeigen sich durch Wasseransammlung im Gewebe, durch ein überhöhtes Schlafbedürfnis, Gewichtszunahme, Diabetes, Antriebslosigkeit, Trägheit, Schwermut und Schleimhauterkrankungen wie Schnupfen, Bronchitis und Nebenhöhlenverschleimung.

Obwohl der Mensch alle *Doshas* in unterschiedlichen Anteilen besitzt, dominiert meistens ein *Dosha*. Die Theorie verschiedener Typen bildet im *Ayurveda* die Grundlage für ein ausgewogenes Ernährungsprogramm. (Nähere Einzelheiten dazu findet man in der Fachliteratur über ajurvedische Ernährung und ayurvedische Kochkunst.) Zusammenfassend lässt sich sagen, dass der *Vata*-Typ eine nahrhafte Kost mit verdauungsfördernden Gewürzen braucht: Vollkornprodukte, Nüsse, Milchprodukte, Bohnen, Zimt, Ingwer und Kardamom. Er bevorzugt die Geschmacksrichtungen süß, sauer und salzig. Der *Pitta*-Typ braucht eine nahrhafte Kost, ohne scharfe Gewürze, fette oder saure Speisen, Alkohol und Salz. Er liebt pikantes und gut gewürztes Essen und neigt zum Missbrauch von Genussmitteln wie Kaffee, Wein, Nikotin. Der *Kapha*-Typ braucht eine leichte Kost mit vielen Gewürzen wie Cayenne, schwarzen Pfeffer und Senf. Er sollte Zucker, fettes Essen und Milchprodukte meiden. Er liebt Essen, besonders schwere Speisen, die seiner Figur aber nicht unbedigt zuträglich sind.

Bei den Ernährungsvorschlägen für eine typengerechte, gesunde Ernährung geht es im *Ayurveda* »nicht darum, was dieser oder jener Typ essen soll, sondern darum, was er im typischen Fall essen will. Darin drückt sich das natürliche Streben nach körperlich-seelischem Gleichgewicht aus. Denn Essen erfüllt aus ajurvedischer Sicht zwei Aufgaben: Einerseits soll es uns mit allen nötigen Bausteinen des Lebens versorgen, andererseits die psychophysische Balance aufrechterhalten oder wiederherstellen . . . Die Lehre von den *Doshas* und die Zuordnung verschiedener Nahrungsmittel zu den *Doshas* soll vielmehr eine Hilfe sein, die eigenen Bedürfnisse vor dem Hintergrund der *Doshas* besser und vielleicht auch anders zu verstehen. Es ist wichtig, zu lernen, uns von unserer eigenen Natur und ihren feinen Impulsen leiten zu lassen. Denn Essen ist eine bewährte und ursprüngliche Möglichkeit, die Bedürfnisse des Herzens zu erkennen . . . Lernen Sie, auf Ihre innere Stimme zu hören, sie ist zuverlässiger als jedes Lehrbuch der Medizin. (Dr. med. Ernst Schrott 2003, S. 98 f.)

Zehn Ratschläge für richtiges Essen

1.

Kohlenhydrate wie Getreide, Reis und Kartoffeln sollten nur mit Gemüse und Salat eingenommen werden. Mischen Sie Eiweißprodukte wie Fisch, Fleisch, Milch und Milchprodukte auch nur mit Gemüse und Salaten, nicht aber mit Kohlenhydraten.

2.

Essen Sie Obst – möglichst der Jahreszeit entsprechend – stets roh für sich allein und auf leeren Magen. Obst wird innerhalb von 15–30 Minuten verdaut. Wird es durch andere Nahrungsmittel gezwungen, länger im Magen zu bleiben, fängt es an zu gären, was zu Beschwerden führt. Jeder sollte an sich selbst ausprobieren, welche Obstsorten ihm am besten bekommen.

3.

Statt der häufig belastenden drei Hauptmahlzeiten sollten Sie mehrere kleinere Mahlzeiten einnehmen. Achten Sie dabei auf ein ausgewogenes Verhältnis von frischem Obst, Gemüse, Getreide sowie Milchprodukten.

4.

Ihre Kost sollte zum großen Teil aus leichten Nahrungsmitteln bestehen, weil sie die Kraft des »Verdauungsfeuers« erhöhen, also aus Obst, Gemüse, Reis, frischer Milch, Käse und Butter.

5.

Nehmen Sie pro Mahlzeit möglichst verschiedene Lebensmittel ein, da sie auf diese Weise optimal verdaut werden.

6.

Kauen Sie Ihre Mahlzeiten sehr gründlich, damit Magen und Därme entlastet werden. Dies führt auch dazu, dass Sie automatisch weniger essen.

7.

Eine reichliche und regelmäßige Zufuhr von Flüssigkeit ist für den gesamten Organismus unerlässlich. Wasser ist das idealste Getränk – günstig, reinigend und kalorienarm, sofern es nicht mit Brot oder schwerem Essen konsumiert wird. Auch frische Obst- und Gemüsesäfte sind vorzüglich. Trinken Sie so wenig wie möglich zu den Mahlzeiten. Vermeiden Sie alkoholische Getränke sowie Kaffee und schwarzen Tee.

8.

Jede Mahlzeit sollte in Ruhe und Frieden eingenommen werden. Dies gilt natürlich ganz besonders für das Frühstück, das die Stimmung für den ganzen Tag beeinflussen kann. Ein schweres Essen, unter Zeitdruck hinuntergeschlungen, wird zu einem harten Klumpen im Magen und führt zu unangenehmen Folgen. Schwere Mahlzeiten am Abend sind eine häufige Ursache von Schlaflosigkeit.

9.

Hüten Sie sich vor dem Zuviel-Essen und nehmen Sie nichts im Übermaß ein.

10.

Zwingen Sie sich nie, bestimmte Speisen zu essen, wenn Sie diese mit persönlichen Abneigungen verbinden. Genießen Sie, was Sie essen.

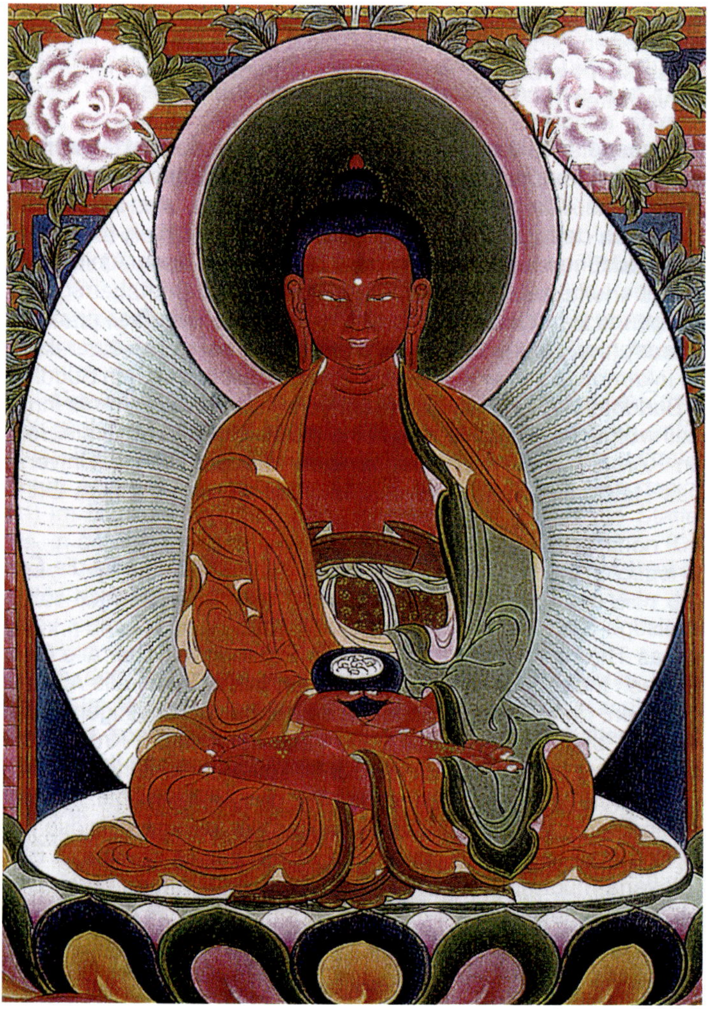

Amitabha, der Buddha des »grenzenlosen Lichts«

Zum Reflektieren und Meditieren

Positives Denken

Unser Leben ist das, was unsere Gedanken daraus machen.

Marc Aurel

Genauso wie der Körper für unser Wohlbefinden in Form gehalten werden muss, bedürfen geistige Kräfte und moralische Qualitäten der Übung. Diese können – ebenso wie Muskeln – entwickelt oder gekräftigt werden oder mangels Gebrauch verkümmern oder absterben.

Die Wiederholung von positiven Gedanken spielt eine wichtige Rolle für die Gesundheit von Körper und Geist. Je mehr positive Energie wir aufbringen, uns das vorzustellen, was wir uns wünschen, desto mehr werden sich diese Vorstellungen im Leben manifestieren. Durch eine absichtlich herbeigeführte Veränderung des Bewusstseins können wir negative Einstellungen in positive transformieren. Es ist eine simple Wahrheit, dass wir, wenn wir uns stark, fähig und sicher fühlen, diese Eigenschaften tatsächlich entwickeln. Fahren wir jedoch fort, uns als langweilig oder dumm zu sehen, so besteht die Gefahr, es auch wirklich zu werden. Das soll nicht heißen, dem Glauben zu verfallen, dass man sich durch einen bloßen Akt der Vorstellung ewiges Glück sichern könnte. Positives Denken allein bringt keine Erfüllung; es kommt darauf an, aktiv an sich zu arbeiten. Es handelt sich um eine Arbeit an unseren psychologischen Schwierigkeiten, die uns daran hindern, unser menschliches Potential voll zu entfalten. Jeder Mensch verfügt über die Fähigkeit, sich in ein positives Wesen zu verwandeln, wenn er nur die potentielle Kraft der schöpferischen Vorstellung erkennt. Aus der Sicht der emotionalen Intelligenz ist positives Denken bzw. Optimismus »eine Haltung, die die Menschen davor bewahrt, angesichts großer Schwierigkeiten in Apathie, Hoffnungslosigkeit oder Depression zu verfallen. Und Optimismus zahlt sich im Leben aus, genau wie die eng mit ihm verwandte Hoffnung (es muss natürlich ein realistischer Optimismus sein – ein allzu naiver Optimismus kann verheerend sein).« (Daniel Goleman 1997, S. 117)

Um positiv denken zu können, müssen wir unbedingt lernen zu vertrauen. Vertrauen ist eine der größten Kräfte, die wir zu unserem Wohlbefinden einsetzen können. Wichtiger als das Vertrauen in andere Menschen ist das Vertrauen in uns selbst, das darauf beruht, dass unsere Gedanken die Kraft sind, die unser Leben bestimmt und steuert. Selbstvertrauen heißt, überzeugt davon zu sein, positive Lösungen für jedes Problem zu finden. »Optimismus und Hoffnung lassen sich, genauso wie Hilflosigkeit und Verzweiflung erlernen. Beiden liegt eine Einstellung zugrunde, welche die Psychologen »self efficacy« nennen, die Überzeugung, man habe die Geschehnisse des eigenen Lebens im Griff und sei neu auftretenden Herausforderungen gewachsen. Man braucht nur irgendeine Kompetenz zu entwickeln, um das Selbstvertrauen zu stärken, das die Bereitschaft erhöht, Risiken einzugehen und sich anspruchsvollere Herausforderungen zu suchen. Besteht man diese Herausforderungen, so stärkt das wiederum das Selbstvertrauen. Diese Einstellung macht es wahrscheinlicher, dass man von den Fähigkeiten, die man besitzt, den besten Gebrauch macht – oder das tut, was nötig ist, um sich zu entwickeln.« (Daniel Goleman 1997, S. 118 f.)

Es gibt viele Menschen, die fortwährend andere für ihre Unzulänglichkeiten verantwortlich machen. Sie geben anderen die Schuld an ihren Problemen und erklären ausführlich, warum sie keine positive Einstellung haben können, solange sie immer wieder dem negativen Verhalten der anderen ausgesetzt sind. Diese Opferrolle verhindert von vornherein eine Lösung durch positives Denken und verlagert die Verantwortung für unser Problem nach außen. Es gibt jedoch nur einen Menschen, der Verantwortung für unser Leben trägt – wir selbst. Wir selbst entscheiden für uns. Jeder ist für sein eigenes Leben verantwortlich. Wir müssen anderen Menschen zu verstehen geben, wie man uns zu behandeln hat. Wollen wir uns z.B. von einem Menschen nicht mehr unterdrücken lassen, dann liegt es an uns, ein neues Signal zu geben. Liegt ihm etwas an uns, so wird er sich darauf einstellen müssen. Sind wir mit irgendwelchen Lebensumständen oder Beziehungen nicht einverstanden, dann liegt es an uns, diese zu verändern. Wenn wir innerlich nicht mehr bereit sind, die bisherige »Rolle« weiterzuspielen, kann uns niemand dazu zwingen.

Negative Emotionen sind zwar Reaktionen auf ganz bestimmte Umstände, aber an irgendeinem Punkt erlauben wir ihnen, unser Denken zu bestimmen, unsere Kreativität und Energie einzuengen. Häufig sind negative Emotionen Gewohnheiten, auf die wir uns selbst eingelassen haben. Negativität, die von Gereiztheit und Ungeduld bis hin zur Verzweiflung führen kann, ist innerer Widerstand, durch den der Mensch von seinem wahren Sein, dem einzigen Bereich wahrer Stärke und Freude, abgeschnitten wird. Hat sich der Mensch erst einmal mit einer bestimmten Form von Negativität identifiziert, sträubt er sich auf einer unbewussten, tief sitzenden Ebene gegen jede Veränderung zum Positiven. Den Gefahren der Negativität entgeht man dadurch, dass man lernt, schon deren Keime und erste Ansätze zu erkennen und zu benennen, um sie dann anschließend fallen zu lassen.

Wiederkehrende negative Emotionen sollten wie ein Signal aufgefasst werden, das den Menschen daran erinnert, dass sie den Körper und die Seele hart und starr machen und die Lebensenergie in ihrem freien Fluss behindern.

Die Verwandlung in ein positives Wesen findet im Hier-und-Jetzt statt, in diesem Augenblick. Alles, was war, ist vorbei, und das Morgen ist das Ergebnis dessen, was wir heute denken. Lassen wir uns zu stark von den Gedanken an die Vergangenheit oder von den Sorgen um die Zukunft beeinflussen, schließen wir uns von den wohltuenden Auswirkungen des positiven Denkens aus. Man sollte weder zurückschauen auf das, was man getan hat, noch zu weit nach vorne schauen. Die Beschäftigung mit dem Gestern oder dem Morgen lässt die Gegenwart ungelebt. Wem die Gegenwart entgeht, dem entgeht das ganze Leben.

Leben kann man nur im Jetzt. Man kann die Vergangenheit nicht verändern, denn Vergangenheit ist vergangen, und auch die Zukunft können wir nicht verändern, denn sie existiert noch nicht. Das Einzige, was wir verändern können, ist die Gegenwart, in der wir Bedingungen schaffen können, die Wohlgefühl und Glück entstehen lassen. Es gilt also, sich von der »Krankheit des Geistes« zu befreien, die darin besteht, immer an morgen zu denken oder am Vergangenen festzuhalten. In der Gegenwart zu leben, ohne etwas zu unterdrücken, ist die natürlichste und gesündeste Art, mit seinen Gefühlen zu fließen.

Die Mehrzahl der Menschen im Westen scheint gerade an dieser ›Nichtpräsenz‹ zu leiden. Man erschöpft sich in einem Lebensrhythmus, der einem nur wenig Zeit lässt, im »Hier-und-Jetzt« zu leben. Typisch für die westliche Kultur ist die Vorsorge für die Zukunft – das ständige Verzichten und Aufschieben. Es ist jedoch eine Zukunft, die wir nicht zu genießen vermögen, weil wir zu dem Zeitpunkt, an dem sie eintritt, die Fähigkeit verloren haben, in der Gegenwart zu leben.

Die Gegenwart ist der einzige Moment, in dem wir über die engen Grenzen des Verstandes hinausgehen können. In dem Augenblick, in dem wir begreifen, dass die Gegenwart der Raum ist, in dem sich das ganze Leben entfaltet, vollzieht sich ein Bewusstseinswandel vom Denken zum Sein. Im normalen, unerleuchteten Bewusstseinszustand der Identifikation mit den mentalen Geistesbewegungen wird die unerschöpfliche kreative Möglichkeit, die im Jetzt verborgen liegt, durch die psychische Zeit völlig verdeckt. Ist die psychische Zeit aufgehoben, das heißt, haben wir aufgehört, unsere Identität aus der Vergangenheit zu beziehen oder Erfüllung in der Zukunft zu suchen, beziehen wir unser Lebensgefühl aus der Fülle des Seins. Es kommt im Leben darauf an, Zeit für die praktischen Aufgaben zu gebrauchen, aber stets zur Präsenz im gegenwärtigen Augenblick zurückzukehren, wenn die Aufgaben erfüllt sind. »Dann kann sich keine ›psychische Zeit‹ ansammeln, also keine Identifikation mit der Vergangenheit mehr stattfinden, ebenso wie du aufhörst, ständig zwanghaft in die Zukunft zu projizieren.« (Eckhart Tolle 2002, S. 37)

Die folgende kurze Zen-Geschichte soll zeigen, dass man im Hier-und-Jetzt leben soll, um das Leben intensiv zu erleben.

Es waren einmal zwei Zen-Mönche, die durch den Wald zu ihrem Kloster zurückkehrten. Als sie an den Fluss kamen, sahen sie eine Frau am Ufer knien und weinen. Sie war jung und schön.
»Was ist mit dir?«, fragte der ältere Mönch.
»Meine Mutter liegt im Sterben. Sie ist allein zu Haus, auf der anderen Seite des Flusses, und ich kann nicht zu ihr. Ich habe es versucht«, antwortete sie, »aber die Strömung hat mich fortgerissen, und ohne Hilfe komme ich nicht auf die andere Seite. Ich dachte, ich würde sie wohl nie mehr lebend wiedersehen. Aber jetzt, jetzt, wo ihr gekommen seid, könnte mir doch einer von euch helfen, den Fluss zu überqueren . . .«
»Ich wünschte, wir könnten das tun«, klagte der Jüngere. »Aber die Möglichkeit, dir zu helfen, wäre, dich über den Fluss zu tragen. Unser Keuschheitsgelübde jedoch verbietet uns jeden Kontakt zum anderen Geschlecht. Es ist uns verboten. Es tut mir Leid.«
»Mir tut es auch Leid«, sagte die Frau und brach erneut in Tränen aus.
Der ältere Mönch kniete nieder, beugte den Kopf und sagte: »Steig auf!«
Die Frau konnte es kaum glauben, sie raffte schnell ihr Bündel zusammen und stieg dem Mönch auf den Rücken.
Unter größten Schwierigkeiten durchquerte der alte Mönch, gefolgt vom jüngeren, den Fluss.
Als sie am anderen Ufer angelangt waren, stieg die Frau ab und wollte dem alten Mönch die Hand küssen.
»Ist schon gut«, sagte der Alte und zog seine Hände zurück, »setz deinen Weg fort!«

Die Frau verneigte sich dankbar und ergeben, sammelte ihr Bündel auf und lief los in Richtung Dorf.

Schweigend nahmen die Mönche ihren Marsch zum Kloster wieder auf. Zehn Stunden Weg lagen noch vor ihnen . . .

Kurz vor der Ankunft sagte der Junge zum Alten: »Meister, Ihr kennt unser Gelübde besser als ich. Dennoch habt Ihr diese Frau auf Euren Schultern über den Fluss getragen.«

»Ja, ich habe sie über den Fluss getragen. Aber was ist mit dir, der du sie noch immer auf deinen Schultern trägst?«

(Entnommen aus: Jorge Bucay 2005, S. 112)

Die philosophischen Leitsätze

Die folgenden philosophischen Leitsätze sind Zitate aus verschiedenen Quellen. Es handelt sich um Gedanken, um Lichtfunken, die Ihre Lebensweise positiv gestalten sollen. Bewusste Gedanken sind zielgerichtete Energie. Bereits in der Antike dienten Lehrsätze, Maxime und Sinnsprüche dazu, sich mit ihrer Hilfe für bestimmte Lebenssituationen zu wappnen.

Wählen Sie einen der Sprüche aus und lassen Sie ihn vor der Ausübung von *Surya Namaskar* auf Ihren Geist einwirken.

Mögen unsere äusseren Handlungen mit unseren inneren Gedanken übereinstimmen.

Atharvaveda

Selbst von einem Feind kann der Mensch die Weisheit lernen.

Aristophanes

Die Rastlosigkeit und frühe Erschöpfung unseres tätigen Wesens und seiner Werkzeuge sind Zeichen der Natur, dass Stille unser eigentliches Fundament ist und Erregtheit eine Krankheit der Zeit.

Sri Aurobindo

Der Körper ist mein Wagen, die fünf Sinne sind meine Pferde, mein Verstand ist der Zügel, aber ich bin der Wagenlenker.

Bhagavadgita

Eine Welt in einem Sandkorn sehen und einen Himmel in einer wilden Blume. Die Unendlichkeit in deiner Handfläche halten. Und die Ewigkeit in einer Stunde.

William Blake

Wenn du glücklich werden willst, lass die Wörter »Hätte ich doch« weg und setze dafür »Das nächste Mal« ein.

Smiley Blanton

Das Wort unmöglich kam in meinem Wörterbuch nicht vor.

Napoleon Bonaparte

Das echte Gespräch bedeutet: Aus dem Ich heraustreten und an die Tür des Du klopfen.

Albert Camus

Das Leben besteht aus der Summe aller deiner Entscheidungen.

Albert Camus

Was man gibt, verliert man nicht, sondern man verliert, was man festhält.

Erich Fromm

Achtet auf das Verhalten eures Körpers! eure Haltung, euer Geist und euer Körper bilden eine Einheit. Wenn die Haltung richtig ist, wird auch euer Geist in die richtige Bahnen gelenkt. Wenn die Haltung unbeweglich ist, wird auch euer Körper unbeweglich. Wenn die Haltung ruhig ist, ist auch der Geist ruhig. Die Haltung, das Verhalten, beeinflussen den Geist.

Taisen Deshimaru

Wenn es einen Glauben gibt, der Berge versetzen kann, so ist es der Glaube an die eigene Kraft.

Marie von Ebner-Eschenbach

Für alles, was du verpasst, hast du etwas anderes gewonnen.

Ralph Waldo Emerson

Wer die Menschen behandelt, wie sie sind, macht sie schlecht, wer die Menschen behandelt, wie sie sein könnten, macht sie besser.

Johann Wolfgang von Goethe

Das Leben gehört den Lebendigen, und wer lebendig ist, muss auf Wandlungen gefasst sein.

Johann Wolfgang von Goethe

Mit Gewissheit kannst du nur einen einzigen Punkt im Universum verbessern, und das bist du.

Aldous Huxley

Das Lächeln, das du aussendest, kehrt zu dir zurück.

Indisches Sprichwort

Verlorene Zeit findet man niemals wieder.

Benjamin Franklin

Wer keine Zeit hat, hat auch keine Ewigkeit.

Indisches Sprichwort

Solange der Körper nicht frei ist, kann auch der Geist nicht frei sein.

B. K. S. Iyengar

Wenn man versteht und fühlt, dass man schon in diesem Leben an das Grenzenlose angeschlossen ist, ändern sich die Wünsche und Einstellungen. Letzten Endes gilt man nur wegen des Wesentlichen, und wenn man das nicht hat, ist das Leben vertan.

C. G. Jung

Jeder von uns ist letztlich allein. Die wichtigsten Dinge muss jeder für sich selbst tun.

Sheldon B. Kopp

Um weit zu kommen, muss man in der Nähe beginnen, und der nächste Schritt ist der wichtigste.

Jiddu Krishnamurti

Gehe weise mit deinem Körper um, lass nicht zu, dass Gefühle deine Gesundheit oder dein Handeln beeinträchtigen. Es gibt so viele Einflüsse und Zwänge, die ununterbrochen auf Herz und Kopf einwirken, mach sie dir bewusst; geh hindurch und lass dich nicht von ihnen versklaven. Sei wach, sei wie eine Flamme.

Jiddu Krishnamurti

Finde heraus, was du denkst, und du wirst frei sein von den Gedanken anderer.

Jiddu Krishnamurti

Um für sich selbst herauszufinden, was wahr ist, muss jede Beeinflussung ausgeschlossen werden. Es gibt keine »gute« oder »schlechte« Abhängigkeit, es gibt nur eine Freiheit von jeglicher Abhängigkeit.

Jiddu Krishnamurti

Mit wenig zufrieden zu sein macht noch keine Geistesbildung aus, wohl aber frei zu sein von Wenigem oder Vielem.

Jiddu Krishnamurti

Das Leben zieht an dir vorüber, wenn du nach Erfahrungen Ausschau hältst, und es wird auch an dir vorüberziehen, wenn du nur wartest. Aber wenn du einen wachen, anpassungsfähigen und aufgeschlossenen Verstand hast, wird es zu dir kommen. Dann lebe es in vollen Zügen, ohne Abwehrhaltung, was dir die ungeahnten Tiefen des Lebens erschliessen wird, die Ekstase des

Seins. Verwandlung liegt nicht in der Zukunft, kann niemals in der Zukunft liegen. Sie kann sich nur im Jetzt ereignen, von Augenblick zu Augenblick.

Jiddu Krishnamurti

Das spirituelle Leben findet nicht auf der anderen Seite des Flusses statt, sondern auf dieser Seite, auf der Seite all der menschlichen Mühsal. Die Wahrheit liegt im täglichen Leben.

Jiddu Krishnamurti

Verstehen ist eine Bewegung von Augenblick zu Augenblick.

Jiddu Krishnamurti

Nichts anzusammeln, sondern alles loszulassen, jeden Tag und jede Minute, ist zeitloses Sein.

Jiddu Krishnamurti

In der Flamme der Liebe wird alle Furcht verzehrt.

Jiddu Krishnamurti

Du kannst dir nicht beibringen, aufmerksam zu sein. Aber du kannst dir bewusst machen, dass du unaufmerksam bist. Und wenn du dir bewusst bist, dass du unaufmerksam bist, bist du aufmerksam.

Jiddu Krishnamurti

Befreiung meint, loskommen von den Wurzeln der Selbstsucht.

Jiddu Krishnamurti

So wie die Sonne von den vorüberziehenden Wolken verdunkelt wird, wirft das Ich-Bewusstsein einen Schatten auf das Verstehen des Ewigen.

Jiddu Krishnamurti

Indem man sich selbst ein Licht ist, ist man ein Licht für alle anderen.

Jiddu Krishnamurti

Nur ein Gast bin ich in dieser Welt vergänglicher Dinge, durch nichts in ihr gebunden, keinem Land gehöre ich an, keine Grenzen schliessen mich ein.

Jiddu Krishnamurti

Um das Selbst zu verwirklichen, brauchst du nur still zu sein.

Ramana Maharshi

An jedem Tag unseres Lebens erschaffen wir uns unser Schicksal selbst.

Henry Miller

Mach es dir zur Lebensregel, nie etwas nachzutrauern und nie zurückzuschauen. Das Nachtrauern ist eine schlimme Kraftvergeudung: Du kannst darauf nichts bauen, sondern dich nur darin suhlen.

Katherine Mansfield

Ich lebe mit Entschlüssen für den jeweiligen Tag und nicht immer für ein ganzes Jahr.

Henry Moore

Ändere deine Gedanken, und du änderst deine Welt.

Norman Vincent Peale

Du bist so jung wie dein Glaube und so alt wie dein Zweifel, so jung wie dein Selbstvertrauen und so alt wie deine Angst, so jung wie deine Hoffnung und so alt wie deine Verzagtheit.

Nossrat Peseschkian

Um das Unbewusste zu erfassen, darf man nichts zensieren. Denke nicht: Das ist gut, und jenes ist schlecht. Behalte einen offenen Geist, und sei bereit, alles, was kommt, zu sehen. Dann wird alles bewusst werden.

Swami Prajnapada

Versuche, nicht zu viel zu denken. Sieh nur die Gegenwart und handle. Dies ist der Schlüssel zu positivem, wahrhaftigem Denken.

Swami Prajnapada

Spiritualität ist ein anderer Name für Unabhängigkeit. Von jemandem oder etwas abhängig zu sein mindert dein Glück.

Swami Prajnapada

Für alles unter der Sonne gibt es ein Hilfsmittel, oder es gibt keines. Wenn es eines gibt, finde es. Wenn es keines gibt, sorge dich nicht.

Swami Pranjapada

Da jeder nach seinem Belieben handeln wird, kannst du von niemandem erwarten, dass er nach deinen Vorstellungen handelt. Du hast also die Dinge so anzunehmen, wie sie sind, und wenn du das tust, wirst du von dem Verhalten der anderen nicht mehr betroffen sein.

Swami Prajnapada

Übernimm dich nicht, gehe nur so weit, wie du kannst, um den Forderungen anderer entgegenzukommen. Versuche dein Bestes, um ihnen einen Dienst zu erweisen. Es gibt jedoch eine Grenze. »So weit und nicht weiter« sollte dein Motto sein. Wenn du bis an deine Grenze gekommen bist, solltest du glücklich sein, da du dein Bestes getan hast. Was kann man mehr tun? Bereue nie, dass du nur so weit gegangen bist, und habe auch nie das Gefühl, dass du weiter hättest gehen sollen.

Swami Prajnapada

Nimm die Vergangenheit an, nur dadurch kannst du die Gegenwart akzeptieren.

Swami Prajnapada

Der vollkommen entspannte Zustand ist Glück. Kultiviere also die Entspannung. Mach eine Angewohnheit daraus, und sie wird sogar während deiner Aktivitäten anhalten. Durch Entspannung wird es einem möglich, herauszufinden, wer man ist.

Swami Prajnapada

Die einzige wahrhafte Reise, der einzige Jungbrunnen ist es nicht, zu neuen Landschaften aufzubrechen, sondern andere Augen zu haben, das Universum mit den Augen eines anderen zu sehen, von hundert anderen, die hundert anderen Welten zu sehen, die jeder von ihnen sieht, die jeder von ihnen ist.

Marcel Proust

Der Mensch ist das, was er aus sich macht. Darin besteht seine Freiheit.

Jean-Paul Sartre

Dein tägliches Quantum Sonnenschein musst du dir selbst erkämpfen.

Hermann Sudermann

Vor einem Aufrichtigen brauchst du deine Worte nicht zu verbergen.

Tibet

Ich schlief und träumte: das Leben war Freude.
Ich erwachte und sah: das Leben war Pflicht.
Ich handelte und sah: die Pflicht war Freude.

Rabindranath Tagore

Glück ist Tätigsein.

David Thomas

Sorge dich nicht um die Früchte deines Handelns – sei mit deiner Aufmerksamkeit einfach bei dem, was du gerade tust. Frucht trägt es von ganz allein.

Eckhart Tolle

Gib das Warten als Geisteshaltung auf. Sei einfach da und freu dich des Daseins. Wenn du gegenwärtig bist, besteht nie ein Grund, auf irgendetwas zu warten.

Eckhart Tolle

Der Wissende denkt weder ›Ich habe Schlechtes getan‹, noch ›Ich habe Gutes getan‹. Er überwindet diese beiden Gedanken. Was er getan hat, beunruhigt ihn nicht mehr.

Upanishaden

Wer von den Fesseln der Zeit befreit ist, dessen Werk wird das beste sein.

Yesudian

Selbstvertrauen ist der Grundstein des Lebens. Entferne es, und das Leben zerfällt.

Yesudian

Je mehr du deinen Körper belebst, desto bewusster wirst du in deinem Selbst.

Yesudian

Je mehr die Umstände gegen dich sind, umso mehr wird deine innere Kraft offenbar.

Vivekananda

Wo deine Freiheit andere verletzt, bist du nicht frei, denn du darfst andere nicht verletzen.

Vivekananda

In einem Zwiespalt zwischen dem Herzen und dem Verstand folge dem Herzen.

Vivekananda

Man sollte nicht auf die Worte der Menschen achten. Nie könnte man im Leben Grosses vollbringen, wenn man sich um Lob und Tadel kümmern müsste.

Vivekananda

Der Grund, warum wir zwei Ohren und nur einen Mund haben, ist, damit wir mehr zuhören und weniger sprechen.

Zen

Lichtmeditation

Wende dein Gesicht immer der Sonne zu, dann fallen die Schatten hinter dich.

Ramana Maharshi

Es handelt sich bei der folgenden Meditation um eine Visualisationsübung, die Ihnen helfen soll, sich dem inneren Licht zu öffnen, damit Sie die vier positiven Grundgefühle *(Bhavanas)* des Yoga, wie Liebe *(Maitri)*, Freude *(Mudita)*, Mitgefühl *(Karuna)* und Gelassenheit *(Upeksa)*, kultivieren können. »*Bhavanas* sind tief in uns verankerte Bewusstseinszustände, die unser Gemüt völlig ergreifen und uns ›sehend‹ machen können. Im Zustand eines *Bhavana* sind Gedanken und Gefühle völlig im Einklang und führen zu einem Einheitserlebnis mit unseren Idealen.« (Anjali und R. Sriram 2004, S. 27) Die *Bhavanas* bewirken, dass unser Geist (*Citta*) allmählich zum Schweigen kommt und wir in Kontakt mit unserem tiefen Selbst treten können. Dieser Zustand ist nicht als Stumpfheit zu betrachten, sondern als ein Zur-Ruhe-Kommen seiner rastlosen seelisch-geistigen Tätigkeiten. *Pantanjali*, der Verfasser des Yoga-Sutra, definiert diesen Zustand als eine ›Aufhebung der Gedankenwirbel‹, als *Citta-Vrtti-Nirodha*, in dem sich die Gedanken nicht mehr durch tausend Äußerlichkeiten ablenken lassen, sondern sich ganz auf eine Sache besinnen. Der Yoga selbst wird oft mit *Citta-Vrtti-Nirodha* gleichgesetzt. In diesem Zustand hat sich der Geist (*Citta*) von den Fesseln der Zeit und den Konditionierungen *(Vrtti)* gelöst und ist allmählich zur Ruhe *(Nirodha)* gekommen. Dieser neue Geist wird als ein ›aus der Meditation geborener Geist‹ *(Dhyana-Citta)* bezeichnet. Die *Bhavanas* »überstimmen *Citta*, unser vordergründiges, meinendes Selbst, mit ihrer seherischen Tiefe und geben uns die Möglichkeit, ohne Ichbezogenheit zu handeln.« (Anjali und R. Sriram 2004, S. 27) Die vier Gefühle, die sowohl von außen durch Inspiration als auch einzig in der Innenwelt entstehen können, sind erforderlich, um auf dem Yoga-Weg voranzuschreiten. Werden Sie von einem dieser Grundgefühle ergriffen, so spüren Sie, wie Ihr Herz und Gemüt anfangen zu strahlen. Im Zustand der tiefen Meditation transzendieren sich die *Bhavanas* zu »Essenz wie eine Flamme oder ein Licht«. (Anjali und R. Sriram)

Durch Liebe, Freude, Mitgefühl und Gelassenheit bringen wir nicht nur Licht in das Leben unserer Mitmenschen, sondern zunehmend auch in das unsrige. Je mehr wir spüren, dass wir einen wichtigen Platz im Leben anderer Menschen einnehmen, umso eher sind wir in der Lage, Gefühle von Angst, Verzweiflung und Sinnlosigkeit zu überwinden. »Der Lebenssinn, den wir in der Verbindung zu anderen finden, ist kein Diktat der Kultur, er ist ein Bedürfnis unseres Gehirns. In den letzten dreißig Jahren hat die Soziobiologie den Nachweis erbracht, dass unsere Gene altruistisch sind. Die Orientierung auf andere hin und der innere Frieden, den wir dadurch erlangen, sind Teil unserer genetischen Ausstattung. In diesem Licht betrachtet, ist es nicht mehr überraschend, dass der Altruismus im Mittelpunkt aller großen spirituellen Traditionen steht.« (David Servan-Schreiber 2005, S. 255) Hinwendung zu unseren Mitmenschen ist die Grundlage echten spirituellen Lebens.

Voraussetzung für das Praktizieren dieser Übung ist die Fähigkeit zur Visualisierung – eine Fähigkeit, die jeder von uns einsetzt, sei es bewusst oder unbewusst. So machen wir uns »sehr oft das Vergangene vor unserem Auge sichtbar. Auch wenn wir uns etwas vorstellen, beispielsweise die Inneneinrichtung der neuen Wohnung, die wir nächsten Monat beziehen wollen, dann visualisieren wir. Natürlich machen wir uns das nicht unter diesem Begriff bewusst, wir tun es einfach. Bei der visuellen Meditation wird dieser psychische Mechanismus gezielt eingesetzt. Das erlaubt es uns, mit bildhaften Vorstellungen ganz bestimmte Geisteszustände hervorzurufen. Diese beeinflussen dann unsere physische und/oder psychische Verfassung. So können wir durch Imagination bestimmter Symbole oder Bilder unseren Atem beruhigen, den Rhythmus unserer Gehirnwellen verändern oder unser Nervensystem entspannen lassen. Auf der Ebene geistiger Inhalte können uns Imaginationen helfen, bestimmte Einsichten zu erlangen und Zusammenhänge zu erkennen, die zuvor im Nebel lagen.« (Ingrid Ramm-Bonwitt 2006 a, S. 153 f.)

In der tantrischen Meditation spielt die Fähigkeit zur tiefen Visualisation eine zentrale Rolle. In den alten Texten finden wir wunderbare, nachvollziehbare Anleitungen, wie wir diese Fähigkeit trainieren können.

Als oberster Grundsatz gilt, dass man keine negativen, sondern nur positive Visualisationen verwendet. Die Wahl eines positiven Themas ist die notwendige Voraussetzung, um eine belebende und entspannende Wirkung aus der Bildmeditation zu erzielen.

Die äußere und die innere Haltung

Deine äussere Welt ist die genaue Widerspiegelung deines Inneren. Der vollkommene Körper ist das getreue Ebenbild der vollkommenen Seele.

Ramana Maharshi

Es kommt bei der Meditation darauf an, eine bequeme Haltung einzunehmen, die es dem Übenden erlaubt, längere Zeit unbeweglich zu bleiben, ohne dass er dabei Unbehagen empfindet. Durch eine feste Haltung findet der Meditierende zu seiner Mitte. Sehr wichtig ist es, dass Kopf, Nacken und Rücken eine gerade Linie bilden.

Alle Yoga-Texte betonen die Notwendigkeit, die Wirbelsäule während der Meditation aufrecht zu halten, um das Zusammenpressen der Bauchorgane zu vermeiden. Durch die aufrechte Stellung werden auch die Nerven an Steiß- und Kreuzbein besser durchblutet und dadurch revitalisiert. Anfangs wird es dem Meditierenden schwer fallen, aufrecht zu sitzen. Immer wieder wird er sich dabei ertappen, wie sein Rücken schwach wird und zusammensinkt. Nach einiger Übungszeit werden sich die Rückenmuskeln jedoch so weit gestärkt haben, dass die gerade Haltung mühelos gelingt. Besonders wichtig ist es, auf die Entspannung der Schultern zu achten, da diese sehr oft verspannt sind. Der Übende muss sich der Tatsache bewusst werden, dass diese physische, oft schmerzhafte Verspannung in der Schultermuskulatur sein Inneres ausdrückt. Hochgezogene Schultern sind Ausdruck mangelnden Selbstvertrauens und Anzeichen für viele Verdrängungen. Das Fallenlassen der Schultern ist eine Geste des Vertrauens und der Gelassenheit.

Eine gute Körperhaltung ist nicht nur wichtig für die physische Gesundheit und die Meditation. Sie kann auch selbst zum Gegenstand der Meditation werden. Allein sich seiner Haltung bewusst zu werden kann helfen, gegen die Meditationshindernisse vorzugehen. Indem der Meditierende die Ruhe seines Körpers zum Hauptobjekt der Meditation macht, wird der rastlose Geist sich beruhigen und Frieden finden.

Es wäre natürlich falsch, von der äußeren Haltung alles zu erwarten und die innere Verfassung unberücksichtigt zu lassen. Es ist bekannt, das sich psychische Zustände auf das körperliche Befinden auswirken. So spiegelt sich eine freudige Gemütsverfassung ganz natürlich in der Art, wie man sitzt, steht oder sich bewegt. Eine strahlende, konzentrierte Geistesverfassung führt den Meditierenden direkt zu einer besseren Sitzhaltung. Während der Meditation kommt es allmählich zu einer Klärung des vorher eher chaotischen Geisteszustands. Der Körper fühlt sich allmählich leichter und entspannter an. Dann kann der Meditierende feststellen, wie sich der Rücken allmählich aufrichtet, die Brust sich weitet und die Schultern und die Arme sich entspannen.

Die Meditation fordert sowohl ein physisches als auch ein psychisches Loslassen von Spannungen und Ich-Impulsen. Es geht zunächst darum, sich dieser Verspannungen bewusst zu werden. Dies geschieht am besten durch einfache Entspannungsübungen, die stets vor den Visualisationsübungen durchgeführt werden sollten. Durch diese Übungen werden dem Meditierenden vorher nicht wahrgenommene Verspannungen bewusst. Die Entspannungsübungen bieten eine bewährte Hilfe zum Erkennen, Bejahen vorhandener Spannungen und der damit verbundenen psychischen Fehlhaltungen. Entspannung heißt immer auch, loszulassen. »Mit Loslassen ist die Fähigkeit gemeint, etwas klar zu erkennen, ihm aber nicht nahe kommen zu wollen. Wir entscheiden zwischen Loslassen und

Wegschieben, wobei Loslassen bedeutet, die Dinge für sich zu lassen, also eigentlich Nichtanhaften. Ich glaube, diese Eigenschaft, das Loslassen, der ‚geistige Anfänger', das Nichtverlangen und die Urteilslosigkeit führen bei einiger Übung zu einer bestimmten Erkenntnis. Man kann zum Beispiel unwissentlich an etwas haften; aber die Achtsamkeit ermöglicht es, dieses Anhaften zu erkennen. Selbst wenn man dann noch kein Loslassen praktiziert, so ist die auf das Anhaften gerichtete Achtsamkeit schon eine tiefe Erkenntnis.« (Daniel Goleman 1998, S. 153)

Achtsamkeit besteht darin, den Geist mit dem Körper zu harmonisieren und nicht umgekehrt. Wenn wir an einen bestimmten Ort gehen wollen, kommt der Geist in der Regel vor dem Körper an. Sind wir jedoch achtsam, bleibt der Geist dort, wo sich der Körper befindet.

Nichts, was während der Meditation hochkommt, soll verdrängt oder analysiert werden. Für einen harmonischen Fortschritt in der Meditation ist es besonders wichtig, dass man alles so registriert, wie es ist. Die Selbstbeobachtung umfasst sowohl das Beobachten der Gedanken- und Gefühlsbewegungen als auch das sorgfältige Studium unserer Körperfunktionen, wie der Muskelbewegungen, des Pulsschlags, des Atemvorgangs und so weiter.

Die Wissenschaft vom Yoga geht davon aus, dass alle Impulse, Gedanken, Gefühle und Bedürfnisse, die nicht abgeschlossen sind, unterschwellig in uns weiterbestehen und unsere Aufmerksamkeit auf sich ziehen. Gedanken, Gefühle und Bedürfnisse verschwinden nicht, wenn wir sie verdrängen. Alles, was unterdrückt wird, kommt auf Umwegen immer wieder zurück, oft getarnt bis zur Unkenntlichkeit. Die nicht akzeptierten Gefühle und Bedürfnisse »gehen in den Untergrund« und äußern sich in Gereiztheit, schlechter Laune oder kommen auf andere Weise indirekt in unserem Verhalten zum Ausdruck. Die Folge ist, dass wir mit uns uneins werden und unzufrieden sind. Während der Meditation kommt man diesen unerledigten Konflikten sehr nahe. »Was wir sehen, wenn wir uns in der Selbstbeobachtung üben, ist oft genau das, was wir uns nie anschauen wollten. Es lässt uns vielleicht unwillig zurückschrecken: körperliche Grenzen und Schwächen, finstere Gedanken, unerfüllte Bedürfnisse, schmerzhafte Erfahrungen, unliebsame Einstellungen, Aggressionen, Gefühle der Einsamkeit und der eigenen Unzulänglichkeit, ›graue Nebel‹ und ›schwarze Löcher‹. Bestimmt tauchen aber auch unvermutete Kräfte und Energien auf, die wir dann erst einmal freudig bestaunen. Alles ist möglich, wenn wir in der Stille Zugang zu den Tiefen und Untiefen unseres Geistes finden. Die höchste Kunst besteht darin, dass wir uns in unserem Sosein akzeptieren. Dazu gehört auch – und das ist vielleicht das Schwerste –, sich nicht mit den Schokoladenseiten unser selbst zu identifizieren.« (Ingrid Ramm-Bonwitt 2006 a, S. 142)

Meditation fängt damit an, dass wir unsere Gedanken und Gefühle so akzeptieren, wie sie sind. Meditieren bedeutet, hellwach und geistesgegenwärtig zu sein und jeden Gedanken oder jedes Gefühl wahrzunehmen, nicht um zu sagen, sie seien richtig oder falsch, sondern um sie einfach zu beobachten und ihnen nachzugehen. Die Bewertung unserer Gedanken und Gefühle mit schlechten Zensuren ist nichts anderes als der Versuch, die Teile in uns zu unterdrücken, mit denen wir nicht zurechtkommen. Dadurch verstellen wir uns jedoch den Zugang zu unserer tatsächlichen emotionalen Realität und blockieren die Entwicklung und Reifung unserer Persönlichkeit. Der Meditierende soll die distanzierte Haltung eines Beobachters einnehmen. Genaue Beobachtung der eigenen Gefühle und Gedanken führt zu persönlichem Wachstum und innerer Reife.

In der Meditation kommt es deshalb einzig und allein darauf an, Abstand von seinen Gedanken und Gefühlen zu bekommen und sie losgelöst zu betrachten, ohne sich mit ihnen zu identifizieren. »Das Bild, das dafür gerne gewählt wird, ist, dass man die Gedanken wie Wolken am Himmel vorbeiziehen lässt. Kein Mensch käme auf die Idee, das Dahinziehen der Wolken beeinflussen oder gar anhalten zu wollen. Folgt man den Gedanken so, als wären sie Wolken, dann verlieren sie ganz schnell ihre Anziehungskraft und verblassen oder lösen sich auf. Das geschieht wieder und wieder, wobei der Geist sich allmählich mehr und mehr beruhigt und bei sich bleibt.« (Anna Trökes 2004, S. 40)

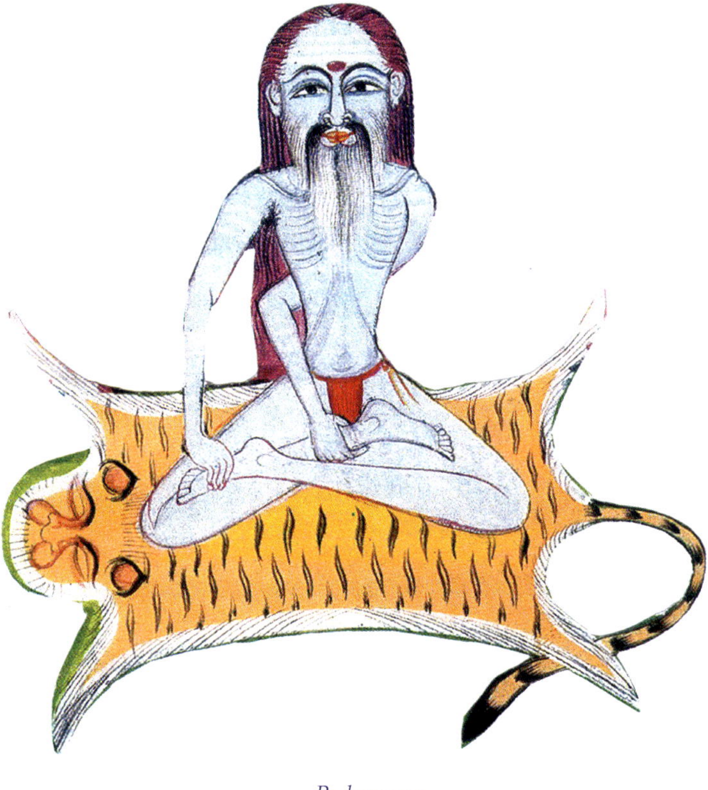

Padmasana

Die Sitzarten

Der Lotos wächst im schwammigen Wasser, aber seine Blüte zeigt keine Spur davon; genauso sollen wir in dieser Welt leben.

B. K. S. Iyengar

Padmasana
(Lotossitz)

Symbolik

Die klassische Sitzhaltung der Meditation ist der Lotossitz *(Padmasana)*. Nicht nur die Lotosblume, sondern auch die Lotosstellung selbst übt einen derartigen Zauber aus, dass sich jede Mühe lohnt, diese Haltung zu erlernen, auch wenn sie Ihnen anfangs noch so schwierig erscheint. Es ist, als ob wir mit der Lotoshaltung die Schönheit und Anmut dieser Blüten annähmen.

Dem Lotos kommt in der hinduistischen und buddhistischen Tradition als Symbol der Reinheit und Erleuchtung eine besondere Bedeutung zu. So versinnbildlicht der Lotos die verschiedenen Bewusstseinsebenen, und die weit geöffnete Blüte wird sowohl Buddha als auch anderen wichtigen religiösen Gestalten und Gottheiten zugeordnet. Der Lotos weist auf einen Thron von ganz besonderer Bedeutung hin. Buddha, den man auch den »Lotosgeborenen« nennt, wird stets auf einem Lotos sitzend oder stehend dargestellt. Dies ist ein Hinweis auf seine göttliche Geburt. Die Lotosblüte, die sich aus ihrer eigenen Substanz vermehrt und dazu nicht den Erdboden braucht, ist ein Symbol der spontanen Zeugung. Und der Lotos, der als Sitz oder Thron Buddhas dient, deutet daher auf seinen göttlichen Ursprung hin.

Die Buddhas oder andere religiöse Gestalten und Gottheiten, die auf Lotosblüten sitzen, symbolisieren den erleuchteten Seinszustand. Wie die Lotosblüten unbefleckt und trocken bleiben, obwohl sie ihre Nahrung aus dem Schlamm beziehen, so bleibt auch der Erleuchtete von den Täuschungen der Welt unberührt. Der wahre Yogi lässt sich nicht durch die schlammigen Fluten des Lebens, durch Selbstsucht, Gier, Hass etc. beschmutzen. Obwohl er in eine Welt geboren ist, die so unrein wie das Wasser ist, in dem der Lotos seine Wurzeln hat, bleibt die Blüte der Spiritualität unbefleckt. Genauso wie sich die Lotosblume erst öffnet, wenn man sie für lange Zeit dem Sonnenlicht ausgesetzt hat, wird der Yogi einige Anstrengungen aufwenden müssen, bis es ihm gelingt, den Lotossitz ohne Anstrengung ausführen zu können.

Ausführung

Beugen Sie beide Beine und legen Sie die Füße auf die Oberschenkel, wobei die Fußknöchel sich kreuzen.
Lassen Sie Ihre Hände mit den Handinnenflächen nach oben zeigend auf den Knien ruhen, wobei sich Daumen und Zeigefinger *(Jnana-Mudra)* berühren.

Siddhasana
(Vollkommene Stellung)

Durch diese Haltung erreicht der Yogin, die Welt verlassend, das höchste Ziel; und nirgendwo in der Welt gibt es eine Haltung, die geheimer ist als diese. Wer sich in dieser Haltung der Versenkung hingibt, wird frei von jeglicher Sünde.

Shiva-Samhita

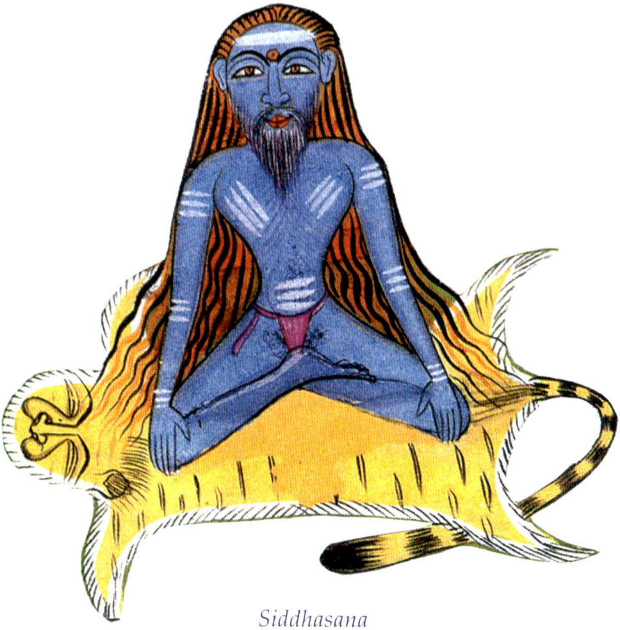

Siddhasana

Symbolik

Jeder Yogi, der die Vollkommenheit erreicht hat, wird als *Siddha* bezeichnet. Die Verbindung dieses Wortes mit »wunderbarer Kraft« *(Siddhi)* weist jedoch darauf hin, dass es sich in erster Linie um ›magische Vollendung‹ handelt.

Siddhas gelten als hellsichtig, fliegen durch die Luft, wandern auf dem Wasser, durchdringen Berge und Mauern und verlängern ihr Leben um ein Vielfaches. Die höchste *Siddhi* ist die Erleuchtung. Die verschiedenen *Siddhis* stellen sich nicht auf einmal, sondern nacheinander ein. Wer viele *Siddhis* besitzt, ist ein *Mahasiddha,* ein großer *Siddha. Mahasiddhas* waren nicht nur Exzentriker, die sich an keine gesellschaftlichen Normen hielten und deren Biographien mit Wundertaten legendär ausgeschmückt wurden, sondern es gab auch bedeutende Gelehrte unter ihnen.

Die *Hatha-Yoga-Pradipika* enthält ein Verzeichnis von *Mahasiddha,* das mit *Adi-Natha* (mystischer Name von *Shiva*) beginnt. Aus den *Siddhas* ragen 84 heraus. »Die Zahl 84 entspricht keinerlei historischer Realität; es ist eine mystische Zahl, die in allen indischen Traditionen belegt ist . . . Wahrscheinlich ist sie ein Ausdruck der Fülle und Totalität. Die 84 *Siddhas* würden also die ›Totalität einer Offenbarung‹ repräsentieren.« (Mircea Eliade 1977, S. 311)

Siddhasana ist eine Sitzhaltung, die dem Lotos ähnlich ist. Der Übende, dem es nicht möglich ist, den Lotossitz mühelos einzunehmen und über längere Zeit beizubehalten, sollte diese Stellung ausführen.

Ausführung

Winkeln Sie das rechte Bein an und legen Sie die rechte Fußsohle an den linken Oberschenkel. Legen Sie den linken Fuß auf den rechten Oberschenkel und ziehen Sie die Ferse möglichst nahe an die Leiste.

Achten Sie darauf, dass die Knie tiefer liegen als die Hüften. Dies lässt sich am besten durch eine hohe Sitzunterlage erreichen. Wenn die Gelenkigkeit zunimmt, kann die anfänglich hohe Unterlage allmählich abgebaut werden.

Virasana
(Heldensitz)

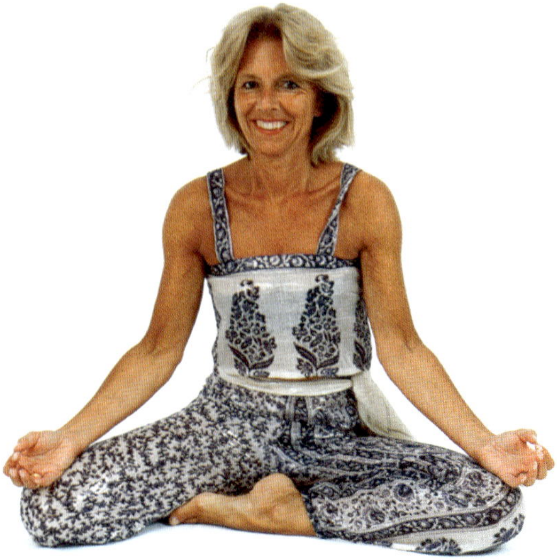

Symbolik

Virasana, eine Schlüsselstellung des Yoga, fordert uns auf, die Tugenden des Helden wie Mut, Hingabe, Ausdauer, Beständigkeit und ein Höchstmaß an Konzentration auf dem Yoga-Weg zu entwickeln.

Ausführung

Setzen Sie sich aufrecht hin. Winkeln Sie das rechte Bein nach hinten ab und legen Sie den Fuß neben das Gesäß. Beugen Sie dann das linke Bein und legen Sie den linken Fuß an den rechten Oberschenkel. Die Hände liegen mit den Handrücken auf den Knien, wobei sich Daumen und Zeigefinger berühren (*Jnana-Mudra*).

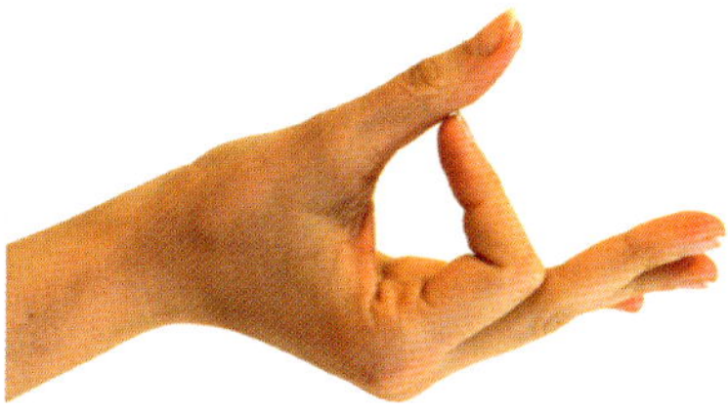

Jnana-Mudra

Die Durchführung der Lichtmeditation

Bei der Meditation kommen alle möglichen Gedanken hoch. Das ist richtig so, denn alles, was in dir verborgen ist, kommt hoch – wenn es nicht hoch käme, wie könnte es sonst aufgelöst werden? Die Gedanken steigen sozusagen von selbst auf, um dann zur gegebenen Zeit ausgelöscht zu werden. Dadurch wächst deine innere Kraft.

Ramana Maharshi

- Setzen Sie sich so gerade und locker wie möglich in dem Meditationssitz Ihrer Wahl auf den Boden. Die Hände liegen locker auf den Knien, die Augen sind geschlossen.
- Ihr Becken ist gerade und entspannt, so dass der Atem frei fließen kann. Versuchen Sie, mit geradem Oberkörper so entspannt wie möglich zu sitzen. Lassen Sie sich vom Boden tragen und spüren Sie durch den Boden hindurch in die Erde hinein, bis Sie sich Ihrer Verbundenheit mit der Erde bewusst werden. Dann sind keine Anspannungen in den Oberschenkeln mehr nötig, so dass Sie sie wirklich bleischwer in den Boden

sinken lassen können. Falls Sie in den Oberschenkeln noch Spannungen spüren, dann versuchen Sie, sie mit dem Ausatmen an den Boden abzugeben und durch den Boden hindurchsinken zu lassen.

- Erspüren Sie nun Ihren Rücken. Ist er ganz aufrecht? Wenn Sie sich nicht ganz sicher sind, können Sie ihn etwas zusammensinken lassen und dann wieder aufrichten. Ein aufrechter Sitz ist die Grundbedingung für die Meditation. Nur dann kann Ihr Geist wach bleiben. Erspüren Sie Ihren Rücken von unten nach oben. Falls Sie Verspannungen fühlen, geben Sie diese mit der Ausatmung ab. Während Sie einatmen, spüren Sie in die verspannten Muskelstellen hinein, Sie »atmen« sozusagen dorthin, und mit dem Ausatmen lassen Sie die Verspannungen los. Entspannen Sie dann Ihren Nacken, die Schultern und die Arme.
- Ihr Schulterbereich wird immer freier, alle Verspannungen in der Schultermuskulatur lockern sich, und Sie sind ganz fest mit Ihrem Becken verankert. Sie sind völlig bewegungslos, wie eine Statue. Erleben Sie sich in dieser aufrechten und entspannten Haltung. Sie sind völlig gelöst, entspannt und ruhig. Versuchen Sie, die Ruhe, die Sie umgibt, körperlich wahrzunehmen. Fühlen Sie die Ruhe in Ihren Füßen und

Beinen. Werden Sie sich der Ruhe im Beckenbereich, im Rücken und in den Schultermuskeln bewusst. Auch Ihr Nacken fühlt sich entspannt an. Sie haben kein Bedürfnis nach Bewegung. Ihr Kopf ist ruhig, die Stirn, die Augen und der Raum dahinter. Werden Sie sich der Ruhe in Ihrem Hals und Ihrem Brustkorb bewusst. Ihre Atmung wird immer ruhiger. Fühlen Sie die Ruhe in Ihrer Leibesmitte. Alle Muskeln und Nerven sind ruhig geworden.

- Entspannen Sie Ihre Kopfhaut und das Gesicht. Ihre Stirn, die Augen sind völlig entspannt. Die Lider liegen schwer auf den Augen. Die Wangen sind locker und entspannt. Der Mund ist geschlossen, die Zunge liegt locker im Mund. Sie haben alle Spannungen abgegeben. Sie fühlen sich wohl.
- Ihr Atem ist sehr ruhig und regelmäßig. Bei jeder Einatmung fühlen Sie, wie Ihre Brust sich hebt, und bei der Ausatmung fühlen Sie, wie die Brust sich senkt. Zählen Sie. 12: Sie atmen ein, Ihre Brust hebt sich, 12: Sie atmen aus, Ihre Brust senkt sich. 11: Sie atmen ein, 11: Sie atmen aus. Zählen Sie weiter bis 0. Pause. Sie sind ganz ruhig und vollkommen entspannt.
- Ihr Atem gleicht einer Welle, die beim Einatmen sanft nach oben und beim Ausatmen nach unten schwingt.

Spüren Sie, wie der Puls sich beruhigt und die Atmung immer ruhiger wird.

- Beobachten Sie jetzt, was sich in Ihrem Erlebnisraum abspielt. Vermeiden Sie jede Wertung. Schauen Sie einfach zu, ohne einzugreifen oder zu werten. Nehmen Sie alles hellwach wahr. Vermeiden Sie jedoch, auftauchende Gedanken weiterzuführen, einzuordnen oder sich in ihnen fallen zu lassen. Schauen Sie sich alles wie einen Film an, der an Ihnen vorüberzieht, aber identifizieren Sie sich nicht damit. (Pause)
- Wenn Sie geduldig und distanziert Ihre Phantasien, Sorgen oder Bilder wie vorbeiziehende Wolken am blauen Himmel beobachten, werden sie schließlich ihre Kraft verlieren und sich auflösen. Jedes Mal, wenn Sie einatmen, hören Sie in Ihrem Innern einen Wind, der sich erhebt, um die Wolken zu vertreiben.
- Zwischen den Wolken sehen Sie einen kleinen blauen Punkt, der mit jeder Atmung größer wird. Der Punkt wird immer größer und weiter, wie der Himmel. Am Himmel sehen Sie eine goldene Sonne. Die Farben dieser goldenen Sonne verteilen sich am ganzen Himmel, und allmählich fällt goldenes Sonnenlicht auf Bäume, Häuser und auch auf Ihr Gesicht. Spüren Sie, wie das Sonnenlicht Ihr Gesicht erwärmt. Die Sonne steigt immer höher, und Sie spüren, wie die Son-

nenstrahlen in Ihren Körper dringen. Spüren Sie das leuchtende Gold der Sonnenstrahlen und die Weite des Himmels. Sie fühlen sich so weit wie der Himmel. (Pause)

- Spüren Sie, wie die Sonne auf Ihren ganzen Körper scheint.
  Ihr rechter Arm ist ganz warm, ganz warm.
  Ihr linker Arm ist ganz warm, ganz warm.
  Sie fühlen, wie die Sonne Ihre Arme erwärmt.
  Stellen Sie sich nun auch vor, wie die Sonne auf Ihren Nacken und Ihre Schultern scheint.
  Ihre Schultern und Ihr Nacken sind ganz warm, ganz warm.
  Die Sonne scheint nun auch auf Ihre Beine und Füße.
  Fühlen Sie, wie die Sonne Ihre Beine und Füße erwärmt.
  Ihre Beine und Füße sind warm und gut durchblutet.
  Auch Ihr Bauch ist warm und gut durchblutet.
  Ihr Körper ist angenehm warm.
  Sie werden immer ruhiger. Alle Gedanken sind weit weg von Ihnen.
  Sie fühlen nur noch diese Ruhe. (Pause)
- Lassen Sie nun das Bild der Sonne gehen und visualisieren Sie das Zentrum in der Nabelgegend *(Manipura-Chakra)*. Von diesem *Chakra* aus verteilt sich die Wärmeenergie auf Ihren ge-

samten Körper. Von hier aus können Sie auch negative Energien in positive verwandeln. Fühlen Sie, wie sich die Wärme von diesem *Chakra* ausgehend, wie die Strahlen der Sonne, auf Ihren ganzen Körper verteilt. (Pause)

- Visualisieren Sie jetzt das Herz-*Chakra (Anahata-Chakra)*, das Zentrum universeller Liebe. Visualisieren Sie das Licht einer kleinen Lampe in völliger Dunkelheit. Sehen Sie vor Ihrem geistigen Auge eine kleine Öllampe mit einer goldenen Flamme. Jedes Mal, wenn Sie einatmen, reinigen Sie Ihren Körper mit dem Licht, das von der Öllampe ausgeht, so dass in Ihnen die vier Grundgefühle wie Liebe, Freude, Mitgefühl und Gelassenheit wach werden. (Pause)
- Fühlen Sie, wie sich das Licht mehr und mehr ausbreitet und wie die Liebesenergie Sie erfüllt und von Ihnen ausstrahlt. Spüren Sie, wie sich diese Gefühle wie die Strahlen der Sonne nach außen dehnen und das gesamte Universum umhüllen. Visualisieren Sie sich als eine goldene Sonne, die die gesamte Menschheit, Tiere, Pflanzen und Blumen mit ihren Lichtstrahlen umarmt. Bringen Sie dann das Licht langsam wieder zurück in Ihr Herz-*Chakra* und entspannen Sie sich für einen Moment. (Pause)
- Konzentrieren Sie sich jetzt auf den Raum hinter Ihren (geschlossenen) Augen. Dieser Raum, der

von den Yogis als »Raum der Bewusstheit« *(Chidaksha-Dharana)* bezeichnet wird, gleicht einer Leinwand, auf der sich die psychischen Phänomene manifestieren. Zunächst werden Sie wahrscheinlich nur Dunkelheit wahrnehmen. Betrachten Sie diese Dunkelheit. Betrachten Sie diese Dunkelheit ganz bewusst und prüfen Sie, ob sie tiefschwarz, grau oder heller ist. Vielleicht sehen Sie auch andere Farben oder sogar Bilder. Versuchen Sie jedoch nicht, etwas Bestimmtes zu sehen oder sich etwas vorzustellen. Auch sollten Sie alle Ideen und Assoziationen, die bei diesem Schauen auftauchen, vermeiden. Schauen Sie ohne Willensanspannung und frei von Vorstellungen mitten in das, was innerlich vor Ihnen liegt. Schauen Sie tief in diese Dunkelheit oder, wenn es heller wird, in dieses Licht hinein und nehmen Sie alles ganz intensiv wahr. Was Sie auf dieser Leinwand sehen, ist eine Projektion Ihres Unbewussten.

- Visualisieren Sie jetzt das *Chakra* zwischen den Augenbrauen *(Ajna-Chakra)*. Dieses Zentrum, das im Yoga als das Dritte Auge, das Auge der Weisheit, bekannt ist, symbolisiert Ihre Intuition. Richten Sie Ihre Aufmerksamkeit jetzt auf den Punkt zwischen den Augenbrauen und nehmen Sie an dieser Stelle das Tor eines Tempels wahr. Sie treten in das Innere dieses Tempels und sehen düster-nächtliche Räume. Ganz hinten im Raum sehen Sie ein Licht. Es ist das Licht einer brennenden Kerze. Im Herzen der Flamme sehen Sie ein kleines goldenes Ei *(Hiranya-Garbha)*. Betrachten Sie dieses goldene Ei in dem leuchtenden Licht. Aus dem goldenen Ei begegnen Ihnen drei Lichtstrahlen, ein Strahl führt zum linken Auge, einer zum rechten Auge und einer zum Augenbrauenzentrum. Fühlen Sie die Berührung der Lichtstrahlen. Identifizieren Sie sich mit dem goldenen Ei. Dieses kleine goldene Ei ist Ihr höchstes Bewusstsein. (Pause)

- Visualisieren Sie jetzt einen See mit vielen Lotosblumen. Sie blicken auf das tiefe Wasser des Sees und sind fasziniert von der Schönheit der Lotosblumen. Betrachten Sie eine Lotosblume näher, und stellen Sie sich vor, wie diese Lotosblume tief im Schlamm verwurzelt ist. Sehen Sie, wie sie durch das Wasser hindurchwächst und wie ihre Blüte auf dem Wasser ruht, ohne davon berührt zu werden. Der aufgeblühte Lotos gleicht einer Sonne, die nachts ihre Blütenblätter wieder schließt. Sehen Sie die Lotosblume vor sich, strahlend im Licht der Sonne. Wie die Blütenblätter der Lotosblume öffnet sich Ihr Herz und erfüllt es mit Licht. Füllen Sie Ihren ganzen Körper mit diesem Licht, das immer größer und heller und weiter wird. (Pause)

- Öffnen Sie dann die Augen. Die Übung ist beendet. Immer, wenn Sie Ruhe und Entspannung suchen, können Sie diese Visualisationsübung durchführen. Dadurch, daß Sie das innere Licht in sich aufsteigen lassen, lösen sich Verspannungen allmählich und geben den Blick für neue Ziele frei.

Der Tag bricht im Osten auf wie eine Knospe, die ihre Hülle durchbricht, um sich im Westen als Blüte zu entfalten.

Rabindranath Tagore

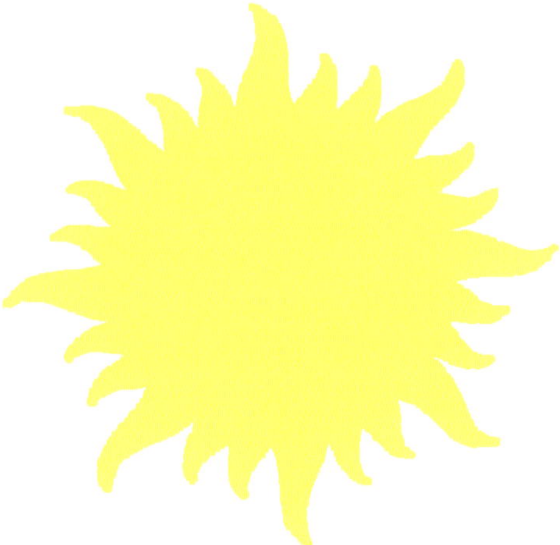

Literaturverzeichnis

Aundh, Rajah von: *Das Sonnengebet*. Haslach

Aurobindo, Sri: *Der integrale Yoga*. Hamburg 1957.

Avalon, Arthur (Sir John Woodroffe): *Die Schlangenkraft. Die Entfaltung schöpferischer Kräfte im Menschen*. München, Wien, Bern 1994.

Bauer, Wolfgang/Dümotz, Irmtraud/Golowin, Sergius: L*exikon der Symbole*. Wiesbaden 1996

Berthemy, Odile/Jourdy, Dominiqué: *Mythologie du monde entier*. Larousse 2002

Bierdermann, Hans: *Knaurs Lexikon der Symbole*. München 1999

Blache, Jaques Blitz/Gerard Desjardin/Arnaud Leloup/ Jean-Yves Roux Francois/Tatzky, Boris: *Die Wege des Yoga: Die Grundgedanken der großen Schulen der Yoga-Tradition: Eine Einführung durch westliche Yoga-Lehrer*. Bern, München, Wien 1999

Blau, Tatjana und Mirabai: *Buddhistische Symbole*. Darmstadt 1999

Bucay, Jorge: *Komm ich erzähl dir eine Geschichte*. Zürich 2005

Burley, Mikel: *Hatha-Yoga*. München 2005

Christmann, Volker: *Die Blüte des Yoga*. Bergisch Gladbach 2001

Christmann, Volker: *Ayurvedischer Yoga*. München 2005

Desikachar, T. K. V.: Yoga-Tradition und Erfahrung. Die Praxis des Yoga nach dem Yoga-Sutra des Patanjali. Petersberg 1997

Dürckheim, Karlfried, Graf: Japan und die Kultur der Stille. München 1981

Dürckheim, Karlfried, Graf: Vom doppelten Ursprung des Menschen. Freiburg 1981

Dürckheim, Karlfried, Graf: Erlebnis und Wandlung. München 1983

Eliade, Mircea: Yoga-Unsterblichkeit und Freiheit. Zürich 1977

Fischle, Willy H.: Der Weg zur Mitte. Augsburg 2000

Goel, B. S.: Psychoanalyse und Meditation. Genf/München 1989

Goleman, Daniel: Emotionale Intelligenz. München 1997

Goleman, Daniel: Die heilende Kraft der Gefühle. München 1998

Harf, Anneliese: Yoga-Praxis: Freiburg im Breisgau 1978

Hillebrandt, Alfred (Übersetzer): Upanishaden – Die Geheimlehre der Inder. Köln 1986

Iyengar, B. K. S.: Der Weg zu Gesundheit und Harmonie. München 2001

Jung, C. G.: Yoga und der Westen. Gesammelte Werke, Bd. 2. Zürich 1963

Jung, C. G.: Der Mensch und seine Symbole. Olten 1968

Jung, C. G.: Zur Psychologie westlicher und östlicher Religionen. Olten 1979

Jung, C. G.: Die Psychologie des Kundalini-Yoga. Zürich, Düsseldorf 1998

Kakar, Sudhir: Yoga-Praxis. Freiburg im Breisgau 1978

Kowalski, Reinhard: Yoga der Gefühle. Aitrang 2004

Krishna, Gopi: Kundalini – Erweckung der geistigen Kraft im Menschen. München 1977

Krishnamurti, Jiddu: Krishnamurti – Fragen auf Antworten des Lebens. Freiburg im Breisgau 1964

Krishnamurti, Jiddu: Einbruch in die Freiheit. Frankfurt, Berlin, Wien 1979

Krishnamurti, Jiddu: Leben. Frankfurt am Main 1983

Littleton, Scott, C.: Das große Buch der Mythologie. München 2003

Lobo, Rocqe: Jahrbuch für Yoga. München 1980

Lowen, Alexander: Bio-Energetik. Reinbek bei Hamburg 2002

Magyarosy, A. Maruschi: »Surya Namaskar« – das andere Fitness-Rezept. München 1992

Mohan, A. G.: Ayurveda und Yoga. Petersberg 2003

Mookerjee, Ajit: The Arousal of the Inner Energie. London 1982

Owusu, Heike: Symbole der Inka, Maya & Azteken. Darmstadt 2000

Patanjali: Die Wurzeln des Yoga – Die Yoga Sutren des Patanjali mit einem Kommentar von P.Y. Deshpande. Bern, München, Wien 1979

Raab, Alois: Yoga gegen Haltungsschäden und Rückenschmerzen. Niedernhausen 1977

Radha, Sivananda Swami: Kundalini-Yoga für den Alltag. Darmstadt 2006

Radha, Sivananda Swami: Geheimnis Hatha-Yoga. Darmstadt 2006

Ramm-Bonwitt, Ingrid: Yoga Nidra – Der Schlaf der Yogis. Freiburg im Breisgau 1984

Ramm-Bonwitt, Ingrid: Das Lebensrad – Eine praktische Einführung in den tantrischen Buddhismus. München 2006

Ramm-Bonwitt, Ingrid: Mudras – Geheimsprache der Yogis. München 2006

Roos, Theo: Philosophische Vitamine. Köln 2004

Saraswati, Satyananda Swami: Surya Namaskara. Brombachtal 2004

Schrott, Ernst: Ayurveda – Das Geheimnis Ihres Typs. München 2003

Schwery, Walter: Im Strom des Erwachens. Interlaken 1988

Servan- Schreiber, David: Die neue Medizin der Emotionen. München 2004

Sivananda, Swami: Das Sonnengebet – Eine Übungsreihe für Jedermann. Bern

Spineto, Natale: Die Symbole der Menschheit. Düsseldorf 2003

Srinivasan, R.: Gespräche mit Swami Prajnapada. Freiburg im Breisgau 1993

Sriram, R. und Anjali: Yoga und Gefühle. Berlin 2004

Storl, Wolf Dieter: Shiva – Der wilde, gütige Gott. Burgrain 2002

Literaturverzeichnis

Suzuki, Daisetz T.: Erfülltes Leben aus Zen. München und Bern 1973

Tagore, Rabindranath: Die große Befreiung. Freiburg im Breisgau

Tagore, Rabindranath: Die Gabe der Liebenden. Freiburg im Breisgau

Tatzky, Boris/Trökes, Anna/Pinter-Neise, Jutta: Theorie und Praxis des Hatha-Yoga. Petersberg 1998

Tolle, Eckhart: Leben im Jetzt. München 2002

Trökes, Anna: Yogameditation. Berlin 2004

Unger, Carsten/Hofmann-Unger, Katrin: Yoga und Psychologie. Ahrensburg 1999

Vivekananda, Swami: Karma-Yoga und Bhakti-Yoga. Freiburg im Breisgau 1973

Vivekananda, Swami: Raja-Yoga. Freiburg im Breisgau 1978

Zimmer, Heinrich: Der Weg zum Selbst – Lehre und Leben des Shri Ramana Maharshi. München 2001

Glossar

Abhaya-Mudra	Geste der Furchtabwendung
Adho-Mukha-Shvanasana	Hundehaltung mit dem Blick nach unten; eine der Stellungen des Sonnengrußes
Adi-Natha	Mystischer Name Shivas
Aditi	Kosmische Mutter, die die schöpferische Kraft symbolisiert
Agni	Feuergott der vedischen Zeit, auch das Verdauungsfeuer
Ahau Kin	Sonnengott der Mayas
Ahura Mazda	»Herr der Weisheit«, Schöpfer des Lichts im Zoroastrismus
Ajna-Chakra	Stirnzentrum
Alchemie	Zweig der Naturphilosophie, die von der Idee der künstlichen Herstellung von Gold und auf der Suche nach dem Stein der Weisen getrieben war
Amaterasu	Japanische Sonnengöttin
Amenophis IV.	Pharao (auch unter dem Namen Echnaton bekannt), der um 1450 v. Chr. den Sonnenkult einführte
Amitabha	»Buddha des grenzenlosen Lichts«
Amun von Theben	Lokalgottheit von Theben, die mit dem Sonnengott Re zu Amun-Re verschmolz
Anahata-Chakra	Herzzentrum
Anjali-Mudra	Geste der gefalteten Hände
Ankusha	Stachelstock, Symbol des spirituellen Ansporns
Anningan	Mondgott der Ureinwohner Grönlands
Antara-Kumbhaka	im Yoga Atempause bei vollen Lungen
Apana-Vayu	Der »sich entfernende Hauch«; einer

	der fünf Winde (Vayu), die den Körper durchziehen
Apollo	Griechisch-römischer Lichtgott, der Gott der Weissagung, der Wissenschaft und der Künste
Archetypen	Ursymbole
Ariman Iranischer	Gott der Finsternis
Asana	Körperhaltung im Yoga
Ashtanga- Namaskara	Gruß mit acht Gliedern, Haltung der Niederwerfung; eine der Stellungen des Sonnengrußes
Ashwa-Sanchalanasana	Reiterhaltung; eine der Stellungen des Sonnengrußes
Asmita	Kleine Persönlichkeit nach der Yoga-Philosophie
Atman	Unsterbliches Selbst des Menschen, Seele. Nach Yoga ist das Selbst, der Kern der Persönlichkeit, umfassender als das »Ich«.
Aton-Religion	Um 1450 v. Chr. erklärte der Pharao Echnaton den Sonnengott in einer sichtbaren Gestalt als Sonnenscheibe, genannt Aton, zum alleinigen Gott.
Auge des Horus	Amulett der Ägypter, das die Sonne symbolisiert
Auge in der Sonne	Symbol des Gottvaters
Aurora	Göttin der Morgenröte in der römischen Mythologie
Avidya	Nichtwissen, existentielle Unwissenheit (nach den indischen Lehren das Grundproblem des nichtbefreiten Menschen)
Ayurveda	Altindische Gesundheitslehre von Körper und Geist
Baal	Semitischer Sonnengott
Bahya-Kumbhaka	Atemanhaltung bei leeren Lungen im Yoga
Bana	Pfeil, Symbol des Liebestriebs

Bandha	Bei den Bandhas (Muskelkontraktionen) handelt es sich um eine Untergruppe der Mudras, die immer im Zusammenhang mit Asanas und Kumbhaka (Atemverhaltung) geübt werden. Bandha bedeutet gleichzeitig anhalten, halten, verbinden und zusammenziehen. Die Yogis wecken mit Hilfe der Bandhas subtile Energien.
Betschuanen	Südafrikanisches Volk der Tswana
Bhavanas	Nach der Yoga-Philosophie tief in uns verankerte Gefühlszustände, die unser Gemüt ergreifen und frei von Eigennutz sind
Bhujangasana	Kobrahaltung; eine der Stellungen des Sonnengrußes
Bija	Keimsilbe, durch die der Meditierende in harmonische Schwingungen versetzt werden kann
Bodhi-Baum	Baum, unter dem Buddha die Erleuchtung gewann
Brahma	Vedischer Schöpfergott
Brahman	Nach der indischen Lehre ist Brahman Ausdruck für die letzte unbegreifliche Realität, das Unsterbliche, Unvergängliche.
Brahmarandhra	Scheitelöffnung, Tor zum Brahman
Buddha	Buddha Shakyamuni, der historische Buddha, geboren um etwa 560 v. Chr., verkörpert die transzendente Weisheit des Buddhismus.
Cautes und Dautapathes	Zwillingspaar, Diener des Mithra, symbolisiert Tag und Nacht, die aufgehende und untergehende Sonne, Frühling und Herbst, Leben und Tod.
Chakra	»Rad«, psychisches Zentrum, Energiewirbel entlang der Wirbelsäule und

	auch Symbol der sich ewig erneuernden Existenzen
Chandra	Vedischer Mondgott
Chashaka	Trinkbecher, Symbol des göttlichen Geistes
Chaya	Schatten der Samjna, Gattin des Sonnengottes Surya
Chhath Puja	Jährliches Volksfest in Bihar zur Huldigung des Sonnengottes
Chidaksha-Dharana	Technik der reinen Visualisation im Yoga
Citta	Geistiges und psychisches Organ
Citta-Vrtti-Nirodha	Nach Patanjali, dem Verfasser der Yoga-Sutras, das Zur-Ruhe-Kommen oder Anhalten der inneren Bewegungen
Coyolxanhqui	Mondgöttin der Azteken
Dabog	Sonnen- und Feuergott der Slawen
Daevas	Gegengötter des Hvar
Dahana	Flamme
Daksa	Nach der indischen Mythologie ist Daksa der Urvater der Menschheit.
Damaru	Trommel, Symbol des Urlauts, der alles Entstehen und Vergehen in Gang bringt
Darshana	Wirklichkeitsschau, auch philosophisches System nach den indischen Lehren
Devi Dakini	»Überbringerin von der ewig reinen Einsicht«, hinduistische Göttin
Dhanus	Bogen, Symbol des Todestriebs
Dhyana-Citta	»Der aus der Meditation geborene Geist"
Doshas	Nach Ayurveda stellen die Doshas, die biologischen Säfte, ein psycho-physisches Modell dar.
Dvaita	Dualistische Philosophie nach den indischen Lehren
Edda	Sammelbegriff für die aus dem Norden überlieferte germanische Götter- und Heldendichtung, die im 13. Jahrhundert auf Island niedergeschrieben wurde

Ekagrata	Sammlung des Geistes auf einen Punkt bei Patanjali u.a.
Eos	Morgenröte (griechisch)
Epaphos	Sohn des Zeus und der Io
Exodus	Auszug des israelitischen Volkes aus Ägypten
Faravahar	Geflügelte Sonnenscheibe, Symbol des Zoroastrismus
Gada	Keule, Symbol des ursprünglichen Wissens
Garuda	Mystischer Vogel und Reittier Vishnus
Gayatri-Mantra	Mantra, das noch heute während des Sonnengrußes rezitiert wird, um das Licht anzurufen
Genesis	Schöpfungsgeschichte, 1. Buch Moses
Ghanta	Trommel, Symbol der Vergänglichkeit
Gilgamesch-Epos	Mesopotamisches Epos, die erste große Dichtung der Menschheit, die von den Taten des Königs Gilgamesch von Uruk erzählt
Gunas	Grundeigenschaften, auch Kräfte oder Energien, die sich nach der Yoga-Philosophie sowohl im Lebewesen als auch in der Natur aus wirken
Guru	Spiritueller Lehrer
Hakini	Hinduistische Göttin, die den Aspekt der Vereinigung symbolisiert
Hammurabi	Babylonischer König (1728–1686 v. Chr.), der erste große Gesetzgeber
Hasta-Utthanasana	Armstreckung; eine der Stellungen des Sonnengrußes
Hatha-Yoga	Yoga des Körpers. Im tantrischen Yoga wird »ha« auch als »Sonne«, tha als »Mond« gedeutet
Hatha-Yoga-Pradipika	»Kleine Leuchte«, eine Schrift des Hatha-Yoga, die im 15. Jh. entstand. Als Verfasser dieses Textes gilt Svatmarama (»der die Freuden aus dem Selbst herleitet«).
Heliopolis	Stadt der Sonne, im heutigen Libanon gelegen. Von Heliopolis ausgehend entstand um 1450 v. Chr. die Aton-Verehrung.

Helios	Sonnengott Griechenlands
Hiranya-Garbha	Goldenes Ei, das nach der Yoga-Philosophie das kosmische Selbst symbolisiert
Höhlengleichnis	Gleichnis von Platon, in dem die Sonne Wahrheit und Erkenntnis symbolisiert
Horus	Hauptgott in der frühen ägyptischen Mythologie, der als Falke, als Mann mit Falkenkopf oder als nacktes Kind mit Jugendlocke und Finger im Mund dargestellt wird. Horus bedeutet »der Ferne«, was sich auf seine Aufgabe als Himmelsgott bezieht. Er ist außerdem ein Welten- und Lichtgott und der Beschützer der Kinder.
Huitzilopochtli	Sonnengott der Azteken
Hvar	Altiranischer Sonnengott
Ida	Linker »Kanal« bzw. »Nervenstrang«, der nach der tantrischen Yoga-Philosophie vom linken Naseneingang aus entlang der Wirbelsäule verläuft
Indra	Vedischer Gott des Donners
Inti	Sonnengott der Inkas
Inti Raymi	Fest der Sonne, das am 24. Juni in Peru (Cusco) gefeiert wird
Io	Geliebte des Zeus
Ishu	Freundlicher Aspekt des Gottes Shiva
Izanagi	»Der einladende Mann«, der die Sonne (Amaterasu) und den Mond (Tsukiyomi) aus Spiegeln erschuf
Jagrat	Nach der Yoga-Philosophie Bezeichnung für den Wachzustand
Jahwe	Bei den Israelis wurde Jahwe zum Eigennamen des einzigen und ewigen Gottes.
Jalandhara-Bandha	Kinnverschluß; Übung aus dem Hatha-Yoga
Japara	Mond-Mann der Ureinwohner Australiens
Jivanmukta	»Der im „Leben Befreite«,» die erlöste Seele«. Ein aus dem Kreislauf der Wiedergeburten Befreiter, der lediglich noch so lange in einem

	Körper lebt, bis er die „körperlose Befreiung“ erreicht hat
Jnana-Mudra	Geste des Wissens, bei der sich Daumen und Zeigefinger berühren
Johannisfeuer	Geburtsfest Johannes’ des Täufers am 24. Juni, an Stelle der altgermanischen Sommersonnenwende
Kabbala	Mystische Tradition des Judentums, die sich dem Versuch einer eindeutigen wissenschaftlichen Erklärung entzieht. Sie gilt vielmehr als eine Geheimlehre, die weniger gelehrt, als erfahren werden will.
Kakini	»Die Erheiternde und Gutes Verheißende«, hinduistische Göttin
Kalenderstein	Symbol der aztekischen Weltordnung, das dem Sonnengott geweiht ist
Kamandalu	Kokosnussschale, Symbol der Fruchtbarkeit
Kapha	Nach der ayurvedischen Lehre einer der biologischen Säfte (Doshas)
Kapila	»Der Rote«, mythische Figur, die als Begründer des Samkhya gilt
Karanas	Bewegungsabläufe beim Sonnengruß
Karma	Gesetz von Ursache und Wirkung; Summe all unserer Handlungen, die unsere nächste Inkarnation bestimmen
Karuna	Nach der Yoga-Philosophie Anteilnahme
Kaya-Sadhana	»Weg des Körpers«, auch als Hatha-Yoga bekannt
Kevala-Kumbhaka	»Unbeweglichmachen des Atems« im Yoga
Khadga	Schwert, Symbol der Weisheit, der Kraft der Zerstörung und des Sieges über die Unwissenheit
Khatvanga	Stab mit Totenkopf
Klymene	Mutter des Phaeton
Kripana	Schwert, Symbol der Unterscheidungsfähigkeit
Krishna	Die achte und beliebteste Inkarnation Vishnus
Kumbhaka	Atempause, Technik im Hatha-Yoga

Kundalini	Schlangenkraft, Urkraft, die sich am Ende des Kanals, der in der Wirbelsäule liegt, befindet. Nach Belebung mittels bestimmter Yoga-Techniken steigt sie empor in die einzelnen Chakras.
Kuroni	Erdgöttin der Bambara (Mali)
Kyrios	(griechisch, »Herr«), der Gottvater, der mit dem Sohn Jesus und dem Heiligen Geist die Trinität bildet
Kytha	Ringtempel in Ostdeutschland, der auf einen steinzeitlichen Sonnenkult hindeutet
Lakini	Ein anderer Name für Lakshmi, die Göttin der Schönheit und des Glücks
Lakshmi	Göttin der Schönheit, Gattin Vishnus, auch unter dem Namen Lakini bekannt
Larsa	Kultort des sumerischen Sonnengottes
Leviathan	Wasserungeheuer
Lichtreligion	Charakterisiert durch einen starken Kontrast zwischen Licht und Finsternis, Gut und Böse
Lichttherapie	Behandlungsform, die bei der »saisonal abhängigen Depressionsform« (engl. SAD) und bei bestimmten Formen von Schlafstörungen eingesetzt wird. Bei der Lichttherapie ist das natürliche Sonnenlicht oder das dem Sonnenlicht nachempfundene helle Licht einer Lampe am besten geeignet.
Lila	Das ewige kosmische Spiel der Shakti
Lingam	Phallus, Symbol des Gottes Shiva
Litha	Sonnenwendfeuer
Luna	Römische Mondgöttin
Luzifer	1. Teufel, 2. Morgenstern
Maha Shakti	Große Shakti
Mahakala	Herr über die Zeit, furchtbares Erscheinungsbild des Gottes Shiva
Mahasiddha	Ein großer Siddha (siehe Siddha)
Mahasukha	Große Glückseligkeit, die im tantrischen Yoga durch die Vereinigung der Gegensätze entsteht

Maitri	Nach der Yoga-Philosophie liebevolle Zugegewandtheit allen Lebewesen gegenüber
Makara	Krokodil, das im Kundalini-Yoga Symbol für das Unbewusste ist
Mala	Rosenkranz, Symbol des ewigen Zyklus der Zeit
Malina	Göttin der Sonne der Ureinwohner Grönlands sowie der arktischen Regionen Alaskas und Kanadas
Mama Occlo	Tochter des Inti, Sonnengott der Inkas
Manas	Nach indischer Lehre Geisteskräfte
Manco Capac	Sohn des Inti, Sonnengott der Inkas
Manipura-Chakra	Nabelzentrum
Mantra	Heilige Silbe, heilige Formel
Maricha	Sohn des indischen Gottes Brahma
Maya	Trugbild, Täuschung, erscheinungshafter Charakter der wahrnehmbaren Welt im Vedanta-System
Maya-Chakra	Das Rad der verwandelnden Kraft
Mayakultur	Präkolumbianische Kultur
Mithra	Iranischer Lichtgott
Moksha	Befreiung, Erlösung nach den indischen Lehren
Moses	Führer und Gesetzgeber des israelitischen Volkes um 1500 v. Chr.
Mudita	Freude, die Begeisterung für vorbildliche Taten von anderen Menschen (nach der Yoga-Philosophie)
Mudra	Geste und Körperhaltung im Hatha-Yoga
Mula-Bandha	Verschluss des Perineums; Übung im Hatha-Yoga
Muladhara-Chakra	Wurzelzentrum
Nadis	Nervenbahnen (insgesamt gibt es 72 000), die dem tantrischen Yoga zufolge Prana durch den Körper leiten. Mittels der Nadis sind auch die Chakras verbunden.
Nadi-Shodana	Wechselatmung im Hatha-Yoga
Nagendra	Schlange, Symbol der Versuchung

Nairuzi	»Neues Licht«, Neujahrsfest der Swahili
Navajo	Größter Stamm nordamerikanischer Indianer
Nihongi	Sammlung der Chroniken und Legenden aus der Geschichte und Religion Japans
Nirvana	Der Zustand »Jenseits des Kummers« bezieht sich auf das Überwinden des Leidens, das Ende des Geborenwerdens im Weltendasein. Nirvana wird im Buddhismus als ein Zustand des höchsten Glücks und des inneren Freiseins von Gier, Hass und Unwissenheit bezeichnet.
Nûr	Licht im Islam
Ohohirume	Japanische Sonnengöttin, auch unter dem Namen Amaterasu bekannt
Om	Heiliges Mantra, das das kosmische Bewusstsein symbolisiert
Ostara	Germanische Sonnengöttin
Padahastasana	Hand-/Fußhaltung; eine der Stellungen des Sonnengrußes
Padeia	Bildung, wie sie Platon im Höhlengleichnis vorstellt
Padma	Lotos, Symbol der Reinheit, des spirituellen Ziels
Padmasana	Lotossitz
Pamba	Sonnengott der Bambara in Mali
Pasha	Schlinge, Symbol der Befreiung von Unwissenheit
Patanjali	Verfasser der Yoga-Sutras
Phaeton	Sohn des Sonnengottes Helios
Pingala	Rechter »Kanal« bzw. »Nervenstrang«, der nach der tantrischen Yoga-Philosophie vom rechten Naseneingang aus entlang der Wirbelsäule verläuft
Pitta	Einer der biologischen Säfte nach Ayurveda (Wärme)
Prakriti	Urnatur, Urmaterie im Samkhya-System
Prana	Lebensenergie

Pranamasana	Gebetshaltung; eine der Stellungen des Sonnengrußes
Prana-Vayu	»Der Lebenshauch«; einer der fünf Winde (Vayu), die den Körper durchziehen
Pranayama	Atemkontrolle, Techniken im Hatha-Yoga
Puraka	Einatmung
Purukapali	Erster Mann der Welt der Ureinwohner Australiens
Purusha	Geist, höchstes Prinzip. Wörtlich »Mann« »Urmensch«. Purusha ist das Göttliche im Menschen, das Wesenhafte des Menschen und das erste Grundprinzip im Samkhya- System.
Quetzalcoatl	Aztekischer Gott, Symbol der Nacht
Radha	Gattin des indischen Gottes Krishna
Ragnarök	Götternacht in der germanischen Mythologie
Rajas	Nach der Yoga-Philosophie Modalität der bewegenden Energie und der Geistestätigkeit; eine der drei Gunas
Rakini	Hinduistische Göttin der Intelligenz
Re	Sonnengott Ägyptens
Recaka	Ausatmung im Yoga
Rigveda	Älteste Textsammlung der Veden
Sadashiva	Der ewige Shiva mit fünf Gesichtern und zehn Armen
Sahaja	Spontaneität, die frei von gesellschaftlichen Konditionierungen ist. Das Erleben der Einheit wird im Tantrismus auch als Sahaja bezeichnet.
Sahasrara-Chakra	Scheitelzentrum
Samana-Vayu	»Der ausgleichende Hauch«, einer der fünf Winde (Vayu), die den Körper durchziehen
Samjna	Gattin des Sonnengottes Surya
Samkhya	Ältestes philosophisches System der indischen Tradition
Samsara	Geburtenkreislauf
Sarasvati	Göttin der Künste und des Wissens und Gattin Brahmas. Sarasvati wird auch als die Mutter der Veden und aller Ströme bezeichnet. Der

	Strom symbolisiert den Lebensfluss, die Vitalenergie (Prana).
Sat-Cit-Ananda	Zustand absoluter Glückseligkeit
Sati	Gattin von Virabhadra (Heldenglanz)
Sattva	Nach der Yoga-Philosophie Modalität der Erleuchtung; eine der drei Gunas
Savitre	Erweckerin, die in den Veden die Sonne vor dem Sonnenaufgang symbolisiert
Schamasch	Sonnengott der Babylonier
Selene	Griechische Mondgöttin
Shakini	Hinduistische Göttin, die wegen ihrer übernatürlichen Fähigkeiten verehrt wird
Shakti	Göttin, die weibliche, kosmische Energie; als Feuerwaffe Symbol der Zerstörung und der transformierenden Weisheit
Shanka	Muschel, Symbol der fünf Elemente
Shankara	Lehrer des Vedanta
Shavasana	Totenstellung, Entspannungshaltung im Yoga
Shintai	Spiegel und Schwert, die im Shintoismus als »göttlicher Körper« betrachtet werden
Shintoismus	Einheimische Religion Japans, die bis 1945 Staatsreligion war. Kennzeichnend für diese Religion ist die Verehrung zahlreicher Götter sowie der Ahnen und japanischer Helden, verbunden mit starkem Nationalbewusstsein.
Shiva	In der hinduistischen Trinität verkörpert Shiva den Aspekt der Zerstörung.
Shula	Speer, Symbol der weiblichen Energie
Siddha	Ein »Vollkommener«, der die Erleuchtung erreicht hat
Siddhasana	Vollkommener Sitz
Siddhi	Übersinnliche Kräfte
Sippar	Kultort des sumerischen Sonnengottes
Soham	Dieses Mantra, das dem natürlichen Geräusch der Atmung entspricht, symbolisiert den Zu-

	stand, in dem Shiva und Shakti eins geworden sind.
Sol	Sonnengott der Römer
Sol invictus	Orientalische Sonnengötter wurden unter diesem Namen von den Römern zur obersten Staatsgottheit erhoben.
Soma	Ein in den vedischen Texten des Rigveda erwähntes berauschendes Getränk für kultische Handlungen
Spanda	Vibration, die durch ein richtig intoniertes Mantra entsteht
Stonehenge	Kultanlage in England bei Salisbury, die ein Symbol der Sonnenanbetung der Kelten darstellt
Suen	Mondgott der Babylonier
Sunna	Germanische Sonnengottheit
Surya	Vedischer Sonnengott
Surya Namaskar	Gruß an die Sonne
Sushumna	Nach der tantrischen Yoga-Philosophie der mittlere, sich in der Wirbelsäule befindende Kanal
Susupti	Nach der Yoga-Philosophie Bezeichnung für den Tiefschlaf
Svadhisthana-Chakra	Sakralzentrum
Svapna	Nach der Yoga-Philosophie Bezeichnung für den Traumzustand
Swahili	Afrikanische Stämme, die in Teilen von Somalia und Mocambique leben
Swami	Gelehrter Meister, Anrede für einen religiösen Lehrer
Tamas	Nach der Yoga-Philosophie Modalität der statischen Energie und psychischen Dunkelheit; eine der drei Gunas
Tanka	Streitaxt
Tantra	»Ausbreiten«, das Wissen vermehren. Wörtlich »Faden«, »Gewebe«. Uralte indische Praktiken zur Erweckung des Tiefenbewusstseins, insbe-

	sondere durch Zugrundelegung von Sexualsymbolik
Tantrismus	Indische Philosophie, die ihr Hauptziel im Erkennen und besten Nutzen der physischen und psychischen Möglichkeiten sieht
Tesup	Sonnengott der Hethiter
Tezcatlipoca	Symbol des Lichts (Azteken)
Thot	Ägyptischer Mondgott
Tlaloc	Aztekischer Regengott
Tonatiuh	Sonnengott der Azteken, der identisch mit Huitzilopochtli ist
Trishula	Dreizack, Symbol für Körper, Rede und Geist sowie für Schöpfung, Erhaltung und Zerstörung
Tsukiyomi	Japanischer Mondgott
Udana-Vayu	»Der aufsteigende Hauch«, einer der fünf Winde (Vayu), die den Körper durchziehen
Uddiyana-Bandha	Kontraktion des Bauches
Upanishaden	Geheimlehren (ca. 800–600 v. Chr.), die ältesten metaphysischen Abhandlungen der Inder
Upeksa	Nach der Yoga-Philosophie Bezeichnung für den Gleichmut
Urdhva-Mukha-Shvanasana	Hundehaltung mit dem Blick nach oben; eine der Stellungen des Sonnengrußes
Usha	Göttin der Morgenröte aus dem Rigveda
Usil	Etruskische Sonnengottheit
Uta	Sumerischer Sonnengott
Vairocana	Sonnenbuddha, »der Erleuchtete«
Vajra	Donnerkeil, Symbol der Unzerstörbarkeit
Varada-Mudra	Wunschgewährungsgeste
Vata	In der ayurvedischen Lehre Bezeichnung für einen der biologischen Säfte (Luft)
Vayu	Wind, Atem
Vedanta	»Ende des Veda«, eines der sechs großen Systeme Indiens

Vesta	Römische Gattin des Feuerorakels
Vidya	Wissen, das nach den indischen Lehren eingesetzt werden muss, um Befreiung zu erlangen
Virabhadra	»Heldenglanz«, eine zornige Erscheinungsform des Gottes Shiva
Virabhadrasana	Haltung des Helden Virabhadra; eine der Stellungen des Sonnengrußes
Virasana	Heldensitz im Hatha-Yoga
Vishnu	Im Hinduismus gilt Vishnu als Erhalter der Welt und wurde in vedischer Zeit mit der Sonne in Verbindung gebracht.
Vishuddha-Chakra	Kehlkopfzentrum
Voodoo	Eine ursprünglich westafrikanische Religion, die aus vielfältigen afrikanischen, katholischen und auch indianischen Elementen besteht. Voodoo wird heutzutage hauptsächlich in Benin, der Dominikanischen Republik, auf Haiti, in Louisiana und Togo praktiziert.
Vyana-Vayu	»Der nach außen strömende Hauch«, einer der fünf Winde (Vayu), die den Körper durchziehen
Vrtti	Bewegung, Welle, Aktivität
Wuriupranala	Sonnen-Frau der Ureinwohner Australiens
Yazata	Altiranische Sonnengottheiten
Yin-Yang	Universelles Zeichen der Gegensätze, das wichtigste Symbol des Taoismus, der Lehre von Lao-Tse (circa 604 v. Chr.)
Yoga	Etymologisch gesehen kommt der Terminus Yoga von der Wurzel yuy, das heißt »zusammenbinden«, »anjochen«. Anjochen ans Absolute hat zum Ziel, das Klammern ans Leben, an den flüchtigen Augenblick, aufzugeben. Im Yoga geht es um die Wiedergeburt zu einer neuen Seinsweise, einem bewussteren Leben, zur Befreiung von Hindernissen, die der Selbstschau im Wege stehen.
Yoga-Sutra	Einer der wichtigsten Grundlagentexte des so

	genannten klassischen Yoga. Das Yoga-Sutra enthält 195 Aphorismen, die die Funktionsweise des menschlichen Geistes und das Zur-Ruhe-Kommen der Geistesfunktionen beschreiben.
Yogi/Yogin	Yoga-Übender
Yoni	Weibliche Scham, aus der nach der Yoga-Philosophie alles, was sich im Leben manifestiert, hervorgeht
Zen	Eine Schule des Mahayana, die sich hauptsächlich in Japan und Korea entwickelt hat. Zen basiert nicht auf Worten oder logischen Vorstellungen, sondern bevorzugt den Einsatz von Taten und Paradoxen.
Zeus	Höchster altgriechischer Gott
Zoroaster	(Zarathustra) Begründer des Zoroastrismus. Man nimmt an, dass er zwischen 1000 und 600 v. Chr. gelebt hat.
Zoroastrismus	Religion, die von Zoroaster begründet wurde und in Persien seit der Zeit der Archämeniden bis zur Eroberung durch arabische Muslime vorherrschte. Neben dem Glauben an einen Gott basiert der Zoroastrismus auf den drei Grundsätzen »gut denken«, »gut reden« und »gut handeln«.

Bildernachweis

Bauer, Wolfgang/Dünotz, Irmtraud/Golowin, Sergius (aus: Lexikon der Symbole) S. 22 unten und S. 26

Blau, Tatjana und Mirabai (aus: Buddhistische Symbole) S.72, 73

Bonwitt, Jesse 2003, S. 224

British Library, London S. 106

Christmann, Volker (aus: Die Blüter des Yoga) S. 245, 246, 247

Mookerjee, Ajit (aus: La Kundalini Léveil de l' energié) S. 86, 87, 182

Owusu, Heike (aus: Symbole der Inka, Maya und Azteken) S. 63

Radha, Sivananda (aus: Geheimnis Hatha-Yoga) S. 152

Radha, Sivananda (aus: Kundalini-Yoga für den Alltag) 183, 190, 196, 203, 208, 215, 221, 222

Storl, Wolf Dieter (aus: Shiva – Der wilde, gütige Gott) S. 45

Victoria and Albert Museum, London S. 68

Alle hier nicht aufgeführten Abbildungen entstammen dem Archiv der Autorin. Trotz intensiver Recherche konnten die Urheberrechte nicht in jedem Fall ermittelt werden.

Personen- und Sachregister

Personen- und Sachregister

Weitere Titel der Autorin

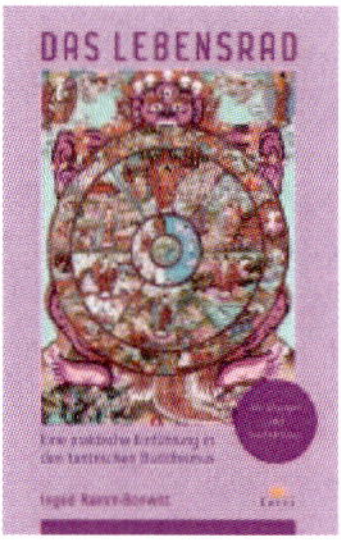

Ingrid Ramm-Bonnwitt:
Das Lebensrad
Eine praktische Einführung in den tantrischen Buddhismus
Mit Übungen und Meditationen
240 Seiten
3-7787-8180-4

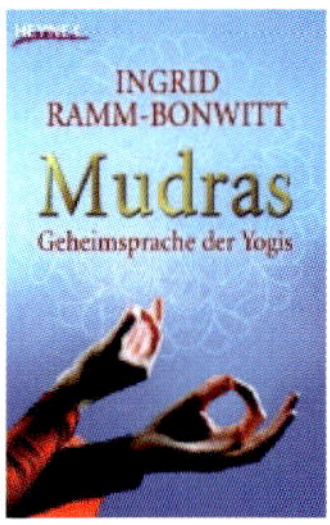

Ingrid Ramm-Bonnwitt:
Mudras
Geheimsprache der Yogis
335 Seiten
3-453-70034-1